試験に出る!

「解剖・生理学」チェックノート

＜ゼロからわかるカラダの基本としくみ＞

東京大学医学部
顎口腔外科・歯科矯正歯科
中田圭祐
Keiyu Nakada

イラスト図解

ぱる出版

まえがき　〜遊びの気分で取り組むと能率が上がる！

　この本は、ズバリ、医学系科目で最も難しいとされる解剖学・生理学を最もやさしく理解して得意科目にしてもらうことを目的としています。
　もちろん、理解できれば…楽しくもなる、好きにもなる、他の医系科目もわかるようになる、国家試験にも合格できる…というわけです。
　日頃、つきあいのある学生たちから話を聞くと、多くの人が解剖学・生理学にいわれなき偏見をいだいていることがわかります。解剖学・生理学はアカデミックな学問、臨床に進む自分には関係ない、覚えることが多すぎる、試験をやさしくしてほしい！　などなど…。
　ハッキリいいます！
「ああ、わかっていないなあ！」と。たかが、解剖学・生理学、もっと気楽につきあえばいいじゃないか…といいたいのです。
　つまり、解剖学・生理学とのつきあい方を知らない人が多すぎるのです。膨大な知識のヤマにみえる解剖学・生理学も、楽しく理解できるようになれば、何かほのぼのとして友達のような感じがしてくるものです。そうなればシメタモノ！　何であんな難しそうな解剖学・生理学が好きになっちゃったんだろうということにもなり、実力がメキメキついてきます。
　実際に、私の講義の後、「解剖学・生理学が好きになった」ことを伝えるために、わざわざ話をしに来てくれた学生も数多くいます。

　みなさんの中には、
「本当にこんなにたくさんのことを覚えなければならないの？」
「やさしい本は楽しいけれど、とても試験には通用しなさそうだ」
「分厚い本は、かえって理解しにくく何がポイントなのかわからない」
「本によって書いてあることが違っており、わからなくなってきた」
　という、医学の迷宮に入ってしまった方もいらっしゃることでしょう。
　しかし、この本を手にしたあなたは、もう迷う必要はありません。
　本書では、解剖学・生理学の膨大な知識がコンパクトにわかりやすく整理されているのはもちろん、国家試験のためには何を覚えなければいけな

いのかを赤い文字で明示してありますので、まだ習っていないというところでも、スイスイ勉強していくこともできるでしょう。

　勉強の能率を上げ、持続させるコツは遊びの気分で取り組むことです。本書を読むときは、机にかじりついているのではなく、好きなお店で読むとか、音楽を聴きながらゴロッと横になりながら読むとか…。
　とにかく覚えようなんて高尚なことは考えずに、時間を見つけては読む…この本を読むのことが習慣になってきたら、そして、この本を読むのが勉強ではなく遊びの感覚になってきたら、本書もまた、あなたと一緒に遊んでいることに気がつくでしょう。
　そして、その時、ヒトの体の巧妙なしくみや、つくりに感動を覚えているに違いありません。もう、あなたは医学の道を突き進んでいるのです。
　もう1つ、試験に強くなるコツがあります。
「この質問を患者さんにされたらどう答えようか」と考えてみるクセをつけることです。実は、医療の仕事とはこれの繰り返しなんです。いつまでも自分は学生だと思っているうちは決してできるようにならないのです。ですから、勉強があまり得意でない人や後輩に勉強を教えてあげる…これは非常にお勧めです。勉強を教えている側がわからないではカッコ悪いですから、何とか答えを見つけようとする───そんなことを繰り返していると、いつの間にか本当にできるようになってくるのです。
　もちろん、教わるほうもわかるようになるので、双方にメリットがあります。そんなことを、好きなお店でコーヒーとケーキを食べながらやるのです。東大の近く、本郷3丁目のコーヒー店の、隣のテーブルで学生が旧司法試験の口述試験の練習をしていたことがあります。1人は試験官役になって質問し、もう1人は受験生役で質問に答えるのです。それを交替でやる。
　いいですか！　教えてもらうだけでは、決して勉強はできるようになりませんよ！
　さあ、やり方がわかったら、あとは迷わずやるだけです！
　さっそく、本書を開いてみましょう！！

著者

＊赤い文字は確認セロファンを使って、暗記したかどうか最終チェックができるようになっていますので、活用してくださいね！

試験に出る！「解剖・生理学」チェックノート◎もくじ

まえがき 3
用語の統一 14

STEP 1　生命の基礎

1－1　細胞の機能的構造 16

STEP 2　体液

2－1　海で生まれた細胞は、体内でも海と同様な環境で生活をしている 26
2－2　半透膜とは、穴あきの膜？ 27
2－3　分子の数（モル） 27
2－4　拡散粒子の移動 28
2－5　浸透圧とは？ 28
2－6　膠質浸透圧とは、どのような浸透圧のことか？ 30
2－7　ナトリウムイオンと体液量 31
2－8　ミトコンドリアは細胞の中に飲み込まれた 31
2－9　"水素イオン濃度（pH）"と、"水素イオン（H^+）の濃度" 32
2－10　水素イオンの量を0から14までの数で表したものが、水素イオン濃度 ... 32
2－11　アシドーシスとアルカローシス 33
2－12　血液の不思議……いつもpH＝7.4をキープする緩衝系 34
2－13　重炭酸緩衝系 35
2－14　リン酸緩衝系 35
2－15　血漿蛋白質緩衝系 35
2－16　血色素（ヘモグロビン）緩衝系 36
2－17　脱水とは？ 36

STEP 3　血液

3－1　血液の成分 38
3－2　造血因子 39
3－3　赤血球 40
3－4　赤血球の合成 42

3－5	酸素とヘモグロビンの結合力	42
3－6	赤血球の寿命	44
3－7	なぜ貧血は起こるのか？	45
3－8	白血球	46
3－9	血漿蛋白質	49
3－10	止血	49
3－11	止血の機序	50
3－12	血液凝固機序	51
3－13	凝固と線溶	53
3－14	血液型と輸血	53
3－15	Rh式血液型	55
3－16	輸血	55

STEP 4　循環

4－1	循環器系の構造	56
4－2	すべての血液を駆出していても、すべての血液を利用できない	57
4－3	心音とは	57
4－4	脈拍とは？	58
4－5	心臓のリズムをコントロールしているもの	59
4－6	心臓は静脈から戻ってきた血液の量に応じた仕事をする	61
4－7	心電図	62
4－8	アイントーベンの正三角形モデル	62
4－9	増高単極肢誘導	63
4－10	不整脈とは？	66
4－11	血圧の変動	66
4－12	最高血圧と最低血圧	66
4－13	血管の種類	68
4－14	血圧の測定方法	68
4－15	末梢循環	70
4－16	脳循環	71
4－17	門脈	72
4－18	奇静脈	73
4－19	リンパ管	73
4－20	胎児循環	74

STEP 5　呼吸

- 5-1　呼吸と肺 ……………………………………………… 76
- 5-2　呼吸運動 ……………………………………………… 78
- 5-3　肺気量 ………………………………………………… 80
- 5-4　拘束性換気障害と閉塞性換気障害 ………………… 81
- 5-5　死腔と換気 …………………………………………… 82
- 5-6　肺胞を膨らますのには"力"が必要 ………………… 83
- 5-7　呼吸中枢 ……………………………………………… 83
- 5-8　血液ガス ……………………………………………… 85
- 5-9　血液中のガス分圧 …………………………………… 85
- 5-10　ダイビング時の注意 ………………………………… 86
- 5-11　呼吸性アシドーシスと呼吸性アルカローシス …… 87
- 5-12　酸素解離曲線～酸素運搬効率の変化～ …………… 87
- 5-13　二酸化炭素の運搬 …………………………………… 88
- 5-14　呼吸による循環への影響 …………………………… 88
- 5-15　肺の呼吸リズム ……………………………………… 89
- 5-16　心臓の自動能のしくみ ……………………………… 89
- 5-17　心臓は静脈から戻ってきた"血液の量に応じた仕事をする" … 90
- 5-18　組織を流れる血液量は一定 ………………………… 90
- 5-19　鼻腔と副鼻腔 ………………………………………… 90
- 5-20　ワルダイエルの咽頭輪 ……………………………… 90

STEP 6　消化

- 6-1　消化とは？ …………………………………………… 92
- 6-2　吸収とは？ …………………………………………… 92
- 6-3　糖質の消化と吸収は？ ……………………………… 92
- 6-4　蛋白質の消化と吸収は？ …………………………… 96
- 6-5　脂質の消化と吸収は？ ……………………………… 97
- 6-6　消化管 ………………………………………………… 98
- 6-7　咀嚼 …………………………………………………… 98
- 6-8　唾液 …………………………………………………… 99
- 6-9　唾液の神経性分泌 …………………………………… 100
- 6-10　嚥下 …………………………………………………… 100
- 6-11　嘔吐 …………………………………………………… 101

6−12	胃での消化	101
6−13	胃液の分泌	101
6−14	食事は体を温める	102
6−15	食事することが引き金で起こる内臓反射	102
6−16	胃液	102
6−17	ホルモンは、消化管の中に分泌されるのか？	103
6−18	小腸 – 胃反射	104
6−19	胆汁の働きは？	104
6−20	腸肝循環	106
6−21	腸機能の調節	106
6−22	腸運動	107
6−23	腸の消化と吸収	107
6−24	排便反射と排尿反射	110
6−25	肝臓の仕事	111
6−26	黄疸と肝機能検査	113

STEP 7　代謝

7−1	ビタミンの名称・欠乏症状を覚えましょう	114
7−2	物質代謝	115
7−3	ATP	116
7−4	糖質	117
7−5	糖質の代謝	118
7−6	エネルギーの産生はミトコンドリアにかかっている！	118
7−8	蛋白質	119
7−9	蛋白質の代謝	119
7−10	脂質の代謝①	120
7−11	脂質の代謝②	121
7−12	吸収期	122
7−13	空腹期	123
7−14	基礎代謝	124

STEP 8　体温

8−1	体温測定と体温の変動	128
8−2	熱の産生	129
8−3	熱の放散	130

8 − 4	汗	132
8 − 5	体温調節中枢	133
8 − 6	体温中枢と発熱	133
8 − 7	悪寒・熱の分利	134
8 − 8	気候馴化	134

STEP 9　排泄

9 − 1	排泄と腎臓	136
9 − 2	血液の流れ	137
9 − 3	腎臓のはたらき	138
9 − 4	糸球体の働き	138
9 − 5	尿検査値の読み取り	139
9 − 6	原尿の再吸収	140
9 − 7	尿細管での再吸収	140
9 − 8	Na^+ の再吸収	141
9 − 9	グルコース（ブドウ糖）の再吸収	141
9 − 10	アミノ酸の再吸収	142
9 − 11	浸透圧利尿	143
9 − 12	ヘンレのループでの再吸収	143
9 − 13	アルドステロンと心房性ナトリウム利尿ペプチド（ANP）の作用	144
9 − 14	糸球体傍装置	145
9 − 15	バソプレッシンの分泌抑制	145
9 − 16	バソプレッシンによる水の再吸収のしくみ	146
9 − 17	尿細管からの酸の排泄	146
9 − 18	尿の成分	147
9 − 19	その他の作用	147
9 − 20	腎不全	148
9 − 21	尿路	149
9 − 22	排尿反射のしくみ	149

STEP 10　内分泌

10 − 1	ホルモン	152
10 − 2	作用機序	153
10 − 3	受容体の場所	153
10 − 4	ホルモンの分泌の調節	154

１０−５	ホルモンの分類① 　ステロイドホルモン	155
１０−６	ホルモンの分類② 　アミン系ホルモン（アミノ酸誘導体ホルモン）	155
１０−７	ホルモンの分類③ 　ペプチドホルモン	155
１０−８	ホルモンの代謝	155
１０−９	松果体	158
１０−１０	視床下部	158
１０−１１	下垂体	159
１０−１２	下垂体前葉ホルモン	159
１０−１３	下垂体中葉	161
１０−１４	下垂体後葉	161
１０−１５	甲状腺・上皮小体（副甲状腺）	163
１０−１６	副腎	165
１０−１７	心臓 - 心房性 Na^+ 利尿ペプチド	169
１０−１８	膵臓	169

STEP 11　生殖

１１−１	細胞分裂	172
１１−２	遺伝子	173
１１−３	劣性遺伝と優性遺伝	174
１１−４	生殖腺の性分化	175
１１−５	副生殖腺の性分化	176
１１−６	外生殖器の性分化	176
１１−７	男性ホルモン	176
１１−８	アンドロゲンの作用	177
１１−９	精子形成	178
１１−１０	勃起	178
１１−１１	射精	178
１１−１２	女性の性周期	180
１１−１３	卵巣周期	180
１１−１４	月経周期	181
１１−１５	女性ホルモン	182
１１−１６	女性ホルモンの分泌は、卵巣周期に伴って変化している	183
１１−１７	エストロゲンの作用	184
１１−１８	プロゲステロンの作用	185
１１−１９	受精	186
１１−２０	胎盤の形成～胎盤の機能	187

11−21	胎盤ホルモンの分泌のピーク	188
11−22	出産	189
11−23	授乳	189
11−24	成長	190
11−25	生理的老化	191

STEP 12　骨

12−1	骨質	192
12−2	軟骨	192
12−3	骨髄	192
12−4	骨膜	193
12−5	骨の形成	193
12−6	血中 Ca^{2+} 濃度の維持	193
12−7	ビタミンDとカルシウム	194
12−8	骨粗鬆症（オステオポローシス）	194
12−9	骨学についてのまとめ	195
12−10	頭蓋骨の孔を抜けるもの	195
12−11	縫合	196
12−12	泉門	197
12−13	脊柱	197
12−14	仙骨と尾骨	197
12−15	骨盤	197
12−16	胸郭	198
12−17	上肢骨	199
12−18	手根骨と足根骨	199
12−19	下肢骨	200
12−20	関節と靭帯	200
12−21	関節の分類	200
12−22	関節の形態	201
12−23	関節小板	201

STEP 13　神経

13−1	神経の基本	202
13−2	中枢神経の性質	206
13−3	反射	207

11

13－4	間脳	208
13－5	中脳・橋・延髄	208
13－6	小脳	210
13－7	大脳	212
13－8	末梢神経	214
13－9	脊髄	215
13－10	自律神経の機能	218
13－11	自律神経線維	219
13－12	交感神経と副腎髄質ホルモン	219
13－13	神経線維の分離	222
13－14	脳波	223
13－15	睡眠	223
13－16	学習	224
13－17	記憶	224
13－18	脳脊髄液	225

STEP 14 感覚

14－1	刺激と感覚	226
14－2	感覚受容器	227
14－3	皮膚感覚と深部感覚	227
14－4	痛みの伝導路	228
14－5	体性感覚の伝導路	228
14－6	体性感覚野	229
14－7	痛覚と内臓感覚	230
14－8	視覚と眼球	230
14－9	視力と網膜	233
14－10	聴覚	234
14－11	内耳での音の流れ	235
14－12	平衡感覚	237
14－13	味覚	238
14－14	嗅覚	240
14－15	デルマトーム（皮膚分節）と脊髄神経	241

STEP 15 筋肉

15－1	筋肉	242

15－2	神経筋接合部	243
15－3	興奮－収縮連関	244
15－4	筋小胞体の働き	245
15－5	筋肉の麻痺	245
15－6	筋収縮の種類	246
15－7	静止張力とは	247
15－8	筋収縮のエネルギー源	248
15－9	クエン酸回路	249
15－10	骨格筋の種類	250
15－11	筋の疲労	251
15－12	骨格筋からの感覚情報・筋紡錘	253
15－13	筋の伸張反射	254
15－14	骨格筋からの感覚情報・腱紡錘	254
15－15	筋の発達	254
15－16	平滑筋について	255
15－17	平滑筋の細胞間連絡	255
15－18	心筋について	256

【スピードチェック！ 筋の起始・停止のポイントはココ！】 258

索引 274

【用語の統一】

◎ 医学用語として複数の言い方が用いられている場合があります。本書では、最新の用法を検証し、標準として広く用いられている用語を採用しています。本書で用いている用語は以下（左側・太字表記）の通りです。

アセチルコリンエステラーゼ	←	コリンエステラーゼ
圧受容器	←	高圧受容器
アドレナリン	←	エピネフリン
アンジオテンシン	←	アンギオテンシン
アンドロゲン	←	アンドロジェン
インスリン	←	インシュリン
エストロゲン	←	エストロジェン、卵胞ホルモン、エストリオール、エストラジオール、エストロン
エリスロポエチン	←	エリスロポイエチン
解糖系	←	エムデン - マイヤーホフ経路
ガス	←	気体
関連痛	←	連関痛
キモトリプシノゲン	←	キモトリプシノーゲン
ギャップ結合	←	ギャップジャンクション、ネクサス
クエン酸回路	←	クレブス回路、ＴＣＡ回路
クッパー細胞	←	クッペル細胞、クッペルの星細胞
グリセロール	←	グリセリン
グルコース	←	ブドウ糖
頸	←	頚
頸動脈小体	←	頸動脈体
交叉適合試験	←	交差適合試験
後腹膜器官	←	後腹膜臓器、腹膜後器官、腹膜後臓器
ゴナドトロピン放出ホルモン（GnRH）	←	黄体形成ホルモン放出ホルモン
ゴルジ装置	←	ゴルジ体
コルチ器	←	ラセン器
コレシストキニン	←	パンクレオザイミン
サイロキシン	←	チロキシン
耳石	←	平衡石、平衡砂
重炭酸イオン	←	炭酸水素イオン
上皮小体	←	副甲状腺
腎盂	←	腎盤
神経	←	ニューロン
膵液に含まれるのは……HCO_3^-	←	$NaHCO_3$ ＝ 重曹
錐体交叉	←	錐体交差
スクロース	←	ショ糖

【用語の統一】

組織因子	←	組織トロンボプラスチン
デルマトーム	←	皮膚分節、皮膚節、皮節、皮膚知覚帯
糖質コルチコイド	←	コルチゾル、コルチゾール、コルチコステロン
トリプシノゲン	←	トリプシノーゲン
ナトリウムポンプ	←	ナトリウム・カリウムポンプ
乳汁射出反射	←	射乳反射
尿道括約筋	←	外尿道括約筋
ノルアドレナリン	←	ノルエピネフリン
バソプレッシン	←	バソプレッシン、ＡＤＨ（抗利尿ホルモン）
パラソルモン	←	パラトルモン
半腹膜器官	←	半腹膜臓器、半腹膜内器官、半腹膜内臓器
緻密斑	←	密集斑、マクラデンサ
フィブリノゲン	←	フィブリノーゲン
不感蒸散	←	不感蒸泄
副細胞（胃）	←	粘液細胞（胃）
腹膜内器官	←	腹膜内臓器、腹膜腔器官、腹膜腔内器官
フルクトース	←	果糖
プロゲステロン	←	プロジェステロン、黄体ホルモン
プロラクチン	←	ＰＲＬ
ヘーリング・ブロイエルの反射	←	ヘーリング・ブロイヤーの反射
壁細胞（胃）	←	傍細胞（胃）
ペプシノゲン	←	ペプシノーゲン
ヘモグロビン	←	血色素
ヘンレのループ	←	ヘンレのワナ、ヘンレの係蹄（けいてい）
傍糸球体細胞	←	旁糸球体細胞、糸球体傍細胞、糸球体旁細胞、糸球体近接細胞
傍ろ胞細胞	←	旁ろ胞細胞、傍小胞細胞、旁小胞細胞、ろ胞傍細胞
マイスナー神経叢	←	マイスネル神経叢、粘膜下神経叢
マクロファージ	←	大食細胞
マルトース	←	麦芽糖
メルケル触覚盤	←	メルケル触覚円板、メルケル盤、メルケル小体
ライディッヒ細胞	←	ライジッヒ細胞、間質細胞
ラクトース	←	乳糖
レニン・アンジオテンシン・アルドステロン系	←	レニン・アンジオテンシン系、レニン・アンギオテンシン系
ろ胞	←	小胞
GOT	←	AST
GPT	←	ALT
ｈＣＳ	←	ヒト絨毛（じゅうもう）性ソマトマンモトロピン ヒト絨毛性乳腺刺激ホルモン
3主根（門脈）	←	3大根

STEP 1　生命の基礎

　生理学を学んでいく上で大切なことがらをまとめていきます。ここでは、生物学や化学、物理学の知識のうち、生理学に関係のある事項をまとめます。私たちは、いくつもの細胞から成り立っている生命体です。このような生命体を多細胞生物とよびます。では、一つひとつの細胞はどのような構成単位から成り立っているのでしょうか？　細胞質には、細胞内小器官とよばれる小さな器官が存在し、一つひとつの細胞の中で、機能を分担し大切な生命活動を営んでいます。その細胞内小器官の種類とその働きについてまとめていきましょう。

1-1　細胞の機能的構造

◎細胞膜◎

　細胞膜は細胞を取り囲んでおり、細胞の外と細胞の内を隔てています。細胞膜の成分は、脂質、蛋白質、少量のコレステロールです。

　脂質は主に、リン脂質からなり、親水基の部分を外側に、疎水基の部分を内側にして、二重に配列しています。これを脂質二重層といいます。

　細胞膜の性質として、選択的透過性と半透膜の2つがあげられます。脂質二重層は水や脂溶性の物質を透過させますが、イオン、グルコース、アミノ酸などは通しません。

　これらの物質は細胞膜にある各イオンチャネルや、グルコースやアミノ酸のトランスポーターなどの輸送蛋白の働きにより、細胞膜を透過することができます。

　また、細胞膜中の蛋白質は自由に動くことができ、脂質二重層の中に蛋白質が浮遊しているモデルを流動モザイクモデルといいます。

◎ミトコンドリア◎

　ミトコンドリアは、細胞活動のエネルギー源となる ATP という物質を合成します。独自の DNA を持っており、細胞の中に取り込まれ共生している生命体だと考えられています。よって、ミトコンドリアは二重の膜に包まれており、その外膜は細胞膜に由来し、内膜はミトコンドリアに由来します。

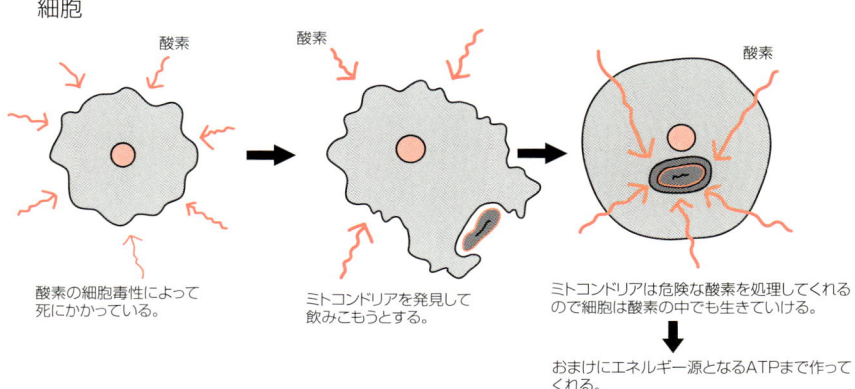

　ミトコンドリアが $FADH_2$ や NADH などのエネルギー物質をつくる回路をクエン酸回路、得られたエネルギー物質をすべて ATP に変換する経路を電子伝達系といい、いずれもミトコンドリアが持っています。
《＊細胞はミトコンドリアに頼らなくても ATP をつくり出す解糖系とよばれる方法も持っています》

◎小胞体◎

　小胞体は、膜でできている平たい袋状の器官です。外面にリボソームとよばれる小さい顆粒状のものが付着しているものを粗面小胞体といい、付着していないものを滑面小胞体といいます。

　滑面小胞体ではステロイドホルモンの合成や有害物質の解毒などの作用を、筋小胞体ではカルシウムの貯蔵などを行っています。リボソームでは、蛋白質の合成を行っています。このリボソームは核の中にある核小体で合成されています。

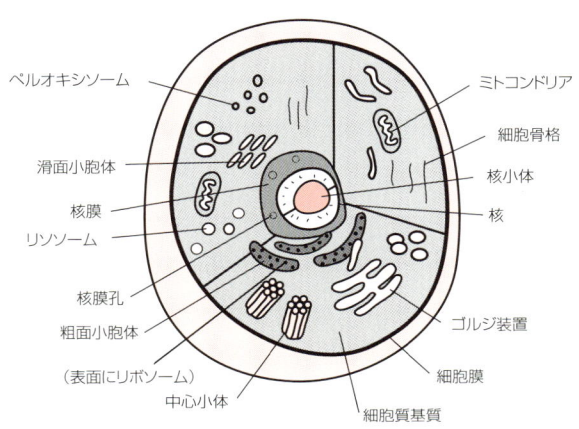

細胞の構造

◎ゴルジ装置◎

　ゴルジ装置とは、平たい何層もの袋状になっている細胞内小器官のことです。ゴルジ装置は、リボソームでつくられた蛋白質を濃縮し、糖鎖を付加させ完成させます。

◎リソソーム◎

　リソソームはゴルジ装置で形成され、細胞内での消化に関与しています。物質を消化する酵素を含み、細胞内消化を行います。

◎ペルオキシソーム◎

　ペルオキシソームはリソソームと似ていますが、その役割は異なり、細胞内での酸化反応に関与しています。過酸化水素を合成する酵素を含み、有機物質の酸化にも関与します。

◎中心体◎

　中心体は２つあり、それぞれを中心小体といいます。中心小体は、細胞分裂の際に、離れた位置で紡錘体の２つの極となり、娘染色体を両極に引き寄せ、

2つの細胞に遺伝情報がわかれていきます。

◎**細胞骨格**◎

　細胞を一定の形態に保ち、また細胞内での物質の移動を行う蛋白質を、細胞骨格といいます。細胞骨格は、細胞内小器官の位置を固定したり、移動したりしています。マイクロフィラメントは、細胞の形の維持や細胞の動きに関して重要な役割を持ちます。中間径フィラメントは、細胞内小器官を細胞内の決まった場所に保持します。微小管は、細胞骨格中で最も大きく、細胞内小器官の細胞内での移動に関与しています。

◎**核**◎

　核には、細胞の一生をプログラムしている遺伝子が存在しており、この遺伝子の情報のおかげで、私たちの生命活動が正確に営まれています。核には、遺伝子であるDNA（デオキシリボ核酸）が含まれています。DNAはヒストン蛋白質と結合した、クロマチンという構造で核の中におさまっています。

◎ **DNAの構造** ◎

　DNAの構造は、ワトソンとクリックによって提唱された二重らせん構造をしています。2本のDNA鎖は、相補的関係を持つ塩基が水素結合によって結合していて、また、この2本は互いに巻きつきあった構造となっています。

◎ **DNAの基本単位と相補的関係** ◎

　DNAは、リン酸、デオキシリボース、塩基が結合している構造が基本単位で、これをヌクレオチドといいます。DNAの

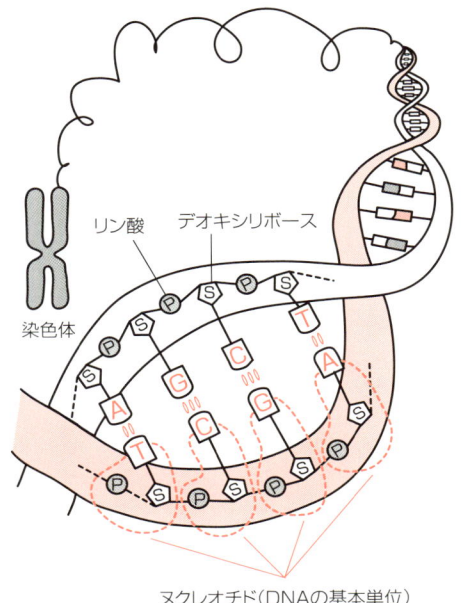

DNAの二重らせん構造

ヌクレオチド（DNAの基本単位）

遺伝情報は4つの塩基の組み合わせによって決まりますDNAの塩基は、アデニン、グアニン、シトシン、チミンの4つのいずれかで、この塩基の組み合わせが遺伝情報となっています。

DNAが持っている遺伝情報をゲノムといいます。

DNAの2本の鎖は、塩基同士の結びつきによって結合していますが、この結合を水素結合といいます。アデニンにはチミン、グアニンにはシトシンというように互いに組み合わせが決まっています。これを相補的関係といい、DNA鎖を複製する鋳型として重要です。

◎転写と翻訳◎

DNAの情報により蛋白質を合成する場合、DNAからRNAとして情報を写し取り、このRNAの情報を蛋白質に合成します。この時、DNAをRNAへ写し取ることを転写といい、RNAより蛋白質をつくることを翻訳といいます。

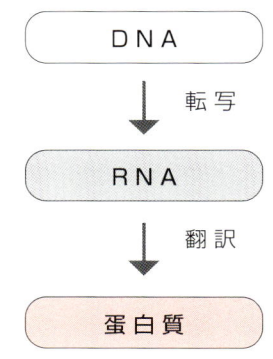

◎ RNA とは◎

RNAには、役割により、mRNA（メッセンジャーRNA）、tRNA（転移RNA）、rRNA（リボソームRNA）の3つがあります。mRNAは、DNAを転写したもので、核の中から遺伝情報を運び出します。tRNAは、合成に必要なアミノ酸をリボソームに運びます。rRNAは、リボソームに接着して蛋白質を合成する情報となります。

蛋白質合成のアミノ酸の配列は、RNAの3つの塩基が一組となって1つのアミノ酸が決まります。

◎ DNA と RNA の違い◎

RNAは、DNAを転写したものですから、同じ情報を含みますが、全く同じものではありません。

DNAは通常では見ることはできませんが、細胞分裂の際には、核内に分散していたクロマチンが次第に折りたたまれ、太く見えるようになります。これ

を染色体とよびます。人では、22対（44本）の常染色体と、1対（2本）の性染色体が見られます。性染色体は、男性はXY、女性はXXです。

細胞分裂は、前期、中期、後期、終期の4期がありますが、染色体は細胞分裂の後期に紡錘糸により中心小体に引かれ、2つに分裂していきます。

	DNA	RNA
鎖の数	2本	1本
糖	デオキシリボース	リボース
塩基の一つ	チミン	ウラシル

DNAとRNAの違い

◎核小体◎

核小体は、核の中にあり小球状の構造をしています。核小体では、リボソームが合成されています。リボソームは、核膜孔から細胞質の中へ出て行き、蛋白質の合成に関与します。

◎細胞膜の内外の物質の移動方法◎

膜の移動にエネルギー（ATP）を必要とする移動を能動輸送、膜の移動にエネルギー（ATP）を必要としない移動を受動輸送といいます。受動輸送には、拡散、浸透、ろ過があります。

拡散とは、粒子と粒子とがぶつかり、次第に拡がっていく現象で溶液の濃度は均一になっていきます。

浸透とは、2つの溶液を半透膜を隔てておいたときに起こる現象で、2つの溶液が同じ濃度になるように、粒子は移動します。

粒子が半透膜を透過できるくらい

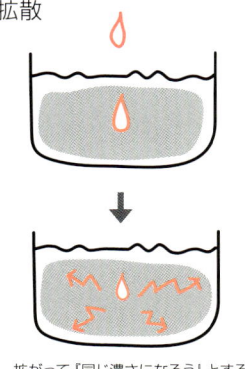

拡散

拡がって『同じ濃さになろう』とする。
分子同士が衝突して均一に拡がっていく。

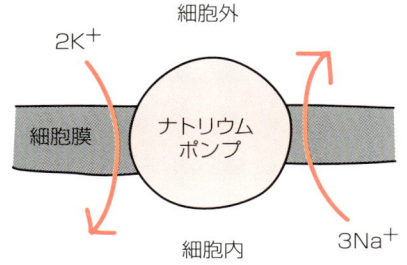

小さい場合、溶質粒子は濃いほうから薄いほうへ、水分子は薄いほうから濃いほうへ移動します。この現象を浸透といいます。粒子が移動する力は、浸透圧といいOsm（オスモル）で示します。浸透圧は、粒子の数に比例します。
《＊実際には、移動した水分子は、その重さにより押し戻されてしまうため、水の動きはわかりません》

　半透膜で隔てられた２つの水（溶質）に、蛋白質のような大きな粒子が溶けている場合では、粒子は半透膜を透過できないので、水分子のみが、溶けている粒子の多いほうへ移動していきます。このように、溶けている粒子が蛋白質である場合の浸透圧を、膠質浸透圧といいます。

　ろ過とは、フィルターでこすということで、原動力として、後ろから押すために圧力を必要とします。

　また、ATPの分解によって生じるエネルギーの供給と直結して起こる能動輸送を一次性能動輸送といい、その具体例にナトリウムポンプがあげられます。ナトリウムポンプにより生じたNa^+の濃度勾配により生じるほかの物質の移動を二次性能動輸送といい、細胞膜に組み込まれた輸送体蛋白質を介して移動が起きています。

　この際、Na^+と同じ方向に移動する場合を共輸送といい、Na^+と逆の方向に移動する場合を、逆輸送といいます。

◎**巨大分子の膜移動方法**◎

　細胞膜が巨大分子を取り込み、また放出する場合は、細胞膜を変化させることで取り込み、小胞として細胞内に移動していきます。

　これをエンドサイトーシス（飲作用・食作用）といい、逆に、細胞内の小胞から細胞外へ放出することをエクソサイトーシス（開口分泌）といいます。ただし、これらは、

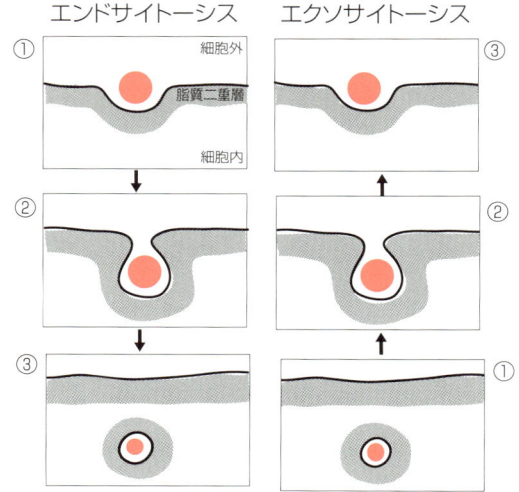

いずれもATP（エネルギー）を必要とするため、広義では能動輸送に含めることもあります。

◎細胞を構成している有機物◎

有機物とは、炭素を含む化合物で、生命特有の物質と考えられていました。

有機化合物とは、かつては生命体でしか合成することのできないという意味を含めていましたが、現在は人工的な合成も可能になっていますので、現在では、単に炭素化合物のことを示しています。

◎細胞外液◎

細胞外液は、細胞が生活している場にある体液で、その組成は、海の組成と近似しています。太古の海で生まれた生命ですから、細胞は細胞外液の中でしか生きることができません。細胞外液は、体内の細胞の生活環境になっているので、内部環境といいます。

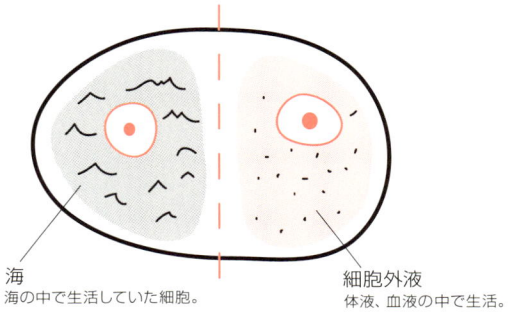

細胞外液の組成は海の組成と似ている

海
海の中で生活していた細胞。

細胞外液
体液、血液の中で生活。

生命を維持していくためには、細胞の生活環境は一定の環境でなければなりません。生体の内部環境が一定に保たれていることをホメオスタシスといいます。ホメオスタシスを保とうとする生体の自動調節機構をホメオスタシス機構といいます。

◎生命を構成している元素の構造◎

原子は、中心にある原子核と、原子核のまわりを回転している電子から成り立っています。原子核には、＋（プラス）の電気を持っている陽子が存在し、電子は－（マイナス）の電気を持っています。

電子は軌道上を回転していますが、最も外側の軌道を回転している電子の数が、その軌道に収容できる最大数であった場合、原子構造は非常に安定します。

これを閉殻構造といいます。

◎イオン◎

イオンとは、閉殻構造をとっていない原子が、閉殻構造をとるために最外殻の電子の数を増やしたり減らしたりしたもので、形の上では閉殻構造をとっています。−の電気を持った電子が移動したために、電気的に増加、または減少しており、−の電子の数が増加したものをマイナスイオン、−の電子の数が減少したものをプラスイオンといいます。

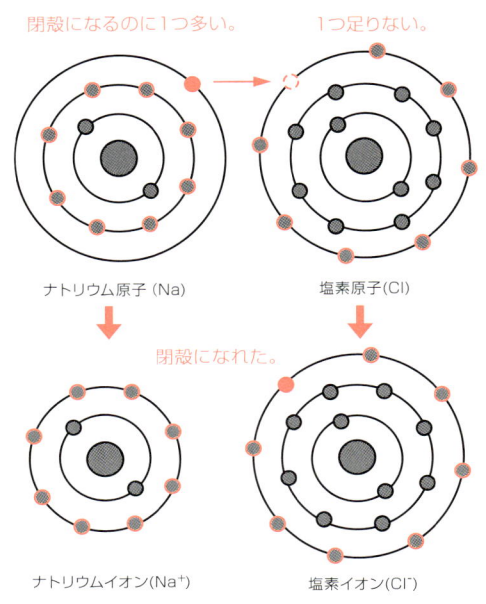

◎共有◎

2つ以上の原子が閉殻構造をとるために、互いに1つの電子を共有する場合があります。このような共有により閉殻構造が起きている場合、共有している原子同士は共有によってとても強く結びついています。これを共有結合といい

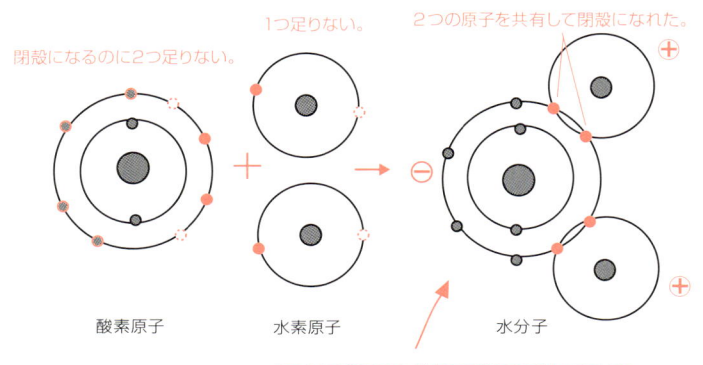

ます。

◎極性◎

　水は分子の構造が角度を有しており、＋の電気を持っている原子核の陽子の数は水素よりも酸素のほうが多いため、－の電気を持っている水の電子は酸素原子のほうにより多く引かれます。このため、電気的に酸素のほうはマイナス、水素のほうはプラスの電気が発生してしまいます。これを極性といいます。このようにして生じたプラスとマイナスが、ほかの物質を電気的に引きつけている場合を水素結合といいます。水素結合により、表面張力や、さまざまな物質に対する溶解作用が起こるのです。

◎構造異性体◎

　同じ数の原子から構成されているが、その原子の構造は異なっている場合があります。このような場合、その分子同士のことを構造異性体の関係にあるといいます。構造異性体の関係にある分子同士は構造が違うため、化学的性質は異なりますが、原子の数は同じであるので、分子式では同一に表現されるので要注意です。そのため、構造異性体の関係を表示するためには、構造式が必要となります。

分子式では、どれも同じに表現されてしまう

分子式	$C_6H_{12}O_6$	$C_6H_{12}O_6$	$C_6H_{12}O_6$
構造式	グルコース	フルクトース	ガラクトース

STEP 2　体液

　海で生まれた私たちの生命は、海の中で進化・発達してきました。私たち人は、海から陸に上がって生活をしていますが、私たちの体液の組成は海の成分そのものです。私たちの体の細胞は、海の組成と同じ体液の中で生活しています。私たちは、この大切な体液を一定に保つさまざまなしくみを持っています。ここでは、細胞の中と外の体液は、どのように調節されているのか、体液を一定に保つしくみの数々について理解を深めていきましょう。

2−1　海で生まれた細胞は、体内でも海と同様な環境で生活をしている

　細胞は、細胞膜によって細胞の外と細胞の中に隔てられています。ここでは、体内で生活している細胞の内側と外側の世界の違いについて、理解を深めましょう。

◎細胞内液・外液◎

　細胞内にある液を細胞内液といいます。細胞内液にはK⁺（カリウムイオン）が多く存在します。

　細胞のまわりにある液を細胞外液といいます。細胞外液の組成は海水とよく似ていてNa⁺（ナトリウムイオン）が多く存在します。

　血液は細胞外液の一種です。したがって、血液にはNa⁺が多いことがわかります。

　この状態を維持するために、生きた細胞はNa⁺（ナトリウムイオン）を3つ細胞外に汲み出すと同時に、K⁺（カリウムイオン）

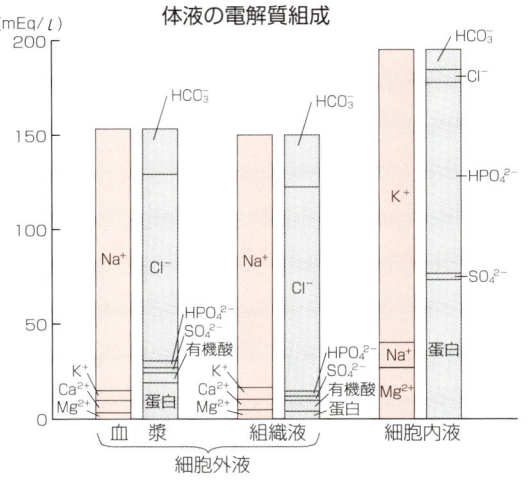

体液の電解質組成

を2つ細胞内に取り込んでいます。このしくみを**ナトリウムポンプ（Na⁺-K⁺ポンプ）**といいます。

このほかにも、細胞内液と細胞外液ではイオン組成が異なっています。細胞内液に多いイオンは、**K⁺、HPO₄²⁻、蛋白質イオン**です。また、細胞外液に多いイオンは、**Na⁺、Cl⁻、HCO₃⁻** です。

体液量は年齢とともに変化します。

成人の細胞外液は、体重の **20％** ですが、このうち血漿が **5％**、そのほかは、**組織液（間質液）**になっています。平均的に、成人の1日の水の接取量は、約2500㎖程度です。

年齢と体液量の割合（体重の％）

	新生児	成人	老人
細胞外液量	40	20	20
細胞内液量	40	40	30
全体液量	80	60	50

2-2 半透膜とは、穴あきの膜？

◎**半透膜**◎

小さい粒子が通れる程度の小さな穴のあいた膜を**半透膜**といいます。

それに対し、蛋白質は粒子が大きいので、半透膜を**通れません**。私たちの体内で、大きなものといえば、蛋白質のことだと、覚えておくといいでしょう。

細胞膜は**半透膜**の性質を有します。実際には、細胞膜にはめこまれた膜蛋白の部分が、物質を通過させる**チャネル**となっています。

◎**細胞膜**◎

細胞内液と細胞外液とは、**細胞膜**という半透膜を隔てて存在しています。ただし、細胞膜は、単なる半透膜ではなく、Na⁺よりもK⁺のほうが通しやすいという性質を持っています。このような性質を**選択的透過性**といいます。イオンは蛋白質でできた決まった**イオンチャネル**により細胞膜を通過していますが、それぞれのイオンチャネルの通しやすさは異なります。

2-3 分子の数（モル）

◎**モル（mol）**◎

どんな分子でも1モル（1M）なら分子の数は 6.02×10^{23} です。この数は、炭素の12gの原子の数を数えてみたら、6.02×10^{23} 個だったことに由来して

おり、炭素の原子量は 12 と表すことができます。

ちなみに水素の原子 6.02×10^{23} 個を計ったら、約 1 g であったので、水素の原子量は 1 と表されます。

1 モルの物質を 1 ℓ の水に溶かしたものを、1 モル濃度 といいます。1 モル濃度を 1M もしくは、1 mol ／ℓ と書きます。

2－4　拡散粒子の移動

気体や液体の粒子は、たえず運動をしており、粒子同士がぶつかりあいながら、均等になるように拡がっていきます。したがって、濃度の異なる 2 種類の気体や液体を隣り合わせに置くと、お互い同じ濃度になるように拡がっていきます。この現象を拡散といいます。

肺にある肺胞では、拡散によって空気中の気体、血液ガスが移動していきます。

拡散で膜を越える場合に、担体とよばれる細胞膜に存在する輸送体蛋白質と結合している場合があります。このような拡散を促通拡散といいます。

2－5　浸透圧とは？

濃度の異なった 2 種類の水溶液を半透膜を介して隣り合わせに置くと、お互い同じ濃度になろうとします。この時、水に溶けている粒子が半透膜の穴よりも小さいのであれば、拡散の原理により濃度の高いほうから、濃度の低いほうへ拡がっていこうとします。一方、水分子は、濃度の低いほうにたくさん存在していますから、濃度の低いほうから高いほうへと移動します。こうして、2 種類の液体は同じ濃度になっていきます。

ところが、粒子の大きさが半透膜の穴よりも大きい場合には、このような移動ができません。粒子が半透膜の穴よりも大きい場合には、粒子が膜を通り抜けて移動することができないので、同じ濃度になるために、水分子の移動だけが起こり、水の分子は濃度の低いほうから濃度の高いほうへ移動していきます。

水の移動が起こると、水自身の重力（重さ）が大きくなるので、これが押し戻す力として作用します。こうして、水が移動する力と重力により押し戻される力が釣り合ったところで、水の移動は平衡状態となり静止したように見えま

す。このような場合、動的平衡状態にあるといいます。

水を移動させる原動力のことを浸透圧といいます。

溶けている粒子が半透膜を通れる場合

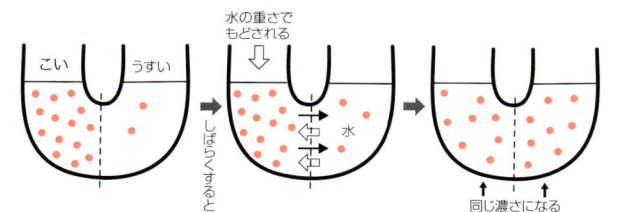

浸透圧は、水中に存在する粒子の数に比例します。浸透圧には、Osm（オスモル）／kgH₂O という

溶けている粒子が半透膜を通れない場合

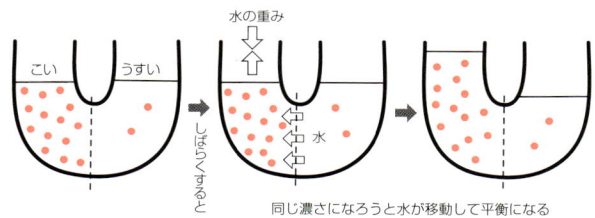

単位を用います。粒子 1 mol／ℓ（1 M）の持っている浸透圧を、1 Osm／kgH₂O といいます。

ブドウ糖 1 mmol／ℓ（1 mM）の浸透圧は、1 mOsm／kgH₂O ですが、NaCl の場合は、水中では、Na⁺ と Cl⁻ イオンにわかれ粒子の数が2倍となっているため、1 mmol／ℓ（1 mM）の浸透圧は、2 mOsm／kgH₂O になります。

血漿の浸透圧は約 280〜290mOsm／kgH₂O です。浸透圧 280〜290mOsm／kgH₂O の溶液を等張液といいます。

0.9% NaCl 溶液は血液と等張であるので、これを生理食塩水といいます。グルコース（ブドウ糖）溶液では、5％が等張液です。このように、無機塩類（イオン等）は、血漿浸透圧の維持に作用しています。

浸透圧が約 280〜290mOsm／kgH₂O より大きい液を高張液、約 280〜290mOsm／kgH₂O より小さい液を低張液といいます。

低張液中に赤血球が存在すると、浸透により赤血球中に低張液（水）が流入し、赤血球が膨張し細胞膜が破れ、溶血が起きてしまいます。したがって、輸液は等張液で行わなければいけません。

視床下部には、浸透圧受容器があり、体液の浸透圧が高くなると、渇き感覚

を起こし水分摂取を促進させます。またバソプレッシンの分泌を増加させ、腎臓からの再吸収を通じて、体液量を調節しています。

また、心臓の心房や肺には、容量受容器（低圧受容器）があり、血液量を感受しています。血液量が減少すると、渇き感覚を起こし水分摂取を促進させると同時に、バソプレッシンの分泌を増加させることによる、腎臓からの再吸収を通じて、体液量を調節しています。

2－6　膠質浸透圧とは、どのような浸透圧のことか？

◎膠質浸透圧◎

半透膜は、蛋白質を通しません。

蛋白質濃度の異なる２種類の液体を半透膜で隔てて置くと、同じ濃度になる方向に水分子が半透膜を移動します。このことから蛋白質には、水を引きつける力があると見立てることができます。

蛋白質が水を引きつけていると見立てた、この力を特に膠質浸透圧とよびます。血漿蛋白質には、アルブミン、グロブリン、フィブリノゲンなどがあります。膠質浸透圧への関与はアルブミンが最も大きくなっています。実際の膠質浸透圧を生み出している蛋白質の約60％は、アルブミンです。

アルブミンの量が低下すると、血漿の液体成分が血管の外に出てしまい、組織液が増加した状態となります。これを浮腫といいます。このように、増加してしまった組織液を静脈に戻す働きをするのが、リンパ管です。リンパ管は、左右の静脈角で、腕頭静脈につながっています。

頭部から血液が戻ってくる静脈である内頸静脈と、腕部から血液が戻ってくる静脈である鎖骨下静脈の合流点を静脈角といいます。

◎ドンナンの膜平衡◎

血漿中の蛋白質は、電気的にマイナスに帯電していますが、このように、半透膜の一方に電気を帯びた物質が存在している場合の平衡を、ドンナンの膜平衡といい、次の平衡式が成り立ちます。

[組織液の＋イオンの濃度]／[血漿中の＋イオンの濃度] ＝ 0.969（ドンナン比）
《＊－イオンの場合は、分母・分子が逆転します。２価のイオンの場合は、その１／２乗の値（２乗根）の比が比例します》

◎ろ過膜（フィルター）◎

ろ過膜（フィルター）に気体や液体を通して、大きな粒子と小さな粒子にわけることを、ろ過といいます。ろ過では、ろ過する気体や液体をろ過膜に通過させるための圧力が必要です。

◎受動輸送と能動輸送◎

拡散、浸透、ろ過では、物質の移動にはエネルギーを必要としません。このような移動の方法を、受動輸送といいます。

一方、ナトリウムポンプでは、エネルギーを使って粒子の移動を行っています。このようにエネルギーを必要とする移動の方法を能動輸送といいます。腎臓の糸球体では、血液をろ過して原尿をつくっています。

ナトリウムポンプにより、膜の中と外とではNa^+の濃度の違いが発生します。この濃度差により、ナトリウムポンプでのNa^+の移動と反対方向に、Na^+は拡散していきます。このNa^+の拡散と同時に、ほかの粒子の移動も行われる場合、これを二次性能動輸送といいます。二次性能動輸送では、Na^+を運搬する輸送体蛋白質によって移動が行われています。

二次的能動輸送において、Na^+の移動と同じ方向に移動する場合を、共輸送といい、Na^+の移動と逆方向に移動する場合を、逆輸送といいます。

2-7 ナトリウムイオンと体液量

体液中のNa^+の量は、Na^+の摂取量と腎臓からのNa^+の排泄量により調節されています。Na^+の排泄は、レニン−アンジオテンシン−アルドステロン系により抑制され、心房性ナトリウム利尿ペプチドにより促進されます。Na^+量により浸透圧が上昇すると、体液量浸透圧調節系の調節によって、水分の摂取や腎臓での水の再吸収を促進し、体液の水分量も上昇してきます。同様に、Na^+の尿中排泄が促進されると水分排泄をともない、尿量が増加し、体液量は減少します。

2-8 ミトコンドリアは細胞の中に飲み込まれた

巨大な物質を細胞膜の内部に取り込む際には、膜が変形してその物質を取り囲み、細胞膜ごと細胞内部へと移動していきます。このような移動の方法をエ

ンドサイトーシスといいます。エンドサイトーシスにおいて、取り込まれる物質が固体の場合を食作用といい、取り込まれる物質が液体の場合を飲作用といいます。

ミトコンドリアは、エンドサイトーシスにより細胞内に取り込まれて、共生するようになったと考えられています。《＊ミトコンドリアの外膜は細胞膜由来、内膜はミトコンドリア由来です》

反対に、細胞内の小胞の内部にある物質が、細胞膜に融合して放出する移動を、エクソサイトーシスといいます。エンドサイトーシス、エクソサイトーシスともに、エネルギーを必要とします。

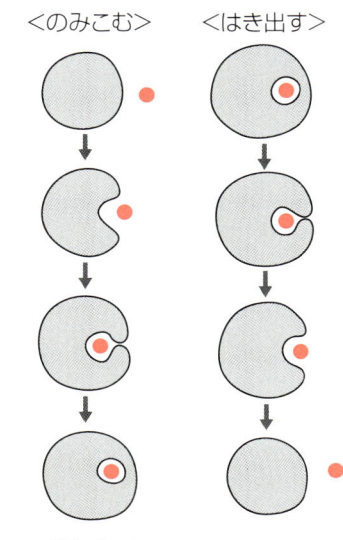

2－9 "水素イオン濃度（pH）"と、"水素イオン（H⁺）の濃度"

酸は、H⁺（水素イオン）を出すもの、塩基は、H⁺（水素イオン）を受け取るものをいいます。《＊狭義では、塩基は、OH⁻（水酸イオン）を出すものという考え方もあります》

H⁺（水素イオン）をたくさん放出するものを強酸といい、水素イオンをあまり出さないものを弱酸といいます。同様に、H⁺（水素イオン）をたくさん受け取るものを、強塩基といい、H⁺（水素イオン）をあまり受け取らないものを、弱塩基といいます。

2－10　水素イオンの量を0から14までの数で表したものが、水素イオン濃度

◎ pH ◎

水素イオン濃度のことを、pHといいます。水素イオン濃度は、H⁺のモル濃度を [H⁺] とすると、pH = –log[H⁺] で表されます。水のpHが7であるので、これを中性とし、酸性・アルカリ性の基準となっています。水よりも水素イオ

ンが多いことを酸性といいますが、pH ＝ –log[H⁺]であるので、pHでは7よりも小さい値となっています。《＊マイナスの場合は、その数値（絶対値）が大きいほど小さな数を表します》

逆に、水よりも水素イオンが少ないことをアルカリ性といいますが、同様の理由で、pHでは7よりも大きい値で表されます。したがって、pHでは、7より小さな場合は酸性を、7で中性を、7より大きい場合はアルカリ性を示すことになります。

2－11 アシドーシスとアルカローシス

体液のpHは、7.4（7.40 ± 0.05）です。体液は、つまり弱アルカリ性です。体液のpHが、7.4より低いときをアシドーシスといいます。

体液のpHが、7.4より高いときをアルカローシスといいます。体内での酸の総量が増えるとアシドーシスになります。体内でのアルカリの総量が減ることでもアシドーシスになります。

CO_2は、体内で炭酸となり、弱酸の性質を示します。炭酸は、弱酸としてH⁺（水素イオン）を出すと、HCO_3^-（重炭酸イオン）として存在します。この反応は、炭酸脱水酵素の作用で行われます。

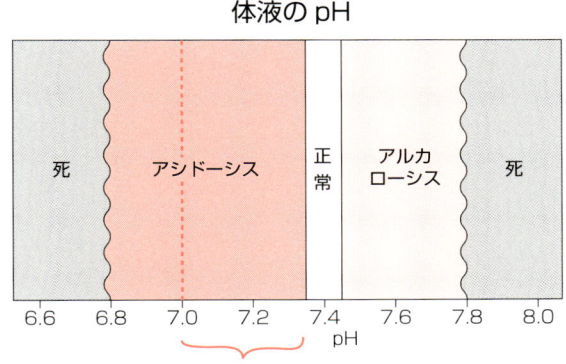

体液のpH

[$CO_2+H_2O → H_2CO_3 → H^++HCO_3^-$]

肺では、CO_2（二酸化炭素）を呼気として排出することにより、pHの調節を行っています。つまり、血液のpHは、呼吸と非常に深い関係にあるわけです。呼吸量が減少すると、体内のCO_2の量が増加しアシドーシスとなります。呼吸が原因で起こるアシドーシスを、呼吸性アシドーシスといいます。呼吸量が増加しすぎると、体内のCO_2の量が減少しアルカローシスになります。呼

吸が原因で起こるアルカローシスを、呼吸性アルカローシスといいます。

また下痢が続くことや、尿が出ないことでもアシドーシスになります。このように呼吸以外が原因で起こるものを、代謝性アシドーシスといいます。嘔吐が続くと胃液の塩酸の喪失により代謝性アルカローシスになります。

2−12 血液の不思議……いつも pH = 7.4 をキープする緩衝系

◎体内の代謝◎

体内の代謝では、酸化反応により、常に酸性物質が生じています。体内の代謝で生じた酸は、血液により運ばれ、肺や腎臓から体外に排泄されます。呼吸で酸の排泄の調節ができない場合、pH = 7.4 を保つために腎臓での酸の排泄を増減させて体内の酸の量を適正に調節しています。これを腎性代償といいます。腎臓では、過剰な H^+ を尿に排出することにより、pHの調節を行っています。

また、腎臓で酸の排泄の調節ができない場合、pH = 7.4 を保つために呼吸による酸の排泄量を増減させることで、体内の酸の量を適正に調節しています。これを呼吸性代償といいます。

体内の代謝で生じた酸は、血液により肺や腎臓に運ばれ、体外に排泄されま

酸の排泄

す。しかし、排泄されるまでは酸が血流中に存在しているにもかかわらず、血液はアシドーシスを示さずに pH = 7.4 を維持しています。

血液は、pH を一定に保つしくみを持っています。これを、**緩衝機能**といいます。緩衝機能を有し pH = 7.4 を保つために機能している系を、**緩衝系**といいます。緩衝系では、血液中の H^+ **濃度**を調節して、酸塩基平衡の維持を行っています。

2-13 重炭酸緩衝系

◎**血液の pH 付近での H_2CO_3 の電離平衡**◎

血液の pH 付近では、H_2CO_3 は次のように電離しています。

$$[CO_2 + H_2O \rightleftarrows H_2CO_3 \rightleftarrows H^+ + HCO_3^-]$$

ここで、H_2CO_3 は、**弱酸**であり、HCO_3^- は、その**塩基**であるので、緩衝系をつくっています。これを、**重炭酸緩衝系**といいます。

$[H_2CO_3 \rightarrow H^+ + HCO_3^-]$ の方向に反応が進めば、生じた H^+ により、酸性が強まってきます。

$[H_2CO_3 \leftarrow H^+ + HCO_3^-]$ の方向に反応が進めば、H^+ が少なくなるので、酸の程度が弱まり、アルカリ性が強まってきます。

2-14 リン酸緩衝系

◎ H_3PO_4 **の電離**◎

H_3PO_4 は次のように電離しています。

$$[H_3PO_4 \rightleftarrows H^+ + H_2PO_4^- \rightleftarrows 2H^+ + HPO_4^{2-} \rightleftarrows 3H^+ + PO_4^{3-}]$$

以上のような平衡が成り立ちますが、血液の pH 付近では、次のように電離しています。

$$[H_2PO_4^- \rightleftarrows H^+ + HPO_4^{2-}]$$

この $H_2PO_4^-$ は、**弱酸**であり、$H_2PO_4^-$ は、その**塩基**と見なすことができ、この両者で緩衝系をつくっています。これを、**リン酸緩衝系**といいます。

2-15 血漿蛋白質緩衝系

◎**アミノ酸**◎

血漿蛋白は、多くの**アミノ酸**からなり、その組成中には、アミノ基（$-NH_2$）

やカルボキシル基（–COOH）が豊富に含まれています。

水溶液中では、–NH₂（アミノ基）は、正に荷電して –NH₃⁺ となり、–COOH（カルボキシル基）は、負に荷電して –COO⁻ となっています。

血漿蛋白質は、弱酸として働き、その塩基とともに緩衝作用を示します。具体的には、アミノ基とカルボキシル基が H⁺ の数の調整機能を有しています。これを血漿蛋白質緩衝系といいます。

血漿蛋白緩衝系

NH₃⁺ –蛋白– COOH ⇌ H⁺ + NH₃⁺ –蛋白– COO⁻

NH₃⁺ –蛋白– COOH ⇌ H⁺ + NH₂ –蛋白– COOH

2－16 血色素（ヘモグロビン）緩衝系

血色素は、複合蛋白体であるので、血漿蛋白質同様に緩衝作用を示します。血色素には、この緩衝作用とは別に、H⁺ の数の調整機能を持っているイミダゾール基を含んでおり、強い緩衝作用を示します。これを血色素（ヘモグロビン）緩衝系といいます。

イミダゾール基の緩衝作用

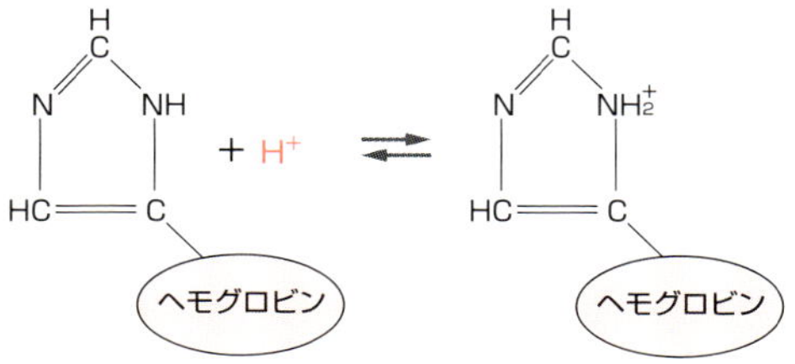

2－17 脱水とは？

体液の異常には、体液量の異常と浸透圧の異常があります。体液量の異常と浸透圧の異常は、しばしば同時に起きています。

体液量が減少した状態を脱水といい、飲水不足や大量の発汗などによって引き起こされます。特に、小児は脱水になりやすいので要注意です。

　体液量の減少パターンには、細胞外液のみ減少するものと細胞外液だけでなく細胞外液の浸透圧の上昇により細胞内液まで減少してしまうものがあります。

　細胞外液が減少した場合は、心臓の心房や肺にある容量受容器により感受され、また、細胞外液の浸透圧が上昇した場合は、視床下部にある浸透圧受容器により感受され、いずれの場合も、渇き感覚を引き起こすとともに下垂体後葉からバソプレッシンを分泌させ、腎臓の集合管から水の再吸収を促進して体液を増加させようとします。

STEP 3　血液

　　血液は細胞外液に、酸素を運搬するための赤血球、外敵から守ってくれる白血球、出血を止める血小板などの細胞が加わり変化したものです。ここでは、これらの血球細胞の役割についてしっかり理解しましょう。また、血液の成分の正常値、血漿蛋白質、血糖値、浸透圧、酸塩基などについて理解しておくことは大切です。血液は、体に命令を伝えるホルモンや、体温を運搬する機能も有しており、ホメオスタシスに重要な役割をしています。

3－1　血液の成分

◎**血液の仕事**◎

　血液とは、**細胞外液**が体内の恒常性を維持する目的などのために変化したものです。血液は体重の約 **7～8％** を占めます。血漿の成分と**海水**の成分は、よく似ています。血液とほかの細胞外液の大きな違いは、心臓に押し出されて体内を循環しているということです。

　また、循環しながら大切な役割も担っています。ものを運ぶという**運搬機能**、体内環境を一定に保つという**ホメオスタシス機能**、出血を止める**止血機能**、外敵から体を守る**生体防御機能**です。血液が運ぶものには、**酸素・二酸化炭素・栄養分・ホルモン・ビタミン・酵素・老廃物（代謝産物）・熱**などがあります。

◎**血液の成分**◎

　血液は、**血漿（液体成分）**と**細胞成分**とからなります。血漿から、フィブリンを取り除いたものを**血清**といいます。

　細胞成分には、**赤血球、白血球、血小板**という細胞があります。3種の細胞成分は、成人では骨髄にて、**(多能性) 血液幹細胞**からつくられます。骨髄では、胎児肝から受け入れた**血液幹細胞**を再生産して、終生保持します。

　胎児期には、骨髄のほか、**肝臓**や**脾臓**でも細胞成分がつくられています。成人では**長管骨**での造血は、ほとんど消失し、椎骨、胸骨、肋骨などの**扁平骨**や短骨が造血をしています。造血が盛んな骨髄は赤血球が多いため、赤色に見えるので、**赤色骨髄**とよばれます。造血作用を失った骨髄は、脂肪組織に富み黄

色に見えるので、黄色骨髄とよばれます。

3-2 造血因子

◎血液の細胞成分◎

　腎臓が分泌するエリスロポエチン（EPO）は、赤血球細胞の分化、増殖を促進します。T細胞が分泌するサイトカロンのコロニー刺激因子（CSF）は、顆粒球・単球細胞の分化・増殖を促進します。肝臓が分泌するトロンボポエチン（TPO）は、巨核球の分化・増殖を促進します。リンパ球細胞では、骨髄（Bone marrow）にて分化・成熟するものをBリンパ球といい、胸腺（Thymus）に移動して、分化・成熟するものをTリンパ球といいます。

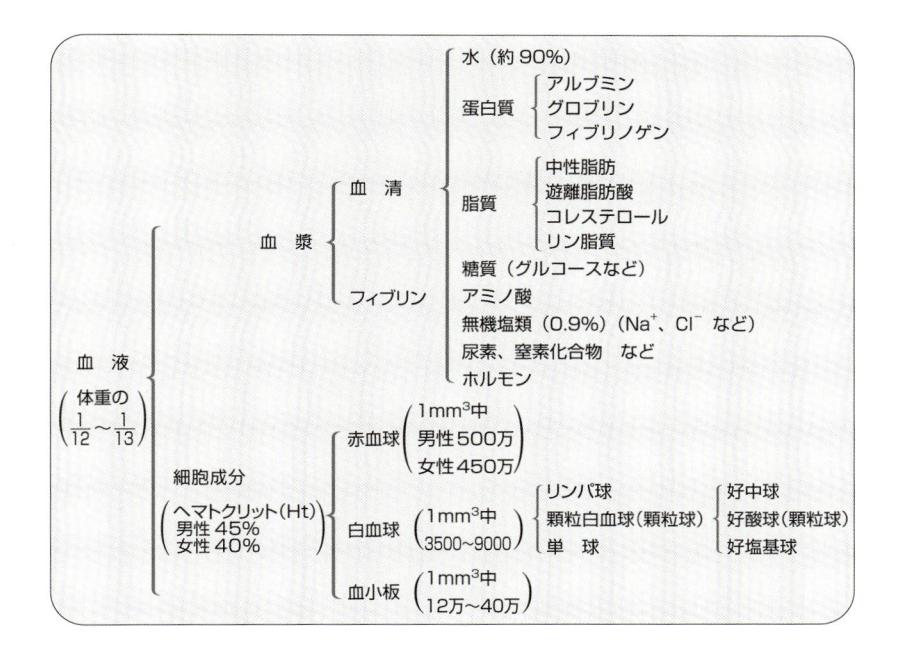

```
                                    ┌ 水（約90％）
                                    │           ┌ アルブミン
                                    │ 蛋白質 ┤ グロブリン
                                    │           └ フィブリノゲン
                         ┌ 血清 ┤           ┌ 中性脂肪
                         │          │ 脂質 ┤ 遊離脂肪酸
                 ┌ 血漿 ┤          │         │ コレステロール
                 │        │          │         └ リン脂質
                 │        │          ├ 糖質（グルコースなど）
                 │        │          ├ アミノ酸
                 │        │          ├ 無機塩類（0.9％）（Na⁺、Cl⁻ など）
                 │        │          ├ 尿素、窒素化合物　など
                 │        │          └ ホルモン
                 │        └ フィブリン
  血液          │                    ┌ 1mm³中
（体重の）     │           ┌ 赤血球 ┤ 男性500万
  1/12〜1/13   │           │         └ 女性450万
                 │           │                              ┌ リンパ球      ┌ 好中球
                 │ 細胞成分┤           ┌ 1mm³中         │ 顆粒白血球 ┤ 好酸球（顆粒球）
                 │（ヘマトクリット(Ht)）│ 白血球 ┤ 3500〜9000 ┤ （顆粒球）   └ 好塩基球
                 │  男性45％            │         └              └ 単球
                 │  女性40％            │           ┌ 1mm³中
                 └                       └ 血小板 ┤ 12万〜40万
```

◎血球◎

　血球には、赤血球、白血球、血小板の3種類があります。この3つは、いずれも生きた細胞です。

　血球のほとんどは、赤血球が占めていますが、赤血球の量には、男女差があります。男性のほうが、女性より赤血球の量は多く、1 mm³中に、男性が約

39

500万個、女性が約450万個あります。血球が血液全体に占める容積の割合のことをヘマトクリット（Ht）といい、男性が約45％、女性が約40％です。血液の液体成分が、血漿であるので、この値は細胞成分を除いた成分、55％（男性）、60％（女性）となります。

また、血液の比重の正常値は1.055〜1.066です。《＊水の1ℓの重さを1とした時の、ほかの液体の1ℓの重さを比で表したのが比重です》

> **column「血液の濃度を調べる簡単な方法」**
> 　細胞成分の数値やヘマトクリット（Ht）値を調べれば、血液の濃度が、正常かどうかがわかります。ところが、もっと簡単に血液の濃度を知る方法があります。それは、比重が1.052の硫酸銅溶液を使うやり方です。硫酸銅溶液の中に、血液を落としてみるのです。血液が浮きも沈みもしなければ正常、血液が沈んだら血液の濃度は大きすぎるといえます。血液が浮かんだら血液の濃度は小さいと判断するのです。この方法は正常な濃度の比重が、1.055〜1.066であり、比重が1.052の硫酸銅溶液と近似しているため可能です。簡単にいえば、重さを比べているだけなのです。

3-3 赤血球

◎**赤血球の性質**◎

　血液のベースは、酸素の運搬力を高めるために細胞外液に赤血球が加わったものです。赤血球の一番の仕事は、酸素の運搬ですが、二酸化炭素の運搬や、pHの緩衝作用も担っています。

　赤血球の直径は、約7.5〜8.0μm（マイクロメートル）です。脱核により中央が凹んだ形をしています。両端の一番厚いところで、2.0μm、中央の一番薄いところで、1.0μmです。中央がへこんでいるため表面積が増え、また、折れ曲がりやすいので細い血管でも通ることができます。

　赤血球は、骨髄で前赤芽球、赤芽球、網状赤血球を経てつくられます。脱核直後の赤血球に特殊な染色を施すと、核が

正常赤血球の断面図
1.0μm　2.0μm
7.5〜8.0μm

抜けた跡が網状に見えます。この赤血球を網状赤血球といいます。赤血球のヘモグロビンは、酸化による、活性酸素の影響を受けています。脱核は、活性酸素によるDNA遺伝子への障害の予防、ヘモグロビン容量の増加、表面積の拡大による酸素運搬効率の上昇に有利です。

骨髄での赤血球の生成が盛んであると、網状赤血球の割合が増えます。網状赤血球の赤血球全体に占める割合は、約1％です。赤血球は、核を持っていないので、赤血球は分裂しません。

column 「血液の男女差」

赤血球の話を整理しましょう。赤血球は、酸素という遺伝子を傷つける可能性がある物質の運搬を行うため、遺伝子を持っていないほうが安全ということでした。赤血球の新生を促進するホルモンとして、エリスロポエチン（EPO）があります。エリスロポエチンとは、酸素分圧の低下（酸素不足時～低酸素状態）により、腎臓から分泌され血液幹細胞を刺激して、赤血球の分化・増殖を促進させます。このことを応用して酸素運搬能力を高めるために高地トレーニングを行うことがあります。さらに、男性ホルモンであるアンドロゲンは造血を促進し、女性ホルモンであるエストロゲンは、造血を抑制するため、赤血球数には男女差があると考えられています。

酸素運搬の主役である赤血球は、水分を除くと、その90％が、ヘモグロビンです。ヘモグロビンは蛋白質ですから、緩衝作用にも大きく作用していました。このヘモグロビンですが、血中ヘモグロビン濃度は、男性と女性とでは値が違い、男性は約16g／dℓ、女性は約14g／dℓです。このように男女差のあるものは、要注意です。しっかり覚えましょう。

◎ヘモグロビン◎

赤血球には、ヘモグロビン（Hb）が含まれています。ヘモグロビンは、酸素運搬の主役であるほか、体液のpHの緩衝作用、二酸化炭素運搬にも重要な働きをしています。

血中のヘモグロビン濃度は、男性が16g／dℓ、女性が14g／dℓです。

ヘモグロビンは、ヘムという鉄を含んだ色素と、グロビンという蛋白質からなります。

3-4 赤血球の合成

赤血球の合成には、ビタミン B_{12} と葉酸が必要です。ビタミン B_{12} は、胃酸の存在下でキャッスル因子とよばれる内因子と複合体を形成し回腸粘膜のレセプターに付着し、吸収されます。《＊キャッスル因子は、分子量 44000 の糖蛋白の一種で、壁細胞から分泌されます》

ヘモグロビン合成には、鉄が必要です。摂取した鉄は、胃酸で吸収可能な形 $Fe^{3+} \rightarrow Fe^{2+}$ となり、腸から吸収されます。吸収された鉄は、肝臓に貯蔵されます。

ヘモグロビンは、血色素ともいい酸素運搬の主役です。

3-5 酸素とヘモグロビンの結合力

◎酸素解離曲線◎

血液中の酸素の大部分は、ヘモグロビンと結合して運搬され、血液中に溶解して運搬されるのは、約 1.5 %にすぎません。

ヘモグロビンと酸素の結合・解離と、血液中の酸素分圧の関係を表してみると、S字曲線として表されますが、これを酸素解離曲線といいます。酸素と結合したヘモグロビンを酸素化ヘモグロビン（HbO_2）といいます。

ヘモグロビンの酸素解離曲線 (Ganongより)

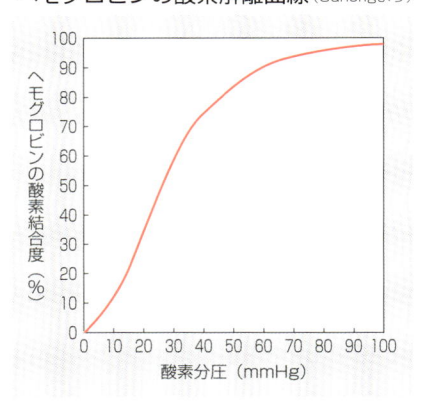

酸素とヘモグロビンの結合力は、酸素分圧の上昇により高くなります。

酸素とヘモグロビンの結合力は、血液の pH の低下により低くなります。この現象をボーア効果といいます。

酸素とヘモグロビンの結合力は、温度の上昇により低くなります。

DPG（2,3-ジホスホグリセリン酸）は、赤血球中の解糖過程で産生される物質で、ヘモグロビンと酸素の解離を促進します。

酸素解離曲線のpH（左）と温度（右）による変化

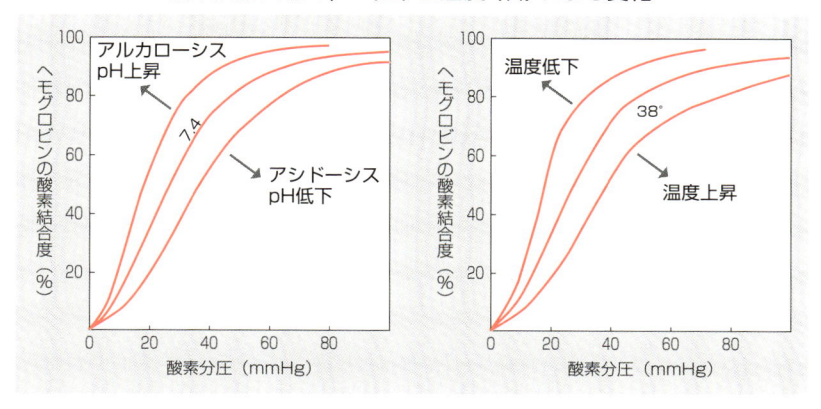

◎二酸化炭素の運搬◎

次は二酸化炭素についてまとめてみましょう。まず二酸化炭素の運ばれ方です。血液の中では、いくつかのパターンにわけることができます。炭酸〜重炭酸イオンとなって運ばれる方法（67％）、ヘモグロビンや血漿蛋白などのカルバミノ化合物の形となって運ばれる方法（25％）、そしてCO_2として、そのまま血漿に溶解して運ばれる方法（物質的溶解（8％））の3つです。このうち一番多いのは、重炭酸イオンとなって運ばれる形です。

このように、血中の二酸化炭素の大部分は、重炭酸イオンとして運搬されま

血液中での二酸化炭素の運搬

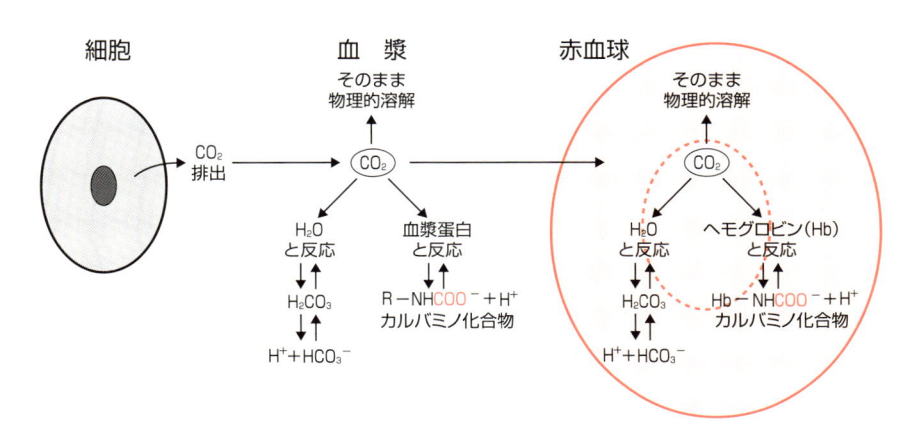

す。二酸化炭素は血液中では炭酸となります。炭酸は、弱酸を示し、水素イオン（H⁺）を放出すると、重炭酸イオン（HCO₃⁻）として存在します。血中の二酸化炭素を重炭酸イオンに化学変化させる酵素には、炭酸脱水酵素があります。
[CO₂+H₂O → H₂CO₃ → H⁺+HCO₃⁻]

column「ヘモグロビンの話」

　ヘモグロビン（Hb）という名前ですが、これは、鉄を意味するヘムと、蛋白質を意味するグロビンからできている合成語です。つまり、ヘモグロビンをつくるためには、鉄と蛋白質が必要だ、ということです。栄養素の鉄を十分に摂取する必要があるということがわかります。さて、鉄の吸収についてですが、実は鉄が吸収するためには、酸の力が必要です。胃には、塩酸という強い酸が、存在しています。この塩酸の作用により、鉄は吸収できる形になるというわけです。吸収された鉄は、門脈という血管によって、肝臓に運ばれ貯蔵されます。肝臓は、鉄だけではなく、多くの栄養素を貯蔵する場所になっています。このことからも、肝臓が栄養価の高い部位であることがわかります。

3－6　赤血球の寿命

◎ヘモグロビンの分解◎

　赤血球の寿命は、120日です。

　寿命の尽きた赤血球は、脾臓や肝臓などの細網内皮系（網状内皮系）器官で壊されます。脾臓の白脾髄のマクロファージや肝臓のクッパー細胞が寿命のきた赤血球を破壊します。細胞内皮系器官は、異物貪食能により、生体の防御を担っています。

　赤血球膜が破壊され、中のヘモグロビンが流出してくることを溶血といいます。溶血して放出されたヘモグロビンは、ヘムとグロビンに分解され、ヘムは緑色のビリベルジンと鉄にわかれます。

　ビリベルジンは、酸素により黄色のビリルビンとなります。このビリルビンは、非抱合型（間接型）ビリルビンとよばれ、腎臓の糸球体からろ過されないため、このままでは尿中に排泄することができません。

　非抱合型ビリルビン（間接型ビリルビン）は、血液中のアルブミンと結合し

て肝臓に運ばれ、グルクロン酸と結合して、親水性の抱合型（直接型）ビリルビンとなります。これをグルクロン酸抱合といいます。

　この抱合型ビリルビン（直接型ビリルビン）は、肝臓から胆汁中に分泌され、十二指腸から腸管に出て腸内の細菌の作用で、ウロビリノゲンとなり排泄されます。

　しかし、十二指腸で分泌された胆汁の一部は、空腸や回腸にて再吸収され、肝臓に戻され、再び胆汁中に排泄されるという循環を形成します。これを腸肝循環といいます。

　また、肝臓に戻された一部は、血液中に入り、腎臓の糸球体からろ過され、尿中に排泄されます。肝臓と胆道の機能が正常でなければ、ビリルビンを捨てることができません。ビリルビンの血中濃度が異常に上昇したものが、黄疸です。

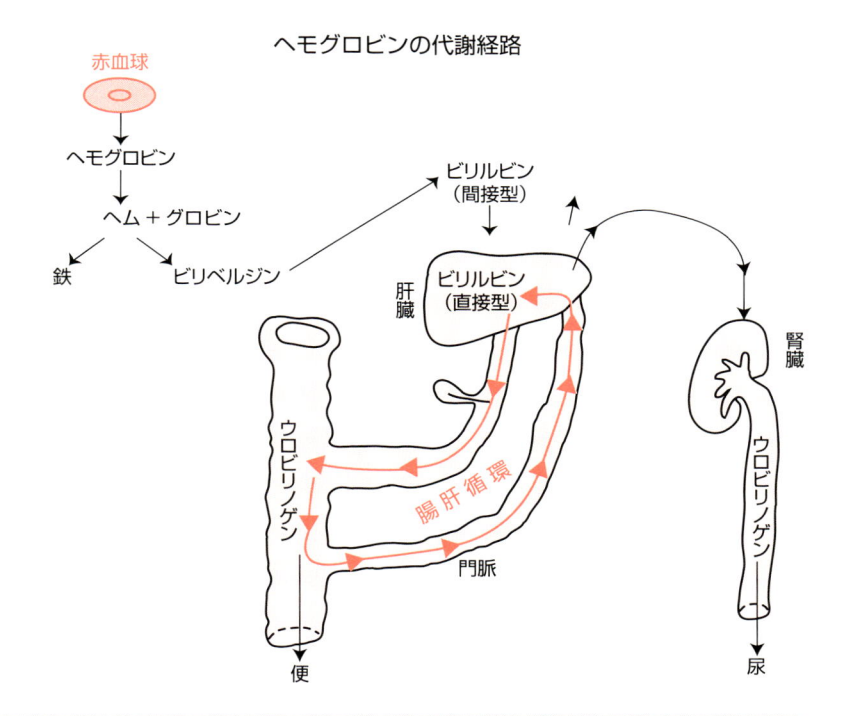

ヘモグロビンの代謝経路

3-7　なぜ貧血は起こるのか？

貧血とは、赤血球、ヘモグロビン量の低下による酸素運搬能力の低下とそれ

に伴う症状をいいます。

　貧血の原因として、次のようなことが考えられます。赤血球の合成に必要な栄養不足、赤血球の合成不全（骨髄の障害）、赤血球の喪失亢進（溶血）、骨髄での造血を促進するエリスロポエチンの分泌不足があります。

　栄養不足として、次のようなことがあります。鉄が不足すると、鉄欠乏性貧血になります。ビタミン B_{12} や葉酸が不足しても、貧血になります。また、骨髄の機能障害でも、貧血になります。溶血により赤血球の寿命が短くなっても、貧血になります。

　貧血の種類や程度の指標として、MCV、MCH、MCHC があります。これらの指標は、一つひとつの赤血球の様子について判定するものです。

　MCV（平均赤血球容積）では、赤血球の容積（大きさ）を判断します。

　MCH（平均赤血球ヘモグロビン量）では、赤血球に含まれる平均ヘモグロビン量を判断します。

　MCHC（平均赤血球ヘモグロビン濃度）では、容積に対するヘモグロビン重量の比を％で表したもので、Hb（g/dℓ）／ Ht（％）× 100 で求められます。

3－8　白血球

　白血球の役目は、免疫です。

　白血球は、骨髄で血液幹細胞から分化します。白血球数の正常値は、1mm中に 3500 〜 9000 個程度です。感染などがあると、白血球数はすみやかに上昇します。白血球には、遊走作用があります。

　白血球は、好中球、好酸球、好塩基球、単球、リンパ球の５種類に分類されます。細胞質に顆粒が認められるものを顆粒白血球といい、染色のされ方により、好中球、好酸球、好塩基球にわけられ、顆粒白血球の寿命は、2 〜 14 日です。

　顆粒白血球は、成熟するに従い核がくびれていきます。リンパ球の寿命は、数日〜数十年と幅が広く、また、単球、リンパ球には顆粒が認められず、無顆粒白血球といいます。

　白血球の分画では、好中球が最も多く、次に多いのがリンパ球です。病気によって白血球の数や分画（白血球の種類の割合）が変化します。

　顆粒白血球と単球は、異物の貪食が主な仕事です。細菌の貪食は、主として好中球が行っており、細菌性感染に対する第一の防御線です。好酸球と好塩基

球は、アレルギーに関係しています。また、好酸球は寄生虫感染に対応しています。好酸球は、肥満細胞により分泌される生理活性物質を不活性にします。好塩基球や肥満細胞は、アレルギー反応に際し、ヘパリン、ヒスタミンなどの生理活性物質を放出します。単球は組織に入るとマクロファージとなり、Ｔリンパ球のサイトカインであるIFN-γにより活性化され、貪食作用により抗原を貪食し、この蛋白抗原をリンパ球に提示します。抗原とは、免疫細胞によって識別される分子をいいます。

血液の細胞成分
赤血球
好中球
好酸球
好塩基球
リンパ球
単球

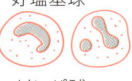

　リンパ球は、成熟する場所の違いにより、Ｂリンパ球とＴリンパ球にわけられます。Ｂリンパ球は骨髄で分化、成熟し、Ｔリンパ球は、胸腺で分化、成熟します。胸腺は思春期に最大となった後、消退していきます。成熟したリンパ球は、リンパ線、血液を伝わり、脾臓、リンパ節、腸管の孤立リンパ小節、パイエル板などの末梢リンパ組織に移動します。

　Ｔリンパ球には、さらにCD-4という抗原を持ち、免疫細胞を活性化させるヘルパーＴリンパ球や、標的細胞を攻撃する細胞傷害性Ｔリンパ球（Tcリンパ球）などがあり、細胞性免疫を担当しています。

　抗体が関与せず、直接にＴリンパ球により媒介される免疫を、細胞性免疫といいます。免疫系の細胞が分泌する生理活性物質のうち、免疫グロブリン以外の蛋白質あるいは糖蛋白質をサイトカインとよび、サイトカインの中でも特にリンパ球の産生するものをリンフォカインといいます。Ｔリンパ球は、抗原提示細胞による抗原提示を

マクロファージによる抗原の提示

抗原
↓ 抗原の貪食
Ｔリンパ球 ← マクロファージ → Ｂリンパ球
　　　　　　　　抗原の提示
ナチュラルキラー細胞　ヘルパーＴリンパ球　抗体産生細胞（形質細胞）
↓　　　　　　　　　　　　　　　　　　　　↓
細胞性免疫　　　　　　　　　　　　　　　　液性免疫

受けて活性化し、ヘルパーTリンパ球は、インターフェロン（IFN）と総称される、抗ウイルス作用を有するサイトカインを分泌させます。
　IFN-γは、マクロファージに作用して、活性化し、強い食菌力を発揮させます。サイトカイン IL-2 は、細胞傷害性Tリンパ球の分化・増殖に作用し、ウイルス感染細胞を攻撃、破壊します。これを、細胞傷害活性といいます。
　種々のインターロイキン（IL）の中には、Bリンパ球に作用して、抗体産生を促進させるものや、リンパ球の増殖分化の促進作用を持つものなどがあります。
　抗原をマクロファージが貪食すると、マクロファージは、その抗原を他のリンパ球が認識できる形で提示し、免疫の活性化を促進します。Bリンパ球と、Bリンパ球の成熟した形質細胞は抗体（γ-グロブリン）を産生し、液性免疫を担当しています。免疫細胞が、抗体をつくって反応するものを液性免疫といいます。
　Bリンパ球の細胞表面には、抗体である免疫グロブリン、IgA、IgD、IgE、IgG、IgM を持ち、抗原刺激により、活性化され、抗体を分泌します。
　IgA は、外分泌液に含まれ、免疫機能を発揮します。Bリンパ球が形質細胞に成熟すると、細胞表面の IgD は、失われます。IgD は、Bリンパ球が成熟していく過程において細胞表面で働く抗体であり、血液中には存在しません。
　IgE は、小血管壁に存在する肥満細胞に付着し、これに抗原が結合すると、ヒスタミンなどが放出され、血管拡張、血管透過性の亢進、血圧低下などをもたらします。血液中に大量の IgE 抗体がある場合、大量の IgE と特定の抗原が結合した肥満細胞からヒスタミンなどが遊離し、過敏反応として、アレルギー反応を起こします。
　また、このアレルギー反応が全身で急性に起きた場合、アナフィラキシーショックとなる場合があります。
　IgG や IgM は、血液中で補体結合を行います。補体結合反応とは、抗原と抗体の結合物が血液中に存在する補体とよばれる糖蛋白を取り込む反応です。IgM は、一次免疫応答として、補体免疫の初期に増加する抗体を含んでいます。IgG は、血中濃度が約 12100μg／mℓと最も高く、二次免疫応答として、ほとんどすべての抗原に対する免疫抗体を含んでいます。
　細胞傷害性Tリンパ球と同じような細胞傷害性を持つものに、ナチュラルキラー細胞（NK細胞）があります。ナチュラルキラー細胞は、ウィルス感染

細胞や腫瘍細胞を障害します。

3-9 血漿蛋白質

血漿は、血漿蛋白質を含んでいます。血液中の血漿蛋白質は、7.5g／dℓ 程度です。血漿蛋白には、アルブミン、グロブリン、フィブリノゲンの3種があります。

血漿蛋白質の中では、アルブミンが一番多く（約60%程度）、膠質浸透圧の主な原因となっています。そのため、アルブミンが低下すると、浮腫が生じます。

グロブリンは、α、β、γにわけられます。α-グロブリンやβ-グロブリンは、アルブミンと共に担体として、脂質、ステロイド、ビタミンの輸送に機能しています。

γ-グロブリンのことを免疫グロブリンといい、免疫機能を担っています。γ-グロブリンには、IgA、IgD、IgE、IgG、IgMがあります。アルブミンやα、β、γ-グロブリンの割合は病気によって変化します。アルブミンとグロブリンの割合は、A／G比で表されます。

血漿蛋白は、身体へのアミノ酸の供給源となり、体蛋白質の素材となります。これを栄養機能といい、特にアルブミンが大きな役割を果たします。

また、血漿蛋白は、アミノ酸の持つアミノ基とカルボキシル基を持つので、緩衝作用を持ちます。《＊体液の緩衝作用を参照のこと》

血液が固まることを凝固といいます。血漿蛋白のフィブリノゲンは、凝固因子の第1因子であり血液凝固機能を持ちます。

赤血球沈降速度（赤沈）の、正常値は1時間に15mm 以下です。アルブミンの減少・グロブリンの増加で赤血球沈降速度は亢進します。体組織に炎症があると、A／Gは減少し、赤沈は速くなるので、病勢の判定の指標となります。化膿性疾患、悪性腫瘍、肺結核などだけではなく、貧血でも赤沈は亢進しています。これは、血液の大部分を占める赤血球が減少すれば、それだけ沈降する赤血球の抵抗が減るからです（空いている道路を進むようなものです）。

3-10 止血

血小板の正常値は、1mm中に、約12万～40万程度です。血小板数が、1mm中に10万以下の場合、出血が止まりにくい可能性が高く、注意を要します。

血小板の役目は血液凝固作用・止血作用です。血小板は、巨核球の細胞質が断片となってできている直径2〜3μmの小体で、核はありません。血液幹細胞からの、巨核球への分化を促進するものとして、トロンボポエチン（TPO）があります。血小板の寿命は、3〜10日程度です。老朽化した血小板は、主に脾臓で破壊されます。

3-11　止血の機序

　血管が破れると、血管が収縮し血流を抑制すると同時に、露呈した結合組織（特にコラーゲン）に対して血小板が粘着します。このように粘着した血小板から、ADPが放出され、粘着した血小板を活性化し、ほかの血小板を凝集し、血小板血栓を形成します。

　そして、ふたのまわりの血液の第X因子が活性化されます。これを内因系血液凝固機序といいます。

　また、損傷組織から流出する組織因子の作用でも、第X因子が活性化されます。これを外因系血液凝固機序といいます。活性化された第X因子の作用で、血液中のプロトロンビンからトロンビンが形成され、この作用により、また、血小板周囲のフィブリノゲンがフィブリンに転換すると、フィブリンは血小板

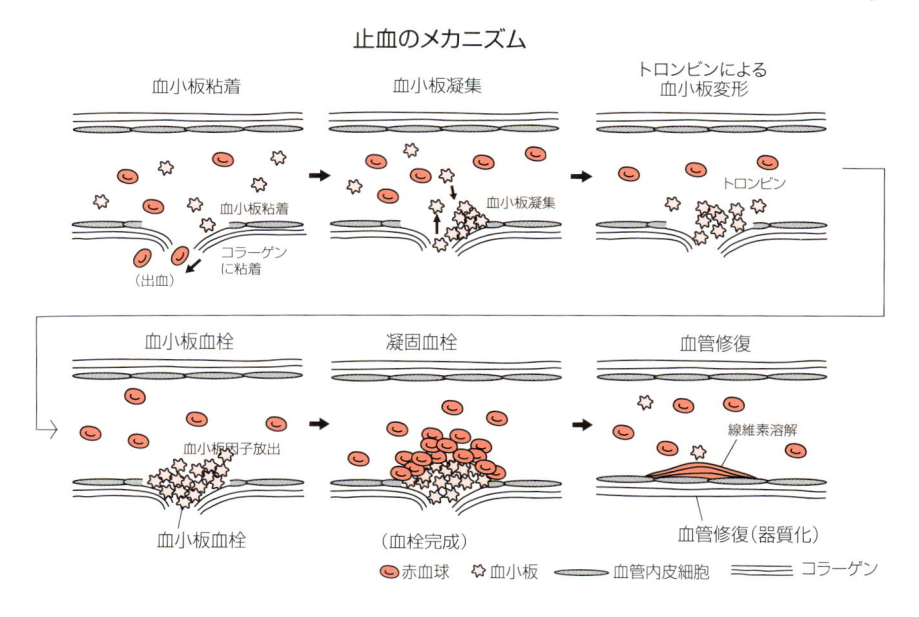

止血のメカニズム

血栓を網目状に包むことにより、血栓を補強し、血液凝固が完成します。

止血するためには、まず圧迫が有効です。圧迫をすると血流を抑制し、血小板血栓形成や血液凝固に有利になるためです。

凝固に関与する物質を凝固因子といいます。凝固因子は、肝臓でつくられているものが多くあります。ビタミンKは、肝臓で血液凝固因子を生成するのに必要です。抗プロトロンビン剤は、ビタミンKの作用を阻害し、ビタミンK依存性の凝固因子であるプロトロンビン（II因子）、VII因子、IX因子、X因子の合成を阻害することにより、血液凝固を予防しています。

また、凝固過程には、Ca^{2+}（第IV因子）も必要です。凝固系は、凝固因子の複雑な連鎖反応によって行われています。

3-12 血液凝固機序

血液凝固の開始は、血管内皮細胞のコラーゲン層に血液凝固因子が触れるために、起こる内因系と、組織から組織因子（第III因子）という物質が放出され、これにより起こる外因系とがあります。組織トロンボプラスチンは、組織のリポ蛋白質に多く含まれています。

血液の凝固機序はモラビッツの血液凝固機序により、3つの相にわかれて説明されます。

血液凝固時間の大部分は、第1相で費やされます。

第1相では、外因系と内因系により、スチュアート因子（第X因子）が活性化され、Ca^{2+}（第IV因子）の存在下で、第2相に進みます。

内因系は、血液中の因子に由来する血液凝固系です。血液が異物（コラーゲン）と接触し、ハーゲマン因子（第XII因子）が活性化されると、血漿トロンボプラスチン前駆物質（PTA）（第XI因子）が活性化、それにより、Ca^{2+}（第IV因子）

凝固因子

因子	同意語	因子	同意語
I	フィブリノゲン	VIII	抗血友病因子（AHF,AHG）
II	プロトロンビン	IX	クリスマス因子（PTC）
III	組織因子（組織トロンボプラスチン）	X	スチュアート因子
IV	カルシウムイオン（Ca^{2+}）	XI	PTA
V	不安定因子	XII	ハーゲマン因子
VI	この因子の存在は認められていない（欠番）	XIII	フィブリン安定化因子
VII	安定因子、プロコンバーチン（SPCA）		

の存在下でクリスマス因子（第Ⅸ因子）が活性化、それにより、抗血友病因子（第Ⅷ因子）とCa^{2+}（第Ⅳ因子）の存在下でスチュアート因子（第Ⅹ因子）が活性化される連鎖反応が起こります。活性化された第Ⅹ因子は、Ca^{2+}（第Ⅳ因子）、PF-3、不安定因子（第Ⅴ因子）の存在下で第2相に働きかけます。

外因系は、血液以外の因子に由来する血液凝固系です。組織細胞中には活性化されていない組織因子（第Ⅲ因子）があります。組織が破壊され血液中に出ていくと、血中に存在しない組織因子（第Ⅲ因子）が、安定因子であるプロコンバーチン（SPCA）（第Ⅶ因子）の存在下で、スチュアート因子（第Ⅹ因子）を活性化します。

第2相では、Ca^{2+}（第Ⅳ因子）の存在下で、プロトロンビン（第Ⅱ因子）からトロンビンが生成されます。

第3相では、第2相で生成されたトロンビンにより、フィブリノゲン（第Ⅰ因子）が不溶性のフィブリンになり、これが血小板血栓を包み固めることにより、血液凝固が完成します。

内因系により血液が凝固する時間をAPTT（活性化部分トロンボプラスチン時間）といい、外因系が働いて血液を凝固するまでの時間をPT（プロトロンビン時間）といいます。

凝固因子の欠損症は、よく覚えておきましょう。第Ⅷ因子欠損症は血友病A、第Ⅸ因子欠損症はクリスマ

血液凝固機序（フィブリンの形成）

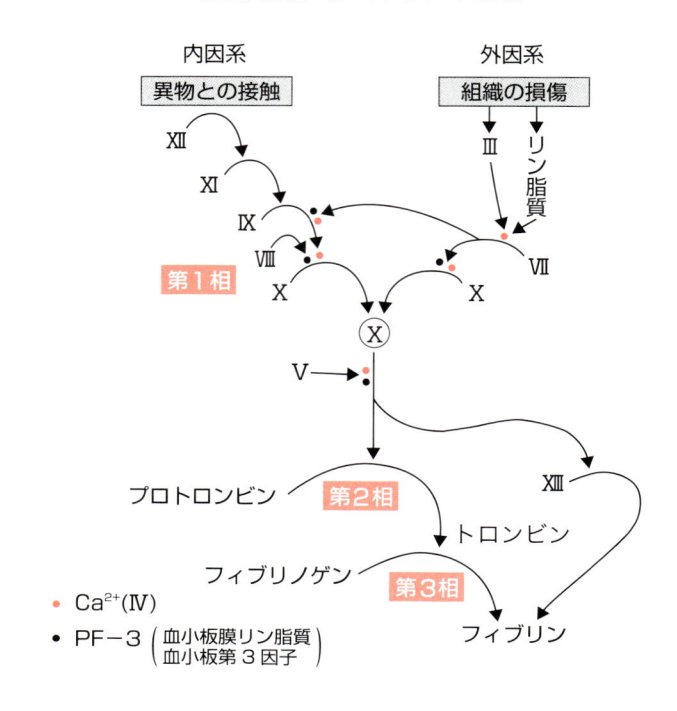

- Ca^{2+}(Ⅳ)
- PF-3（血小板膜リン脂質 / 血小板第3因子）

52

ス病（血友病B）です。

　採血した血液を放置すると、数分で凝固します。

　血液凝固を阻止する物質を抗凝固剤といいます。抗凝固剤には、クエン酸ナトリウム、シュウ酸ナトリウム、EDTA、ヘパリンなどがあります。クエン酸ナトリウム、シュウ酸ナトリウム、EDTAは、Ca^{2+}（第Ⅳ因子）の作用を阻害し、ヘパリンは、アンチトロンビンを活性化し、トロンビンや第Ⅹ因子の作用を阻害します。

　凝固した血液を、放置しておくと血清がしみ出してきます。血清は、血漿からフィブリンを除いたものです。

3-13　凝固と線溶

　凝固した血液を放置しておくと、プラスミンの作用により、フィブリンが分解され、血栓が溶解してきます。この現象を線維素溶解現象（線溶）といいます。血中には、不活性型のプラスミノゲンが存在しています。このプラスミノゲンに、プラスミノゲンアクチベーターが作用し、活性型のプラスミンとなります。月経血が凝固していないのも、プラスミノゲンアクチベーターの作用によります。《＊血液凝固の機序、血液凝固因子とその欠損症について、しっかりと理解し覚えておきましょう》

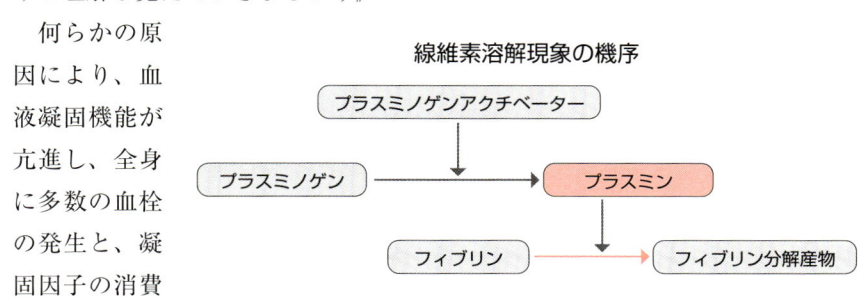

　何らかの原因により、血液凝固機能が亢進し、全身に多数の血栓の発生と、凝固因子の消費

線維素溶解現象の機序

プラスミノゲンアクチベーター → プラスミン
プラスミノゲン → プラスミン
フィブリン → フィブリン分解産物

性欠乏による凝固障害を呈する症候群をDIC（播種性血管内凝固症候群：disseminated intravascular coagulation syndrome）といいます。

3-14　血液型と輸血

　血液型とは、赤血球表面の抗原の型のことです。臨床で重要なのは、ABO式とRh式があります。ABO式では、抗原の種類にAとBとがあります。

抗原とそれに対する抗体が存在すると抗原抗体反応により赤血球は凝集し溶血が起こります。つまり、A凝集原を持つ血液とα凝集素を持つ血液が出合った場合、あるいはB凝集原を持つ血液とβ凝集素を持つ血液が出合うと、抗原抗体反応が起こります。

　血液型の抗原のことを凝集原といい、凝集原を凝集・破壊する抗体のことを凝集素ともいいます。A凝集原を持っている血液型をA型といい、B凝集原を持っている血液型をB型といいます。A凝集原とB凝集原の両方を持っている血液型をAB型、A凝集原もB凝集原も両方とも持っていない血液型をO型といいます。ABO式では、自分が持っていない赤血球抗原の型に対する抗体を、初めから持っています。すなわち、A型の血液は、B凝集原に対する抗体（β凝集素）を持っており、B型の血液は、A凝集原に対する抗体（α凝集素）を持っています。ところで、もしAB型の血液がα凝集素やβ凝集素を持っているとしたら、自分の持っている凝集素で、自分自身を攻撃することになってしまいます。つまり、AB型の血液は、α凝集素、β凝集素のどちらも持っていません。O型の血液は、α凝集素とβ凝集素の両方を持っています。

ABO式血液型の凝集原と凝集素

	血球中の凝集原（抗　原）	血清中の凝集素（抗　体）
A 型	A　型	β
B 型	B　型	α
AB型	AとB	なし
O 型	なし	αとβ

　血液型はメンデルの法則に従って遺伝します。両親と子供との血液型の遺伝関係を理解しましょう。O型の遺伝子型はOOであり、両親からともにOの遺伝子をもらった場合です。AB型の遺伝子型はABであり、両親の一方からA、もう一方からBの遺伝子をもらった場合です。A型の遺伝子型に

表現型と遺伝子型との関係

表現型	遺伝子型	
	同型接合体	異型接合体
O 型	OO	
A 型	AA	AO
B 型	BB	BO
AB型		AB

は、AA、AOの2つの場合があります。遺伝子がAAの場合は、両親からともにAの遺伝子をもらった場合です。遺伝子がAOの場合は、両親の一方からA、もう一方からOの遺伝子をもらった場合です。B型の遺伝子型にも、BB、BO

の2つの場合があります。遺伝子がBBの場合は、両親からともにBの遺伝子をもらった場合であり、遺伝子がBOの場合は、両親の一方からB、もう一方からOの遺伝子をもらった場合です。

血液型と性格は生理学的には関係がないことが証明されていますが、環境要因による影響が存在している可能性はあります。

3－15　Rh式血液型

Rh抗原を赤血球表面に持つ人をRh陽性といい、持たない人をRh陰性といいます。Rh抗原には複数の抗原がありますが、最も抗原性が高いものはD抗原とよばれます。また、これらのRh抗原をRh因子ともいいます。

Rh陰性の人に、Rh陽性の赤血球が入ると抗Rh抗体が産生されます。Rh陰性の人で抗Rh抗体を持ってしまった人は、次にRh陽性の赤血球と出合ったら、その赤血球を破壊してしまいます。赤血球の破壊のことを、溶血といいます。

Rh陰性の母親がRh陽性児を妊娠すると、胎児血により、母親に抗Rh抗体ができてしまう場合があります。抗Rh抗体は、胎盤を通過しますので、次の妊娠の際に抗Rh抗体が胎盤を通じて、Rh陽性の胎児に移行し、抗原抗体反応を起こし、新生児溶血性疾患や胎児性赤芽球症となる場合があります。重症の場合には、重篤な後遺症を引き起こす場合があります。

3－16　輸血

血液型不適合による溶血性反応は最も重篤であるので、輸血は、必ず同じ血液型同士で行います。

また、輸血前には、必ず交叉適合試験を行い、凝集反応が起こらないことを確認します。交叉適合試験には、血液を与える人の血球をもらう人の血清にまぜてみるオモテ（主）試験と、与える人の血清にもらう人の血球をまぜてみるウラ（副）試験とがあります。予期せぬ抗原抗体反応を予防するために、交叉適合試験は、毎回行わなければなりません。

免疫細胞が自己と非自己とを識別できるのは、HLAによります。HLAとは、ヒト白血球抗原：Human Leukocyte Antigenのことであり、自己の細胞の表面に存在しています。臓器移植の際に拒絶反応を防ぐために一致させることが重要です。

STEP 4　循環

　　生命が単細胞から人のようにさまざまな器官から構成されるようになると、血液を介して酸素や栄養を効率よくすべての細胞に届ける必要がでてきました。そのために、血液を循環する道筋と、血液を循環させるポンプを持つに至りました。血液を送るためのポンプが心臓であり、血液の道筋が血管です。ここでは、心臓がどのようなしくみにより鼓動しているのか、また、血管の作用と血圧の関係などについても理解していきましょう。

4-1　循環器系の構造

　心臓や血管のように血液を組織に供給する働きをしている器官を循環器系といいます。

　心臓には、4つの部屋と4つの弁があります。各部屋の出口には弁がついており、一度出て行った血液が戻ってこないようになっています。左心房と右心房、僧帽弁と三尖弁は、それぞれ似た構造で、左心室と右心室、大動脈弁と肺動脈弁は、それぞれ似た構造です。僧帽弁と三尖弁は、心室からの強い圧力の血液の逆流を防ぐための弁なので、腱索により乳頭筋から引かれており、心室

心臓の内景（模式図）

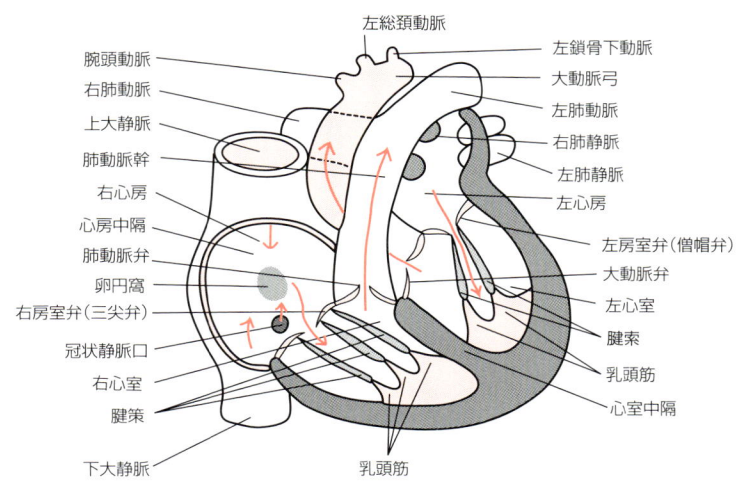

腕頭動脈
右肺動脈
上大静脈
肺動脈幹
右心房
心房中隔
肺動脈弁
卵円窩
右房室弁（三尖弁）
冠状静脈口
右心室
腱索
下大静脈

左総頸動脈
左鎖骨下動脈
大動脈弓
左肺動脈
右肺静脈
左肺静脈
左心房
左房室弁（僧帽弁）
大動脈弁
左心室
腱索
乳頭筋
心室中隔

乳頭筋

からの血圧により弁が翻らない。左心側と右心側は、中隔で隔てられています。

血管の回路には、左心系と右心系とがあります。全身に血液を供給するための回路を体循環といい、左心室から送り出されるので、左心系といいます。肺に血液を供給するための回路を肺循環といい、右心室から送り出されるので、右心系といいます。

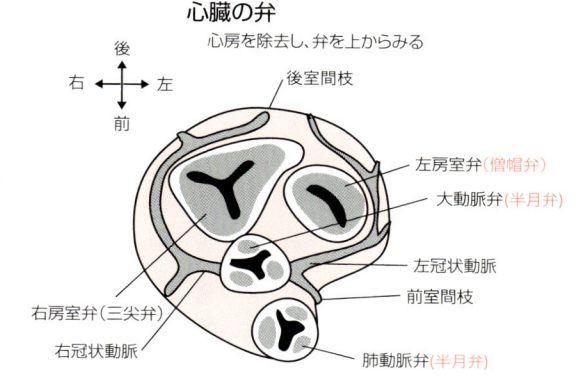

心臓の弁
心房を除去し、弁を上からみる
後室間枝
左房室弁(僧帽弁)
大動脈弁(半月弁)
左冠状動脈
前室間枝
右房室弁(三尖弁)
右冠状動脈
肺動脈弁(半月弁)

全身に血液を送り出す体循環のほうが、肺循環より強力で、大動脈圧：肺動脈圧＝6：1程度です。

このように、右心系と左心系とでは、血圧は違いますが、1本の道筋でつながっていますので、1回拍出量は両者とも同じで、約70mℓです。安静時の心拍数を約70回／分とすると、心拍出量は、左心系と右心系ともに、毎分につき約5ℓ程度です。

4-2　すべての血液を駆出していても、すべての血液を利用できない

心臓の表面には、心房と心室の間に、環状溝というくぼみがあり、心臓は冠状動脈により養われています。左右の心室の間には、室間溝というくぼみがあり、前室間枝には左環状動脈から、後室間枝には右環状動脈から分岐し、血液を供給しています。心臓から大動脈に出た上行大動脈の起始部から左右の環状動脈が分岐しており、冠状動脈へは、拡張期に血液が流れます。また冠状静脈血は、冠状静脈洞を流れ冠状静脈口から右心房に戻ります。冠状動脈は、吻合枝を持たず終動脈になっているので梗塞により血行障害が起こります。冠状動脈の血流不全が、心筋梗塞や狭心症です。

4-3　心音とは

弁は、閉じる時、音がします。心音で重要なものとしてⅠ音とⅡ音とがあり

ます。心室の収縮開始時に、房室弁が閉じる。これが、Ⅰ音の原因です。心室

心臓の周期と血液の流れ

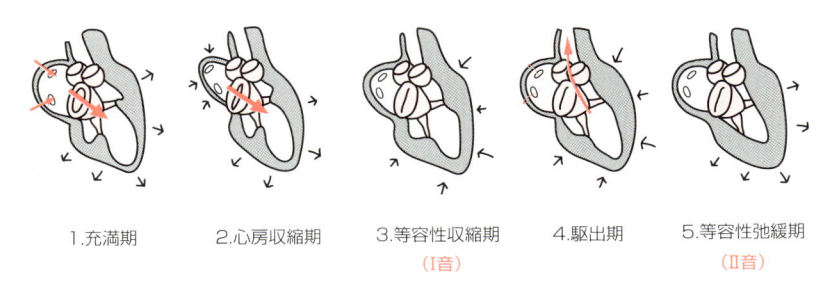

1.充満期　　2.心房収縮期　　3.等容性収縮期　　4.駆出期　　5.等容性弛緩期
　　　　　　　　　　　　　　　　（Ⅰ音）　　　　　　　　　　　　（Ⅱ音）

の拡張開始時に、動脈弁(半月弁)が閉じる。これが、Ⅱ音の原因です。《*心臓の周期と弁の閉じるタイミングを理解したら、覚えましょう！》実際には、心室筋の動きと弁のタイミングは少しずれています。その結果、心室収縮期はさらに3つの期に分類され、心室拡張期は2つの期に分類されています。心室収縮期は、心室の収縮は開始されているが弁が開いていない等容性収縮期ではじまります。動脈弁は、等容性収縮期で内圧が高まった後に開くので、勢いよく血液を送り出すことができます。これを駆出期といいます。

同様に、心室拡張期は、心室の拡張が開始されるが弁が開いていない等容性弛緩期ではじまります。等容性弛緩期で、内圧が低くなってから弁が開くので、勢いよく血液を吸い込むことができます。これを充満期といいます。さらに、引き続き、心房が収縮し、心房の血液を心室に送り出す心房収縮期があります。これにより、心房の血液を十分に心室に送ることができます。

弁が閉じることにより、等容性収縮期と等容性弛緩期が開始されるので、心音が聞こえるのは、Ⅰ音は等容性収縮期の開始時、Ⅱ音は等容性弛緩期の開始時です。

心室内圧は、等容性収縮期で急上昇し、一番高くなっているのは駆出期です。

4-4　脈拍とは？

心臓の収縮は、脈拍として観察できます。脈拍の観察により、さまざまなことがわかります。

脈拍は、皮下の浅い所を走っている動脈で触知します。脈拍の観察できる部

位は、橈骨動脈、上腕動脈、頸動脈、大腿動脈、足背動脈などです。脈拍の触知には、第2・3・4指の3本の手指を使います。

脈拍は、数とリズムだけでなく高低の変化も観察します。倒れている人に対してまず、バイタルサインのチェックをしましょう！《＊呼吸と循環がうまくいっているか、脈拍をとりながら15秒間で確認します》

心拍数と脈拍数とは、一致しない場合もあります。脈拍が抜けてしまうことを結滞といいます。心音の聴診で心拍数を、動脈の触診で脈拍数を観察できます。

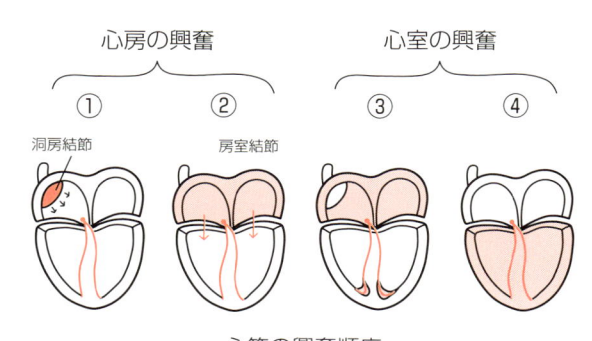

心房の興奮 ① ② 洞房結節 房室結節 心室の興奮 ③ ④
心筋の興奮順序
（Rushmer原図）

安静時の正常の心拍数は、およそ60〜80／分です。心拍数が、100／分以上を頻脈といいます。心拍数が、60／分以下を徐脈といいます。

4−5　心臓のリズムをコントロールしているもの

心臓のリズムのコントロールを行っているものをペースメーカーといいます。心臓のペースメーカーは、洞房結節であり、その命令は、房室結節を経て、心筋まで伝えられます。

洞房結節のことをキース・フラック結節ともいい、房室結節のことを田原結節ともいいます。洞房結節は1つであり、房室結節も1つです。もし洞房結節が機能しなくなったら、代わりに房室結節がペースメーカーの役割を果します。もし、房室結節も機能しなくなったら、代わりにプルキンエ線維細胞がペースメーカーの役割を果そうとします。ペースメーカーの作用が全くなくなってしまうと、心筋細胞が固有の収縮リズムで収縮しようとしますが、各心筋細胞の収縮のリズムがそろわないので細動となって観察されます。細胞は、ナトリウムポンプによりNa^+を排出すると同時にK^+を取り込み、細胞内のK^+の量は増加しますが、K^+チャネルにより細胞外に出てしまい、K^+の量は減少してい

きます。ペースメーカーが存在する洞房結節には、歩調とり細胞が存在し、細胞膜のK⁺チャネルのK⁺透過性がゆっくりと減少することにより、細胞膜内にとどまるK⁺の量が増加し、電位はゆるやかに上昇していきます。これを歩調とり電位といいます。この歩調とり電位の上昇が閾電位を越えると、活動電位を生じます。このようなしくみにより、心筋は周期的に活動電位を生じることができます。この活動電位は、ギャップ結合により、次々と隣り合った心筋細胞へ伝えられ、興奮が心筋全体に拡がっていきます。

column「洞房結節からの命令は時間差で到達する」

洞房結節の命令により、心房は収縮を開始しますが、この時はまだ、房室結節に命令が届いていないため、心室は収縮していません。命令はやがて、房室結節に到達し、この命令が刺激伝導系の特殊心筋により、素速く心室筋に伝えられます。このようにして、心房の収縮に続いて、素速く心室の収縮が起こることがわかります。このように時間差で心房の収縮、心室の収縮が起きます。すなわち、心房の収縮も心室の収縮も洞房結節の命令が時間差で到達することによって起きていることがわかります。

洞房結節で発した活動電位は、興奮伝導系（刺激伝導系）により心筋まで正確に伝わります。洞房結節から房室結節までは特殊心筋でつながれていないため、比較的ゆっくりと情報が伝わっていきますが、房室結節から心筋までは特殊心筋でつながっているために、非常に速く情報が伝わります。

興奮伝導系（刺激伝導系）は、房室結節を経た後、一本の太い幹から次第に枝分かれして細くなり、多数の心筋に連絡しています。ここの幹の部分をヒス束といい、右脚・左脚

心臓の興奮伝導系(刺激伝導系)

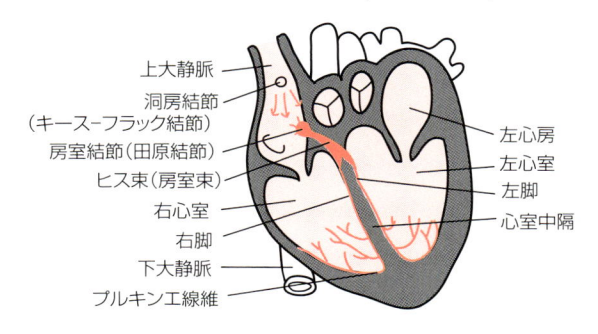

- 上大静脈
- 洞房結節（キース-フラック結節）
- 房室結節（田原結節）
- ヒス束（房室束）
- 右心室
- 右脚
- 下大静脈
- プルキンエ線維
- 左心房
- 左心室
- 左脚
- 心室中隔

にわかれ、さらに前枝と後枝にわかれていきます。細い枝々をプルキンエ線維といいます。

心臓の自律神経系による調節は、洞房結節へは、副交感神経の迷走神経による心拍数の抑制、心室筋へは、交感神経による収縮力の増加により調節されています。循環中枢は、延髄に存在し、頸動脈洞や大動脈弓の圧受容器からの低血圧の情報や、頸動脈小体や大動脈体からのO_2分圧の減少やCO_2分圧の上昇、pHの低下などの情報で反応し交感神経の活動を促進し、または、圧受容器からの高血圧の情報では、交感神経の活動を抑制します。

自律神経の交感神経は、心臓の働きを促進させ、副交感神経は、心臓の働きを抑制させます。

また、ホルモンによる調節として、アドレナリンは心臓に促進的に作用し心拍出量を増大させ、ノルアドレナリンは、血管を収縮させ血圧を上昇させます。これらのホルモンは副腎髄質から分泌されるカテコールアミンです。

このように、心臓外からの命令は、自律神経とホルモンとにより伝えられています。

《＊交感神経の作用と副交感神経の作用について、覚えましょう！　覚え方は、交感神経作用は、スポーツをしている時の自分を想像するのがよいでしょう。副交感神経作用は、午後の授業で眠っている時の自分のことを考えてみればよいでしょう。そのとき、体がどのようであったほうがよいかを考えてみると、わかりやすいのではないでしょうか》

4−6　心臓は静脈から戻ってきた血液の量に応じた仕事をする

心臓には自動能があり、また神経的に中枢からの支配を受けていて、必要に応じ、心拍出量は調節されています。しかし、それでは移植した心臓は、要求に応じた仕事はできません。心臓には、静脈から戻ってきた血液の量に応じた仕事をするメカニズムがあります。たくさんの血液が心臓に戻ってくると、血液が心臓を伸展させます。心筋は伸展させられると、その分収縮力を増し、その結果、1回の拍出量が増えます。これをスターリングの心臓の法則といいます。

筋肉が収縮をする際には静脈も収縮させられ、中にある血液が押し出されます。静脈には静脈弁があり逆流ができないので、血液が順方向に押し出される

ことになります。これを筋肉ポンプといいます。この筋肉ポンプ作用により、筋肉をたくさん動かせばそれだけ多くの血液が心臓に戻っていくことができます。

こうして、運動するにつれて心房に戻っていく血液量も増加することとなりますので、スターリングの心臓の法則により拍出量も増加していきます。

また、吸息運動では胸部を拡張しますが、静脈も拡張し、血液も胸部に吸い込まれてきます。

4-7 心電図

スポーツ観戦では見る位置により、試合の見え方が違います。

心電図も同じで、その記録する位置により波形が異なって観察されます。

洞房結節からの活動電位は、波のように拡がっていきます。心臓が興奮していく様子を体の外から眺めたのが、心電図です。心電図は、ECG または EKG と略します。心電図は、心臓と離れた部位で観測していることから、一カ所での観測だけでは、死角を生じてしまいます。死角ができないようにするためには、観測する角度を変えて、複数の方向から心電図を観測する必要があります。

4-8 アイントーベンの正三角形モデル

心臓の動きを観察するにあたって、どのように観察すればよいのでしょうか？

人には、2本の手と足があるので、心臓を中心に、左手、右手、左足の3点を結び、この3つの直線上に投影された心電図の動きを観測しようとしました。

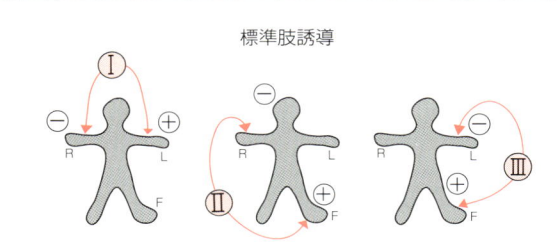

ここで、左手 − 右手で観測されたものをⅠと決め、右手 − 左足で観測されたものをⅡと決め、左手 − 左足で観測されたものをⅢと決めました。この観測の方法を標準肢誘導といいます。この3つの直線は、理論上では正三角形をしており、これをアイントーベンの正三角形モデルといいます。また、この3つの直線上に投影された、心電図は、そのベクトルの性質からⅡ＝Ⅰ＋Ⅲの法

則が成り立つことがわかります。これをアイントーベンの法則といいます。このアイントーベンの正三角形モデルにおいて、Ⅰ、Ⅱ、Ⅲの直線は、理論上は、60度ずつ角度を変えていることになります。つまり、心臓から発する、電気の流れを、同一平面上での死角がないように観察することができるようになっています。また、Ⅰ、Ⅱ、Ⅲで得られた波形は、同一平面上での死角がないはずなので、同一平面上での異常は、標準肢誘導の心電図の異常として、観察されることになります。

《＊正常心電図（標準肢誘導）の基本波形とその意味を理解し、覚えましょう。

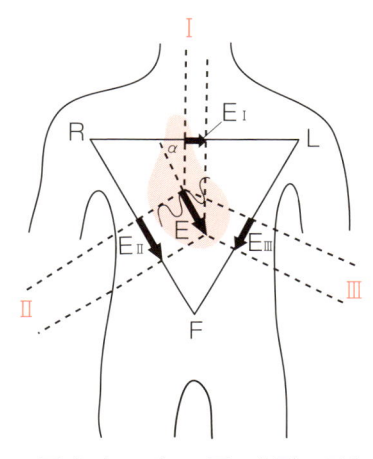

アイントーベンの正三角形モデル

また、心起電力の方向を示すものを指して、平均電気軸というものがあります。これは、アイントーベンの正三角形において、第Ⅰ誘導の方向を基準とし、心起電力がどの方向に向いているかを時計まわりの角度で表現したものです。すなわち、第Ⅰ誘導と同じ方向であった場合を０°とし、下方向に向いている場合は＋、上方向に向いている場合は－とし、それぞれ第Ⅰ誘導の方向との角度で示します。成人の正常値は、－30～＋110°です》

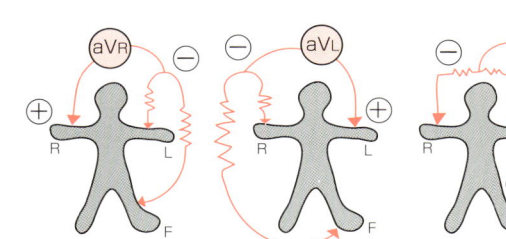

増高単極肢誘導

4－9　増高単極肢誘導

Ⅰ、Ⅱ、Ⅲは、それぞれ角度が60度ずつずれていましたが、より精度を上げて観察するには、どうしたらいいのでしょうか。60度ずつずらしていたものを、30度ずつにして観察するようにすれば、精度は２倍よくなると考えら

れます。そこで、Ⅰ、Ⅱ、Ⅲの方向に対して 30 度の方向から観察できるように、同じ抵抗を直列につないでできた中間点に、残りの 1 点を接続した回路をつくってみました。これは、2 等分線の作図の方法と同一の理論です。このようにしてできたものが、aVF、aVR、aVL であり、左手 - 右手の中間点と、左足を結んで観測したものが aVF であり、左手 - 左足の中間点と、右手を結んで観測したのが aVR であり、右手 - 左足の中間点と、左手を結んで観測したのが aVL です。これを増高単極肢誘導といいます。よって、Ⅰ、Ⅱ、Ⅲと aVF、aVR、aVL を合わせた、6 つの導出により、30 度ずつ角度を変えて観測することができることになります。

　Ⅰ、Ⅱ、Ⅲ、aVR、aVL、aVF の 6 つの導出は、観測点を、体幹に沿って心臓と同一平面上に置いており、いずれも、右手、左手、左足から導出されているので、これを四肢誘導といいます。

　四肢誘導では、体幹に沿った心臓と同一平面上では 30 度ずつ角度がずれ、死角ができにくくなっていますが、奥行き方向への電気の流れは、死角となりとらえることができません。よって、奥行き方向への、電気の流れをとらえるために観測点を心臓の浅い位置から奥行き方向へと心臓を取り囲むように置いて観測したものが、V_1、V_2、V_3、V_4、V_5、V_6 誘導であり、これを単極胸部誘導といいます。

　V_1 〜 V_6 誘導は、V_1 〜 V_6 の観測点と 0 電位結合電極とを結んで観測します。左手、右手、左足にそれぞれ抵抗を介して結んだ点を 0 電位結合電極といいます。心臓は、体の左前方にあるため、V_1 〜 V_6 誘導点は、体幹上を取り囲むように配置しているのではなく、左前方に偏っています。

単極胸部誘導における電極の位置

　このように、心臓をよりきめ細かく、死角がないように観測点を配置しようとして、観測方向を変えて、心臓と同一平面の 6 ヵ所、奥行方向の 6 ヵ所で心臓から発する電気の動きを正確に感じ取っています。この誘導法を、標

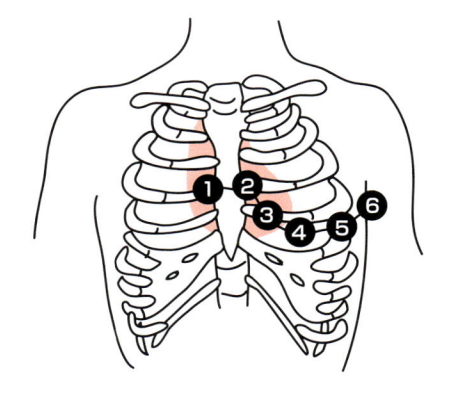

12誘導心電図標準波形

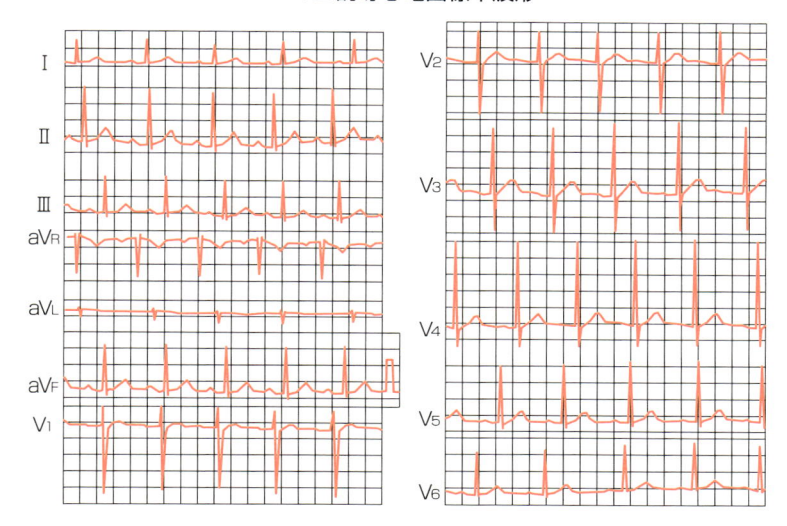

準12誘導といいます。

心電図において、最初の小さな上向きの波をP波といいます。次の大きな波を、QRS波といいます。最初の小さな下向きをQ波、次の大きな上向きをR波、その次の下向きをS波といいます。最後の小さな上向きの丸い波をT波といいます。

P波は、心房の興奮の開始を表しています。心室の興奮の始まりを表しているのがQRS波であり、心室興奮の終了を表しているのがT波です。

P波の最初からQRS波のはじまりまでの時間をPQ時間といいます。

PQ時間は、心房の興奮が心室に伝わる時間です。S波の終わりからT波のはじまりまでの成分をST成分といいます。ST成分は、心室が興奮している状態を示しています。

心電図は、心臓が発している

心電図の部分

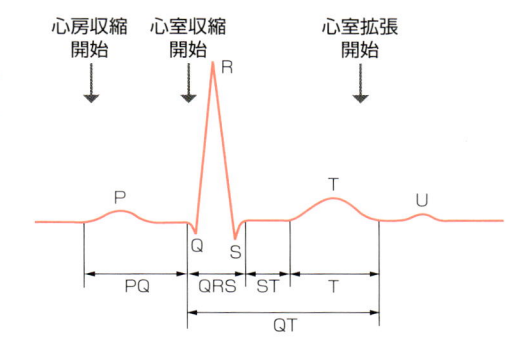

心房収縮開始　心室収縮開始　心室拡張開始

電気をキャッチした波形です。この波形には、興奮伝導系による命令の情報を持った活動電位の伝導、心房筋から心室筋の収縮に伴う活動電位の発生、血液の成分であるイオンの心房から心室への流れなどが反映されています。よって、心電図では、電解質の異常もわかります。

4−10 不整脈とは？

数もリズムもともに正常な脈以外は、すべて不整脈です。期外収縮は、よく見られる不整脈です。心房細動の心電図はP波が消失し、代わりに小さなふるえが見られ、脈が全く不規則になります。心室細動では、数秒以内に緊急な治療が必要です。高カリウム血漿では、細胞内の電位が低くなりにくく、異常な活動電位が起こりやすいため、心室細動をきたします。

4−11 血圧の変動

血圧変動の理屈を理解しましょう。血圧とは、血液が血管壁を押している圧力の強さのことです。

血管の測定場所によって、血圧の大きさは異なります。体のすみずみまで十分量の血液を供給するには、必要十分な血圧が必要です。

オームの法則によれば、V＝I×R（電圧＝電流×抵抗）が成り立っています。これを血液の場合にあてはめると、血圧＝血流×（血管）抵抗が成り立ちます。血流は、心拍出量によって決まります。つまり、血圧は、心拍出量と血管抵抗によって決まることになります。

血管抵抗は、血液の粘性、血管の内径により決まりますので、これを個々の要因にあてはめてみると、血圧は、血液量、心拍出量、血液の粘性、血管の内径などの変動要因により決まることになります。これは、庭の水まき時、どうすれば水が勢いよく出るかを考えてみるとわかりやすいでしょう。血液量が増えると、血圧は上昇します。また心臓の収縮力が強くなると、血圧は上昇します。血管が収縮しても、血圧は上昇します。血液の粘性が高くても、血圧は上昇します。このように運動や緊張で、血圧は上昇します。

4−12 最高血圧と最低血圧

動脈血圧は心臓の収縮と拡張により、常に変動しています。収縮期には心臓

から血液が押し出されて
くるので血圧は高くな
り、拡張期には心臓から
血液が押し出されなくな
るため血圧は低くなりま
す。収縮期の血圧を収縮
期血圧または最高血圧と
いい、拡張期の血圧を拡張期血圧または最低血
圧といいます。

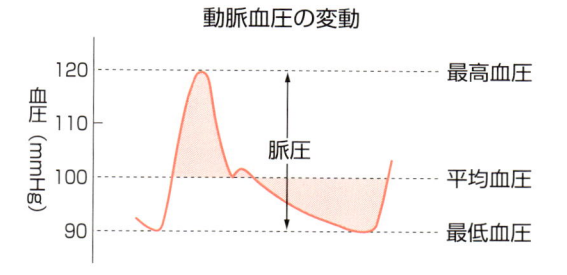

動脈血圧は心臓の駆動によりもたらされるも
のですから、血圧の上昇スピードと下降スピー
ドとは異なります。筋肉は収縮するのは素速く
できますが、弛緩には時間がかかるからです。
また、心臓の場合は心室に血液を吸い込まなく
てはならないので、なおさらです。最高血圧と
最低血圧との差を脈圧といいます。平均血圧は
最低血圧に脈圧の1／3を加えたものに一致
します。

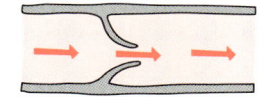

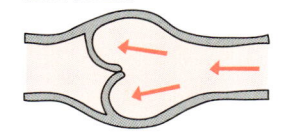

多くの静脈には逆流を防ぐ弁がついていま
す。静脈弁は、体肢、特に下肢の静脈に多く存
在します。

静脈圧は、動脈圧よりずっと低くなっていま
す。弱い血圧にもかかわらず心臓に血液が戻っ
てくることができるのは、静脈弁による逆流の
防止、筋肉ポンプによる作用、吸気時の胸腔の
陰圧などの作用によります。吸気時に胸腔が拡
がると中の静脈も拡張され、血液が吸い込まれ
ることにより血液が心臓に戻ります。運動をし
ていると、筋肉ポンプの作用により静脈の血流
がよくなります。

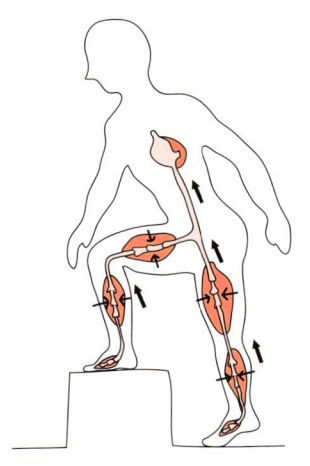

全身からの血液は、上大静脈と下大静脈によ

り、右心房に戻ります。

　右心房の内圧のことを中心静脈圧といいます。中心静脈圧は、およそ3～10cmH$_2$Oです。筋肉ポンプ作用などにより、心臓からの血液の送り出しがなくとも、全身からの血液が心房に戻ってきます。そのため心不全では、心房でうっ滞が起こります。この場合、中心静脈圧は高くなります。

　また、血圧は体位によっても変動します。

4-13　血管の種類

　血管は、その機能から分類されています。大動脈は、心筋の収縮により心臓から押し出された血液を受け取るため、血管壁が厚く、弾性に富んでいます。よって、大動脈は、弾性血管系と分類されています。細動脈は、血管平滑筋がよく発達しており、血管の太さを変えることができます。血管の太さが変われば、血管の抵抗が変わります。よって、細動脈は、抵抗血管系と分類されています。

　毛細血管では、血管と組織との間において拡散により物質交換を行っています。よって、毛細血管は、交換血管系と分類されています。静脈は心臓への還流路ですが、血圧が非常に低く、また、血管壁の伸展性が大きいので、血液を貯蔵することができます。よって、静脈は容量血管系と分類されています。特に大静脈は内径が一番太いことも大きな特徴です。

血管の機能

血　管	機　能
大動脈	弾性血管 拍動的な血流を連続的な血流に変える
細動脈	抵抗血管 血管抵抗を変える 血流量の調節
毛細血管	交換血管 物質交換、ガス交換
静脈	容量血管 貯血作用

4-14　血圧の測定方法

　血圧は、一般に聴診法で測定します。動脈血圧を測定するためには、腕にマンシェットを巻きつけてポンプで加圧し、腕を締め付けます。これにより、血管は圧迫されます。一方、血圧は、血管を拡張させる力として作用しています。血管が広がり血流が起こるかどうかは、マンシェット圧と血圧の力の関係によ

り決まります。

［マンシェット圧＞血圧］の場合には、血管は常に圧迫されており、閉鎖しています。もちろん、血流は生じません。

次に、マンシェットからエアーを抜いていき、マンシェット圧を下げていきます。［マンシェット圧≦血圧］の場合には、血流が生じることになりますが、血圧には最高血圧と最低血圧があるので、これらの場合をわけて考えてみましょう。

血圧測定法：聴診法

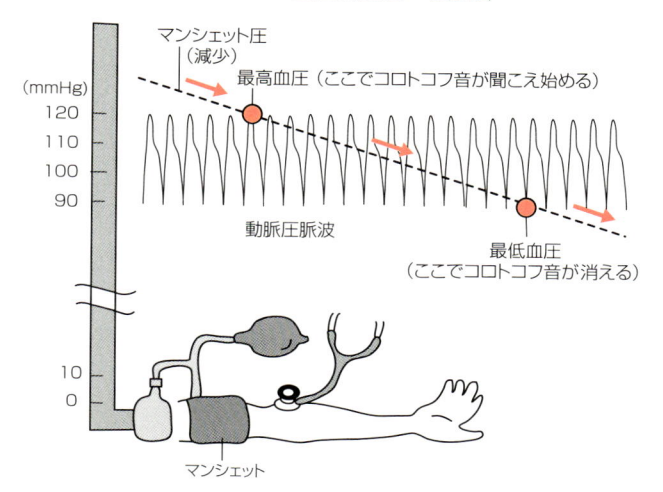

［マンシェット圧＜最高血圧］となるまで、マンシェット圧が下がると、最高血圧の付近では、血管を拡張させる力のほうが大きいので、血管が拡がり、血流が起こることになります。しかし、動脈血圧は常に変動しているので、すぐに血圧は下がり、血管は閉鎖されてしまいます。弁のところでもあったように閉鎖する際には、衝撃が起こり、音が聞こえることになります。血管も同様で、この血管の閉鎖音をコロトコフ音とよびます。よって、マンシェット圧を下げていき、コロトコフ音が聞こえるようになった瞬間のマンシェット圧を素速く読み取り、最高血圧と判断します。さらに、マンシェット圧を下げていきます。

［マンシェット圧＜最低血圧］まで、マンシェット圧を下げると、もはや血管を閉鎖することはできずに、常に血流を生じている状態となります。血管を閉鎖できないために、コロトコフ音は消えてしまいます。よって、マンシェット圧を下げていき、コロトコフ音が聞こえなくなった瞬間のマンシェット圧を素速く読み取り、最低血圧と判断します。

このように、上腕動脈を締めつけた後、締め付けを緩めていくと、コロトコフ音が発生しますが、締め付けの程度により、コロトコフ音の音色も変化して

きます。つまり、締め付けを緩めていくと、血流も増加してきますが、それにより、血管壁などを振動させる様子が変わり、音色が変化します。この音色は変化するポイントが5点あり、それぞれスワン第1点、スワン第2点、スワン第3点、スワン第4点、スワン第5点とよばれ、この点より締め付けをゆるめた音色の聞こえる範囲を、第1相、第2相、第3相、第4相、第5相といいます。

　血圧は、触診法でも測定できます。触診法では、聴診法と同様に上腕動脈をマンシェットで締め付けた後、緩めていくと、橈骨動脈の脈拍を触れるようになります。この時の圧が最高血圧です。触診法では、脈が強まるだけなので、最低血圧は測定できません。また、血圧測定の方法として動脈内に直接圧トランスデューサを挿入する方法もあり、これを直接法といいます。

4－15　末梢循環

　左心室から出た大動脈からはまず冠状動脈が分枝した後、大動脈弓で腕頭動脈、左総頸動脈、左鎖骨下動脈が分枝しています。腕頭動脈は、さらに右総頸動脈、右鎖骨下動脈にわかれます。

　総頸動脈は頭部へ、鎖骨下動脈は腋窩動脈を経て上腕動脈へ続き、肘窩で橈骨動脈、尺骨動脈にわかれた後、浅・深掌動脈弓で吻合しています。

　大動脈弓を経た胸大動脈からは、気管支動脈、食道動脈、肋間動脈が分枝しています。

　横隔膜を経て腹大動脈からは腹腔動脈、上腸間膜動脈、下腸間膜動脈、腎動

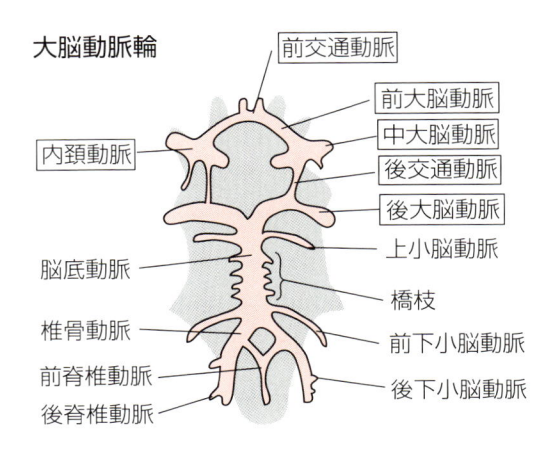

大脳動脈輪

- 前交通動脈
- 前大脳動脈
- 中大脳動脈
- 内頚動脈
- 後交通動脈
- 後大脳動脈
- 上小脳動脈
- 脳底動脈
- 橋枝
- 椎骨動脈
- 前下小脳動脈
- 前脊椎動脈
- 後下小脳動脈
- 後脊椎動脈

脈、精巣動脈（卵巣動脈）、下横隔動脈、腰動脈が分枝しています。

左右の総腸骨動脈にわかれてから、それぞれ骨盤の内蔵に向かう内腸骨動脈と足に向かう外腸骨動脈にわかれます。

内腸骨動脈からは臍動脈、下膀胱動脈、精管動脈（子宮動脈）、中直腸動脈、内陰部動脈、閉鎖動脈、上殿動脈、下殿動脈にわかれ、外腸骨動脈は大腿動脈を経て膝窩動脈へ続き、ヒラメ筋建弓の下で、前頸骨動脈と後脛骨動脈にわかれ、前脛骨動脈は足背動脈へ、後脛骨動脈は足底動脈に続いています。

4-16 脳循環

いかなる状況でも、脳中枢への血流だけは確保しなければなりません。脳への血流は、内頸動脈から90％、椎骨動脈から10％が供給されています。椎骨動脈は、頸椎の横突孔を通っています。脳への動脈は終動脈であり、吻合枝を持たないため、梗塞により血行障害が起こります。これらの動脈は、脳底において、大脳動脈輪（ウィリス動脈輪）を構成します。

総頸動脈は、頸部で内頸動脈と外頸動脈にわかれ、それぞれそれぞれ頭部の深部と浅部に血液を供給します。

内頸動脈からは眼動脈、前大脳動脈、中大脳動脈につづいています。

また外頸動脈からは上甲状腺動脈、舌動脈、顔面動脈、浅側頭動脈、顎動脈が続きます。

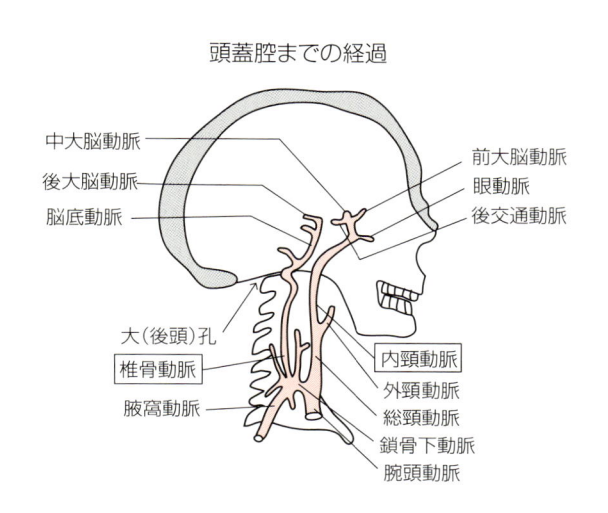

頭蓋腔までの経過

脳細胞は、ホスホリラーゼを持たないため、グリコーゲンの利用ができません。そのため、エネルギー源をグルコースの酸化により得ています。よって、脳の機能を確保するためには、グルコースと酸素の十分な供給が必要です。脳圧が上昇した場合、脳血流が減少し低酸素状態となってしまうと、血管運動中枢（昇圧中枢）が刺激されて血圧の上昇が起こり、脳血流を正常に保とうとします。この反射をクッシング反射といいます。

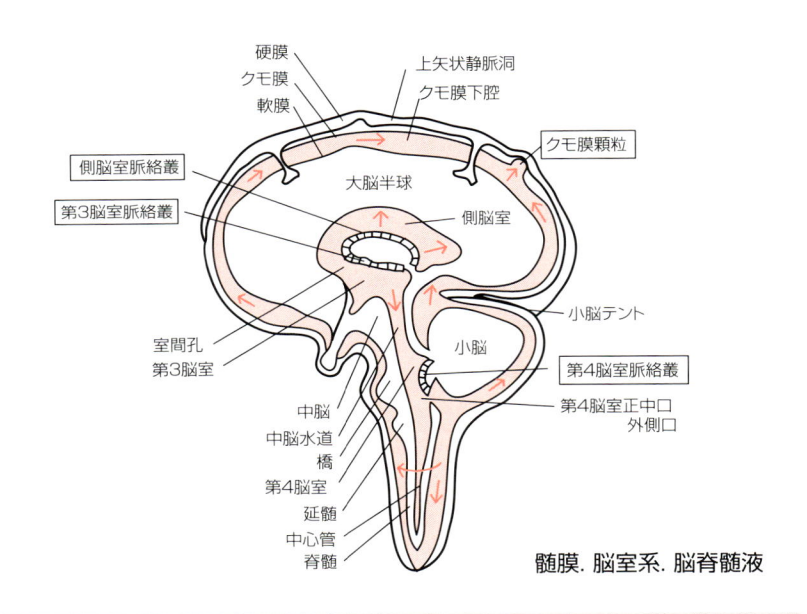

髄膜. 脳室系. 脳脊髄液

4－17　門脈

　肝臓に行く血管には門脈と肝動脈とがあります。
　心拍出量の約8％が肝動脈から、約17％は門脈から肝臓に至ります。栄養や酸素を与える血液が流れている血管を栄養血管といいます。それに対して、仕事をするための血液が流れている血管を機能血管といいます。肝臓の場合は、機能血管は門脈で、栄養血管は肝動脈です。門脈へ至る静脈の中で、脾静脈、上腸間脈静脈、下腸間膜静脈の3つを、3主根といいます。また、肝炎などにより肝臓が腫脹し、門脈への血流が悪くなると、側副路である、臍傍静脈のほうに血液が流れ、腹部の皮静脈が肥大して見えるようになる場合があります。

これを**メズサの頭**といいます。同じ理由で、側副路の食道静脈への血流が増加・血圧の増大による**食道静脈瘤**が、下腸管膜静脈へ通じる直腸静脈叢（痔静脈叢）でのうっ血・血圧の増大により**痔核（痔）**が生じることがあります。

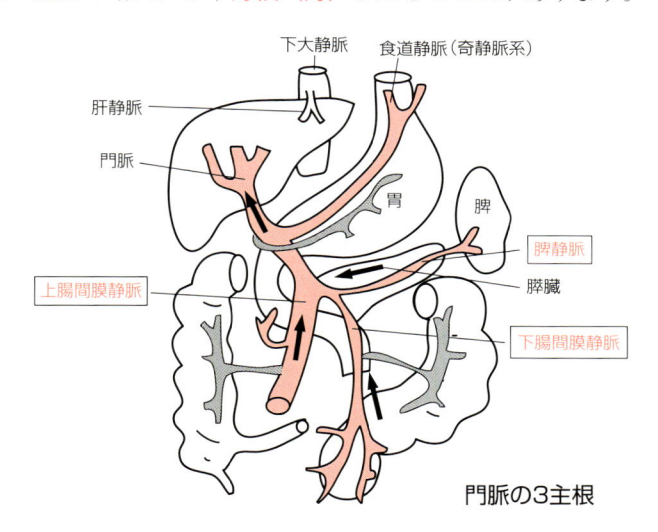

図：門脈の3主根（下大静脈、食道静脈（奇静脈系）、肝静脈、門脈、胃、脾、脾静脈、膵臓、上腸間膜静脈、下腸間膜静脈）

4－18　奇静脈

肋骨に沿って流れてくる肋間静脈からの血液は、右側は**奇静脈**、左側は**半奇静脈**に合流して上行します。奇静脈は**上大静脈**に合流し、半奇静脈はそのまま**奇静脈**に合流するか、**副半奇静脈**として**左腕頭静脈**に合流しています。

4－19　リンパ管

リンパ管は、組織の間質に開口している毛細リンパ管からはじまり、**組織液**の排出口として機能しています。よって、リンパ管をマッサージすれば、生理学的には当然にむくみは解消できます。毛細リンパ管から組織液が入り、**静脈角**のほうに上行していきます。

毛細リンパ管と組織液

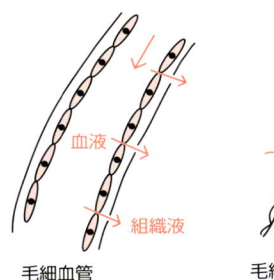

毛細血管（血液、組織液）　毛細リンパ管（リンパ液）

胸管のリンパ液には、小腸より吸収された脂肪がカイロミクロンとして加わっているため、乳び状となっています。リンパ管は、次第に太くなり、右上半身からのリンパ管は右リンパ本幹として右の静脈角から、左上半身と下半身からのリンパ管は胸管として左の静脈角から、腕頭静脈に注がれます。静脈角とは、内頸静脈と鎖骨下静脈の合流部をいいます。

リンパ管には、静脈と同様に弁があり、一方通行に流れます。リンパ管系の原動力として、リンパ管の律動的収縮、動静脈（血管）の拍動、骨格筋の収縮（筋肉ポンプ）、胸腔の拡張などがあります。

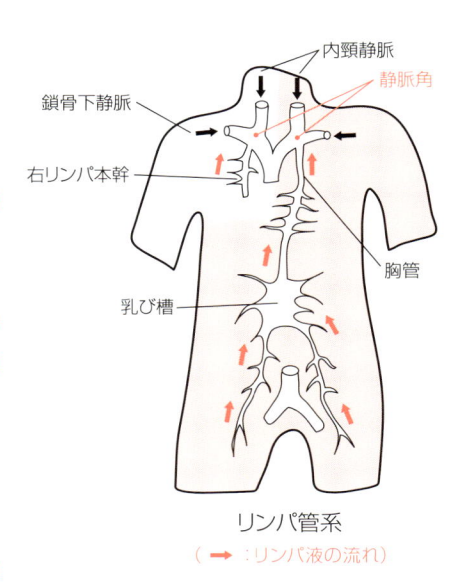

リンパ管のもう1つの機能は、免疫としての機能です。リンパ節や脾臓などでは、リンパ球が血液から入り込むため、リンパ液中のリンパ球数は著しく多くなっています。

リンパ管の途中には、リンパ節（腺）があり、リンパ球やマクロファージが存在し免疫の役割を担っています。癌の中には、リンパ管を伝わって転移するものがあるので、リンパ節郭清を行っています。リンパ管は、細胞外液の排出を行っているのでリンパ節郭清を行うと、むくみが解消しにくくなります。

4-20 胎児循環

胎児循環は、成人の循環といくつかの点で異なりますが、これは、生理的に呼吸や栄養を胎盤を通じて母親に依存しているということに着目すれば、理解しやすいでしょう。

まず、呼吸や栄養は胎盤を通していますが、胎盤に至る動脈を臍動脈といい、胎盤から心臓に戻る静脈を臍静脈といいます。ここで、胎盤はガス交換を行っているので、胎盤に向かう血液は静脈血であり、胎盤から出てくる血液は動脈

血です。すなわち、臍動脈を流れているのは静脈血であり、臍静脈を流れているのは動脈血であるということに注意します。また、臍動脈は、左右2本の内腸骨動脈から分岐しているので2本あり、臍静脈は胎盤からの血液を集めており、1本になっています。臍静脈は、肝臓の下で2本にわかれます。1本は、静脈管（アランチウス管）といい、下大静脈につながり、血液を右心房にもどします。もう1本は、門脈に合流します。門脈は肝臓につながり、肝臓から肝静脈を経て下大静脈につながります。また、肺は呼吸運動をしていないために、肺に至る肺動脈や肺から戻る肺静脈は形成されているものの、血管は開いておらず、右心房から送り出された血液は、肺動脈から、動脈管（ボタロー管）により大動脈に送られ、全身へ供給されます。肺はまだ機能しているわけではありませんので、右心から流れる血液は、極力減らして左心から全身に血液を供給したほうがいいわけです。実際、胎児の心房には卵円孔という孔が開いており、右心房に戻ってきた血液は左心房にも送られ、左心室から全身に血液を供給しています。胎児循環にのみ特徴的に存在しているものには、以下の図のようなものがあります。

胎児循環
*頭頸部、上肢、下肢の血管は省略

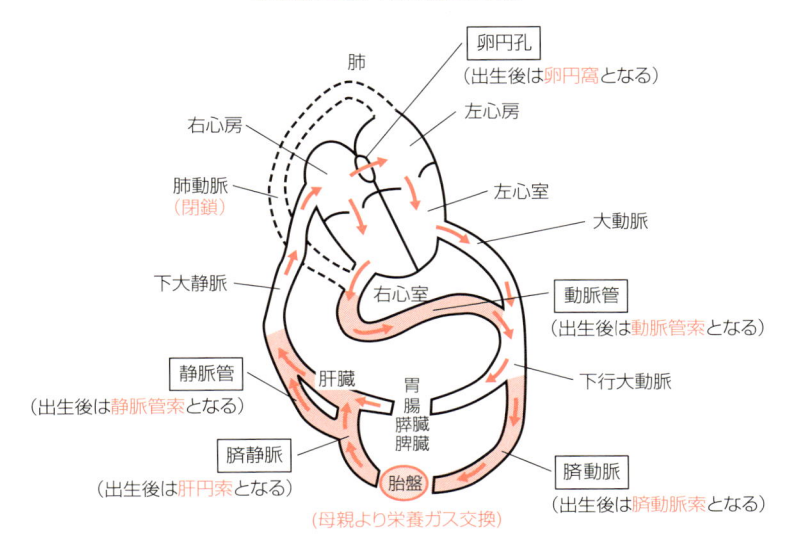

- 卵円孔（出生後は卵円窩となる）
- 肺
- 右心房
- 左心房
- 肺動脈（閉鎖）
- 左心室
- 大動脈
- 下大静脈
- 右心室
- 動脈管（出生後は動脈管索となる）
- 静脈管（出生後は静脈管索となる）
- 肝臓
- 胃腸膵臓脾臓
- 下行大動脈
- 臍静脈（出生後は肝円索となる）
- 胎盤（母親より栄養ガス交換）
- 臍動脈（出生後は臍動脈索となる）

STEP 5　呼吸

呼吸では、酸素を取り込み二酸化炭素を排泄しています。人では、肺により呼吸を行っていますが、体内では細胞一つひとつも呼吸しており、これを内呼吸といいます。また、二酸化炭素を排泄することによる体液のpHの調節も呼吸の大切な機能です。ここでは、呼吸がどのようなしくみによって行われているか、また、呼吸を調節するしくみなどについて、理解していきましょう。

5-1　呼吸と肺

呼吸運動は、肺から O_2 を取り込み、CO_2 を肺から放出しています。この O_2 と CO_2 は体内ではどのように変換されているのでしょうか？　じつは、栄養を燃やしてエネルギーを得るのに酸素が必要になるのです。

[$C_6H_{12}O_6$ + 6O_2 → 6CO_2 + 6H_2O +エネルギー]

実際には、体内ではこの反応が段階的に行われるようになっていますが、最初と最後を並べてみると、栄養を燃焼させてエネルギーを得ている様子がわかります。これは、都市ガスやプロパンガスが燃焼される時の反応と同じです。

[CH_4（メタン）+ 2O_2 → CO_2 + 2H_2O +エネルギー]

[C_3H_8（プロパン）+ 5O_2 → 3CO_2 + 4H_2O +エネルギー]

栄養を燃焼させてエネルギーを産生するためには、酸素が必要です。酸素は、呼吸によって、体内に取り込まれますが、肺でのガス交換は、肺胞で拡散により行われています。また、細胞の外界や肺でのガス交換を外呼吸といい、細胞内での代謝に伴う酸素の消費を内呼吸または組織呼吸といいます。

肺は、気管支と肺胞からできています。胸腔の左側には心臓があるため、右肺のほうが左肺よりも大きく右肺は3葉、左肺は2葉の構造をしています。ここで、右肺の上葉と中葉を隔てている間隙はほぼ水平で

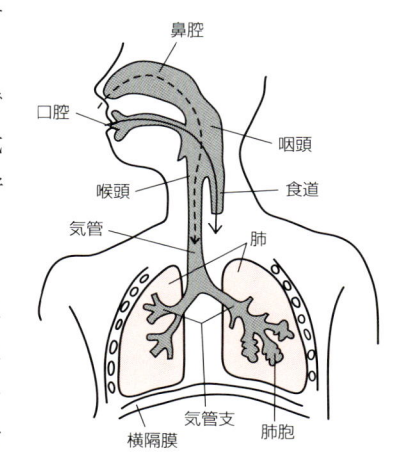

水平裂といい、右肺の中葉と下葉を隔てている間隙は斜めになっているので斜裂といいます。左肺の上葉と下葉を隔てている間隙も、斜めになっているので斜裂といいます。したがって、水平裂は右肺にのみ存在しています。また、右肺と左肺よの比率は重量も容量（容積）もほぼ6対5（55％対45％）です。

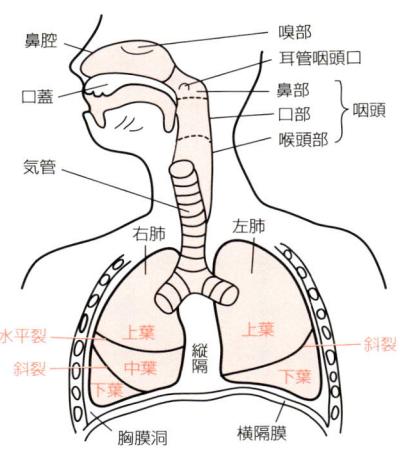

肺に至る気管支も右と左とでは、構造が異なります。右肺は心臓がなく下肺までたくさんの空気を出し入れする必要があるのに対し、左肺は、下肺の前面には心臓が存在しており、右肺よりも容積が小さくなっています。したがって、右気管支は、傾斜が急（約25度の方向に分岐）で、肺の下側まで空気をしっかり送り届けているのに対し、左気管支は傾斜が緩く、角度約45度の方向に分岐して空気を送り届けています。また、空気を送り届ける量も左右では違います。左肺は2葉であり、右肺は3葉であるため、右肺のほうが空気を出し入れする量が多くなくてはなりません。よって気管支も右気管支のほうが太い構造になっています。左気管支よりも、右気管支のほうが傾斜が急で内径が太いため、気官に入った異物は、右肺に落ちやすくなっています。気管は食道の前方にあり、馬蹄形の気管軟骨により守られています。気管、気管支の肺門に至るまで気管軟骨があり、それぞれ気管腺、気管支腺が存在しているので、終末気管支には気管軟骨も気管支腺も存在しておらず、表面強力を下げる表面活性剤を分泌しているクララ細胞が存在しています。

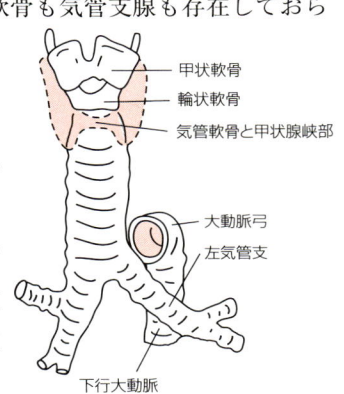

鼻腔から喉頭までを上気道、気管から肺胞までを下気道といいます。呼吸音は空気の流れが急に変わる気管支分岐部付近で聴取されます。

気道は、肺胞に空気を送る通路にすぎず、ガス交換をしている現場ではありません。気管支は、平滑筋を持っています。気管支平滑筋が収縮したら、気管支は細くなります。

酸素を十分に含んでいる血液を動脈血といい、酸素を十分に含んでいない血液を静脈血といいます。肺動脈には静脈血が流れており、肺静脈には、動脈血が流れています。胎児のガス交換は胎盤で行われています。よって、臍動脈に流れているのは静脈血であり、臍静脈に流れているのは動脈血です。

これらの血管は、機能のための血液を運搬しているので、機能血管とよびます。また肺に栄養を運んでいるのは気管支動脈であり、このような血管を栄養血管とよびます。

5-2 呼吸運動

肺は、胸腔の中に位置しています。横隔膜は膜状をした骨格筋であり、頸神経からの横隔神経によって、支配されています。横隔膜は、胸腔と腹腔とを隔てており、3つの孔が開いています。大動脈裂孔には、下行大動脈、交感神経、胸管が通っています。食道裂孔には、食道と迷走神経が通っています。大静脈孔には、下大静脈が通っています。

肺は、自分自身で膨らむことはできません。肺に気管支や血管が出入りする所を肺門といいます。肺の外側の膜（肺胸膜）は、肺門で折り返して、壁側胸膜となり、胸郭の内面や横隔膜を覆います。壁側胸膜は、肋骨側の肋骨胸膜、横隔膜側の横隔胸膜、縦隔側の縦隔胸膜に区分されます。肺の外側の肺胸膜と、胸腔の内側の壁側胸膜との間を胸膜腔といいます。胸膜腔には、気体・液体を吸収する性質があり、胸膜腔は気圧が低く弱い陰圧になっています。胸膜腔の陰圧により、肺胸膜と壁側胸膜は、吸い付いています。このように、肺表面は胸壁に吸い付いているので、胸腔容積（胸郭）が増加すると、肺が膨らみます。

吸息、呼息時の肺胞の内圧と胸膜腔の内圧の変化は図のようになっています。

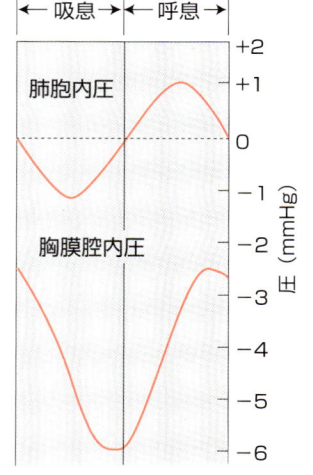

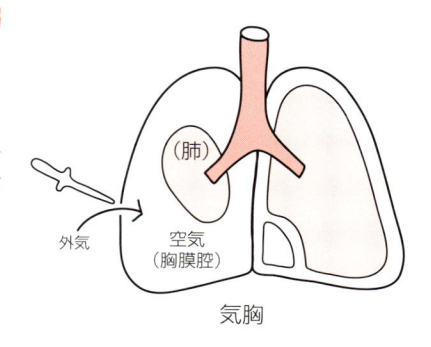

気胸

78

もし、肺に穴が開いていた場合、空気が胸膜腔に入り込んでしまいます。その結果、胸膜腔を陰圧に保てないため、肺表面は胸壁と離れてしまいます。この場合、胸郭が拡がっても、肺は膨らむことができません。この症状を気胸といいます。

横隔膜（上面）

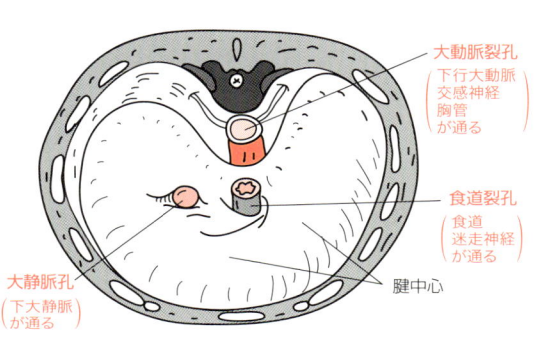

大動脈裂孔（下行大動脈・交感神経・胸管が通る）

食道裂孔（食道・迷走神経が通る）

大静脈孔（下大静脈が通る）

腱中心

安静時吸息に作用する呼吸筋は、横隔膜と外肋間筋です。これを主呼吸筋といいます。努力性吸息時に収縮する肩の挙上筋群を補助呼吸筋といい、胸鎖乳突筋、前・中・後斜角筋、大・小胸筋、肋骨挙筋、上後鋸筋などがあります。前・中斜角筋はそれぞれ頸椎横突起の前・後結節から始まり第1肋骨に停止し、第1肋骨を引き上げます。前・中斜角筋の間の空隙を斜角筋隙といい、鎖骨下動脈と腕神経叢が通っています。後斜角筋は頸椎横突起の後結節から始まり、第2肋骨に停止し、第2肋骨を引き上げます。横隔膜が収縮すると、横隔膜は下降し、胸郭が拡がります。横隔膜の支配神経は、横隔神経です。外肋間筋が収縮すると肋骨が引き上がり、胸郭が拡がります。外肋間筋の支配神経は、肋間神経です。横隔膜の動きに主力をおいている呼吸を腹式呼吸といいます。肋骨の動きに主力をおいている呼吸を胸式呼吸といい、満腹時や妊婦さんで見られます。肋骨を引き上げることで、拡がる胸郭の容積は、横隔膜を

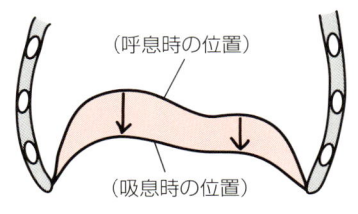

横隔膜

（呼息時の位置）

（吸息時の位置）

横隔膜の働きにより胸郭の容積が上下に増減する。

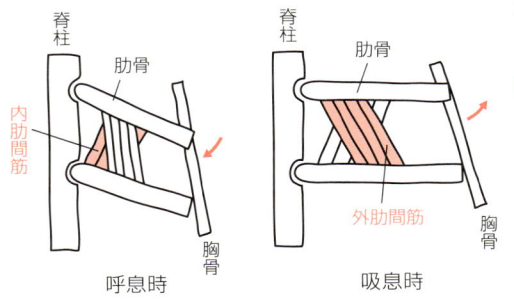

脊柱　肋骨　内肋間筋　胸骨　呼息時

脊柱　肋骨　外肋間筋　胸骨　吸息時

肋間筋の働きにより胸郭の容積が前後に増減する

STEP 5 呼吸

79

引き下げることで拡がる胸郭の容積に比べて小さいので、胸式呼吸では、呼吸数は増加します。安静時呼息は、ヘーリング・ブロイエルの反射による吸息筋の弛緩のみで行われています。努力性呼息では、吸息筋の弛緩のほか、内肋間筋、肋下筋、胸横筋、下後鋸筋の収縮により肋骨を下げ、腹壁筋を収縮し腹圧を上げています。

患者によっては、独特な呼吸が見られることがあります。病的呼吸として、チェーン・ストークス呼吸、ビオー呼吸、クスマウル呼吸などがあります。

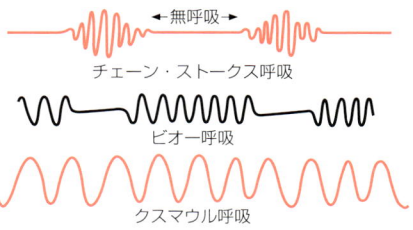

チェーン・ストークス呼吸は、重症時や臨終時に見られるもので、無呼吸からだんだん速くなり、だんだん遅くなり、停止するということを繰り返します。上位中枢からの中枢化学受容器に対する抑制が弱まることにより、中枢化学受容器の CO_2 に対する感受性が高まり、アシドーシス、アルカローシスによる呼吸のコントロールを受けていることが原因と考えられています。

ビオー呼吸は、無呼吸の状態から、いきなり過呼吸の状態となり、再び、いきなり停止するということを繰り返す呼吸で、脳圧が亢進した時に見られます。クスマウル呼吸は、ゆっくりとした大きな深呼吸が続く呼吸で、糖尿病や尿毒症のアシドーシスの際に見られます。

また、肺水腫、肺塞栓症では、浅くて速い浅速呼吸などが見られます。

5－3　肺気量

換気の量を機能別に区分したものを気量といいます。基本的な気量は、1回換気量、予備吸気量、予備呼気量、残気量です。安静時の1回の換気量を、1回換気量といいます。1回換気量は、約 450㎖程度です。1回換気量に呼吸数をかけると、1分間での換気量ですが、これを分時換気量といいます。

安静吸息位から、さらに吸い込める最大量が予備吸気量です。安静呼息位から、さらに吐き出した最大量が予備呼気量です。最大に吐き出したときでも肺内に残っている量が、残気量です。残気量は、約 1200㎖程度です。肺表面は、胸膜腔の陰圧により、胸郭の内側の壁側胸膜に吸い付いているため、意識的に空気を最高に吐き出したとしても、肺胞は完全にはつぶれてしまいません。こ

の時、肺胞の中に、残っている空気の量が残気量です。

基本的な気量の組み合わせを理解し、覚えましょう。全肺容量は、肺の中に入れることのできる空気の最大量で、予備呼気量＋1回換気量＋予備吸気量＋残気量で表されます。肺活量は、意識的に出し入れできる空気の最大量で、予備呼気量＋1回換気量＋予備吸気量で表されます。肺活量は、思いっきり吸い込んで、思いっきり吐き出した時の気量です。肺活量は、男性で、約3.8ℓ程度、女性で約2.6ℓ程度です。通常の換気で呼息をした後、まだ肺内に残っている空気の量を、機能的残気量といい、予備呼気量＋残気量で表されます。

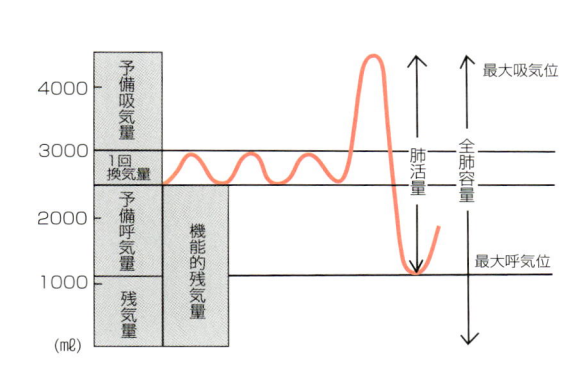

5−4 拘束性換気障害と閉塞性換気障害

胸郭は、横隔膜、胸骨、脊柱、肋骨、肋間筋で囲まれています。換気障害（呼吸障害）の原因には、空気を取り込む肺胞自体に問題がある場合と、空気の通り道である気道に問題がある場合があります。

肺胞自体が小さくなってしまうために起こる換気障害を拘束性換気障害といいます。肺胞が小さくなってしまっていることは、肺活量により知ることができます。

肺活量は、性、年齢、身長により予測値が決まります。予測値を100％としたときの、実際の肺活量を％肺活量といいます。％肺活量は、80％以上なら正常です。拘束性換気障害には、肺線維症などがあります。

気道がつぶれると息を吐き出しにくくなります。1秒間にどれだけの量をはき出せるかを1秒量といい、1秒間に肺活量の何％を吐き出せるのかを示す値を1秒率といいます。1秒率が低下することを閉塞性換気障害といいます。1秒率の正常値は70％以上です。閉塞性換気障害には、気管支喘息などが知ら

れています。気管支喘息では、気管支平滑筋がアレルギーによって痙攣様に収縮し、気管支は細くなります。よって、気道抵抗が大きくなり、呼吸を行うためにより大きなエネルギーを必要とします。

呼吸運動に際して、呼気時は胸腔内圧が高まっているので、気道にも圧力が加わっています。一方、吸気時には胸腔内圧が下がっているので、気道が広がっています。吸気時と呼気時とを比較してみると、呼気時のほうが気道はつぶれやすいですね。気道がつぶれていたとしても、吸気は比較的楽にできます。よって、喘息発作時は、息は吸えても吐き出しにくいのです。

5-5 死腔と換気

呼吸では、吸い込んだ空気のすべてが、ガス交換に役立つわけではありません。実際にガス交換を行っているのは肺胞であり、肺胞までの空気の通り道を気道といいます。ガス交換は拡散によっておきているため、肺胞表面積が大きいほどガス交換に有利です。

死腔（量）とは、ガス交換に役立っていない空気の容積、つまり、気道の容積のことです。鼻腔、口腔、咽頭、喉頭、気管、気管支は全て気道です。これらを解剖学的死腔といいます。肺胞は、すべてが機能しているわけではありません。機能していない肺胞も死腔であり、これを肺胞死腔といいます。解剖学的死腔と肺胞死腔をあわせたものが実際の死腔であり、これを生理学的死腔といいます。1回換気量から、死腔量を引いたものが、ガス交換に役立っている空気の量です。これを肺胞換気量といいます。忍者が、水面下に潜んで、竹ざおを水面に出して呼吸しているという場合、死腔量が増加するため、1回換気量がよほど多くなければ、呼吸困難に陥ってしまいます。

実際のガス交換に役立っている空気の総量は、肺胞換気量×呼吸数で表せられます。数値的には同じ場合、肺胞換気量と呼吸数の関係では、肺胞換気量が大きく、呼吸数が少ない場合のほうが、呼吸の質はいいといえます。つまり、浅くて速い呼吸より、深くて遅い呼吸のほうが、十分に拡散を待つ時間があるだけ、ガス交換の効率はよくなります。

成人の安静時呼吸数は、12〜20回／分程度です。呼吸頻度が上昇する場合を、頻呼吸、または多呼吸、その逆の場合を徐呼吸といいます。また、呼吸の深さが増す場合を過呼吸、呼吸の深さが浅くなる場合を減呼吸または呼吸低下

といいます。新生児の呼吸数は、非常に多くおよそ 40〜60 回/分です。

5-6 肺胞を膨らますのには"力"が必要

肺胞は、横隔膜や外肋間筋の収縮により、胸腔が拡がることにより膨らまされますが、肺の弾性線維による弾性力や肺胞表面の液体の表面張力は、肺胞が拡がる時の妨げとなっています。

肺胞は、表面張力を減少させる表面活性剤を分泌させ、肺胞が膨らむのを妨げている表面張力を小さくしていますが、未熟児で、表面活性剤の分泌が不十分だと肺胞がつぶれたまま膨らますことができず、呼吸困難となる場合があります。これを新生児呼吸困難症候群または、肺硝子膜症といいます。

肺の膨らみやすさは、コンプライアンスで示されます。これは、圧力を加えるとどの程度、肺の容積が増加したかを表しています。

5-7 呼吸中枢

呼吸回数や呼吸の深さは、呼吸中枢が決めます。呼吸中枢は、延髄の網様体にあります。呼吸中枢には、吸息筋を支配する吸息ニューロンがあり、周期的に興奮を繰り返す性質があります。肺には伸展受容器が存在し、肺容量の増加に反応しています。肺の伸展受容器が興奮すると、その情報は迷走神経を伝わり吸息ニューロンに抑制性の情報を送り、吸息を抑制します。この調節をヘーリング・ブロイエルの反射といいます。また、呼息筋を支配する呼息ニューロンも存在しますが、基本的に呼吸の周期性は、ヘーリング・ブロイエルの反射によりおきています。

呼吸中枢は、主として動脈血の二酸化炭素分圧の情報により直接に調節されています。二酸化炭素分圧が上昇すると、呼吸運動は促進され、二酸化炭素を体外に追い出そうとします。二酸化炭素分圧が低下すると、呼吸運

ヘーリング・ブロイエルの反射

抑制 → 吸息ニューロン ⊖ ← 迷走神経 ← 肺の拡張（伸展受容器） ← 吸息筋 ← 吸息ニューロン

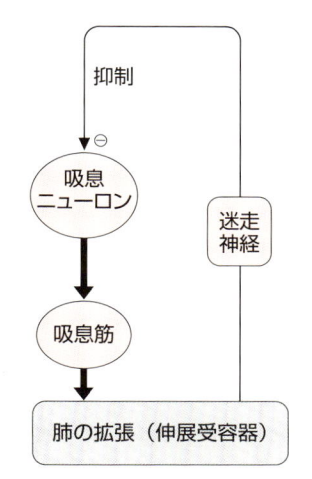

動は抑制されます。健常者が、安静時に純酸素を吸っても、息が楽になったと感じることはありません。

　二酸化炭素分圧、酸素分圧、pHなどは延髄の中枢性化学受容器のほか頸動脈小体や大動脈体のような末梢の化学受容器でも感じとっています。中枢性化学受容器は、二酸化炭素分圧の変化により敏感なため二酸化炭素受容器とよばれ、末梢にある頸動脈小体や大動脈体は酸素受容器とよばれます。中枢性化学受容器は、脳脊髄液の変化を感受しています。《＊これに対して、頸動脈洞や大動脈弓は、血圧を感知している圧受容器でした》

　麻酔薬は、呼吸中枢を抑制します。脳幹障害で、呼吸が止まることがあります。植物人間は、呼吸中枢の機能が保たれているので、自分で呼吸することができます。

　慢性的に十分な呼吸ができない患者さんでは、二酸化炭素分圧は常に上昇しアシドーシスの傾向があります。この場合、二酸化炭素受容器の情報だけでは、呼吸の調節をするのは困難です。したがって、酸素受容器による酸素分圧をもとに、呼吸の頻度を決定するようになります。このような患者さんは、急激に酸素分圧の上昇により、呼吸が抑制され、停止してしまうことがあるので、重症の慢性呼吸不全患者には、純酸素の投与は慎重に行わなければなりません。糖尿病患者さんは、ケトン体によるアシドーシスの傾向があり、酸素カプセルが禁忌となっています。

　また、低地から酸素分圧の低い高地に移動すると、血液中の酸素分圧の低下が続くことにより、頸動脈小体や大動脈体にある酸素受容器が興奮し、呼吸中枢が刺激されるため、呼吸促進による息切れや悪心などを伴う症状を呈するようになります。これを高山病といいます。しかし、数日経過すると、高所馴化し高山病の症状は次第に消失し、腎臓から分泌されるエリスロポエチンの作用により、酸素運搬に働く赤血球数の増加などが、認められるようになります。これを応用して、高地トレーニングが行われたりします。

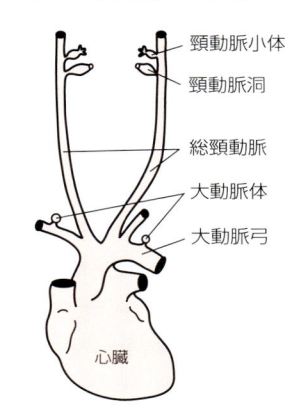

化学受容器と圧受容器

（Ganong原図より）

5-8 血液ガス

　気体は、圧力を持っています。気体の分子は、その分子運動により激しく運動しています。今、この気体をある容器に閉じ込めたとすると、気体分子はこの容器にぶつかりながら運動をしていることになります。分子の数が多ければ、それに比例してぶつかる回数は増えます。容器にぶつかる回数が多ければ、それだけ容器を押す力（圧力）は大きくなります。よって、分子の数が多ければ、それだけ圧力は大きいといえます。

　この圧力を、その気体のガス分圧といい、PO_2 や PCO_2 のように、Pをつけて表します。空気の圧力（大気圧）は、760mmHg です。空気の主な成分は、酸素が約 21%、二酸化炭素が約 0.03%、窒素が約 79% となっています。

　混合気体の圧力を、各気体の%比で分けた圧力を、分圧といいます。この場合、酸素の分圧は 760 × 0.21（=159.6mmHg）で表され、窒素の分圧は 760 × 0.79（=600.4mmHg）で表されます。

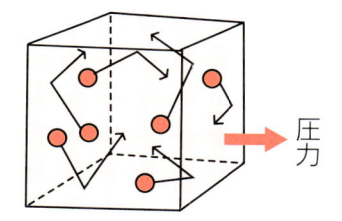

気体の分子は運動しながら壁にぶつかって押している。これが気圧である。

　気体分子は、空気中・水中を問わず拡散していきます。拡散では、空気中の分子の数が多ければ、それだけ多くの分子が水中にも拡がっていきます。したがって、水に溶けていく気体の分子数は空気中の気体の分子数に比例しますので、血液中に溶けている気体の分圧も、空気中の気体成分の分圧に比例しています。

5-9 血液中のガス分圧

　肺胞中の酸素分圧 PAO_2 は 100mmHg 程度です。［A ← alveolus（肺胞より）］
肺胞中の二酸化炭素分圧 $PACO_2$ は、40mmHg 程度です。
　動脈中の酸素分圧 PaO_2 は、95mmHg 程度です。［a ← artery（動脈より）］
動脈中の二酸化炭素分圧 $PaCO_2$ は、40mmHg です。
　静脈中の酸素分圧 PvO_2 は、40mmHg です。［v ← vein（静脈より）］

静脈中の二酸化酸素分圧 PVO₂ は 46mmHg 程度です。

また、呼気中の酸素分圧 PO₂ と二酸化炭素分圧 PCO₂ は、それぞれ 120mmHg、30mmHg です。呼気中にも多くの酸素が含まれており、マウス・トゥ・マウス人工呼吸法でも酸素の供給が確保できることがわかります。また、二酸化炭素の濃度が高いことが、患者さんの二酸化炭素受容器を刺激することになり、患者さんの呼吸中枢を刺激するのに有益と考えられます。

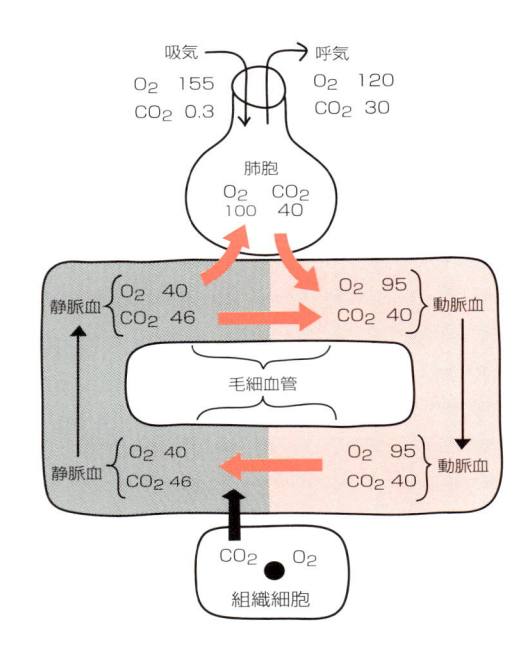

肺におけるガス交換と組織におけるガス交換

5-10 ダイビング時の注意

水中ボンベから出る空気の圧力は、水圧に打ち勝って胸腔を拡げられるように、高圧となっています。よって、肺胞中の空気の圧力も高圧となるので、血液にはそれだけ多くの気体が溶解します。水深の深くから、水面に急浮上した場合、外から加えられる圧力の急激な減少により、血液中に溶けている気体が溶解していられなくなり、ガスの泡となって現れ、血流障害を引き起こします。これを潜函病といいます。

また、気圧が低い高山に移動した場合は、肺胞中の圧力も低圧となり、血液に溶解してくる酸素の分圧も低下します。

この場合は、酸素受容器である頸動脈体や大動脈体が興奮し、呼吸中枢を刺激し、呼吸の促進が見られ、浅く速い呼吸により息切れしやすくなります。

これを高山病といいます。

5-11 呼吸性アシドーシスと呼吸性アルカローシス

アシドーシスとアルカローシスには、代謝性と呼吸性があります。呼吸により、水分も排泄されています。二酸化炭素は、体内では炭酸という酸になっており、肺は酸の排泄器官といえます。よって呼吸によりpHは、変動します。

深呼吸を何回も続けると呼吸性アルカローシスになります。換気が不十分だと、血液中の二酸化炭素分圧は上昇します。その結果pHは低下していきます。二酸化炭素の濃度が高くなると、中枢神経全体に麻酔作用を及ぼしてきます。これを CO_2 ナルコーシスといいます。《＊ナルは麻酔による陶酔を意味します。自分に陶酔する人をナルシストといいますね》

体液のpHを7.4に保つために、呼吸と代謝によって調節されています。呼吸の機能が正常でない場合、代謝の機能によりpHを7.4を保とうとし、代謝の機能が正常でない場合、呼吸の機能により、pHを7.4に保とうとします。これを、代償性変化といいます。

例えば、体内で代謝性アシドーシスが生じると呼吸は増加します。

5-12 酸素解離曲線 ～酸素運搬効率の変化～

血液の項目でも説明しましたが、再度、酵素解離曲線について触れておきます。血液中の酸素の大部分はヘモグロビンと化学的に結合して運搬され、血液

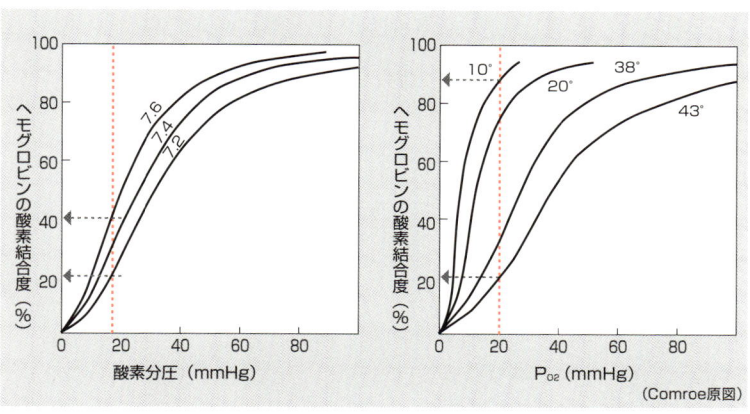

例えば、酸素分圧20mmHgに縦のラインを引いてみてグラフの曲線と交点の
ヘモグロビンの酸素結合度を読みとると曲線におけるヘモグロビンの結合度がわかる

中に溶解して運搬されるのは、約1.5%にしかすぎません。酸素とヘモグロビンの結合度は、酸素解離曲線で表されます。

　酸素とヘモグロビンの結合力は、酸素分圧の上昇により高くなります。また、酸素とヘモグロビンの結合力は、CO_2分圧の上昇などにより血液のpHが低下した場合には低くなりますが、この現象をボーア効果といいます。

　酸素とヘモグロビンの結合力は、温度の上昇によっても低くなります。

　DPG（2,3-ジホスホグリセリン酸）は、赤血球中の解糖過程で産生される物質ですが、ヘモグロビンと酸素の結合度を低下させ、酸素の解離を促進します。ヘモグロビンは赤血球に存在し、また血中ヘモグロビン濃度は、男性16g/dℓ、女性14g/dℓです。血中酸素が低下するとチアノーゼ（皮膚の色が蒼白になる）が起こります。

5－13　二酸化炭素の運搬

　血中での二酸化炭素の運搬のされ方は、重炭酸イオン、カルバミノ化合物、血漿への物理的溶解の３つの方法があります。物理的溶解とは、血漿に二酸化炭素がそのまま溶解することをいいます。血中での二酸化炭素の大部分は、血漿で溶解して重炭酸イオンとして運搬されます。血中の二酸化炭素を重炭酸イオンに化学変化させる酵素には、炭酸脱水酵素があります。

　カルバミノ化合物とは、蛋白のアミノ基（－NH_2）と二酸化炭素（CO_2）とが反応してできた、－$NHCOO^-$を含む、化合物であり、血漿蛋白とヘモグロビンがあります。

5－14　呼吸による循環への影響

　血液中の、二酸化炭素分圧は、換気量の調節に大きな役割を果たしています。二酸化炭素分圧の上昇に大きな感受性を示す受容器は、延髄の腹側表面にあり、中枢性化学受容器と呼ばれ、脳脊髄液の二酸化炭素分圧に反応しています。その他の化学受容器は、頸動脈小体や大動脈体にあり、動脈血の二酸化炭素分圧の上昇を感受しています。頸動脈小体と大動脈体にある化学受容器では、二酸化炭素分圧の上昇のほかにも、酸素分圧の低下や、水素イオン濃度の低下にも反応し、情報を延髄に伝え、血管運動中枢（昇圧中枢）を介して交感神経の活動を高め、心臓の運動が促進します。

二酸化炭素の血中濃度が高くなると、中枢神経全体に対して麻酔作用を及ぼすようになります。これをCO₂ナルコーシスといいます。この場合、呼吸中枢の活動が抑えられ、さらにアシドーシスが強まっていきます。

　痛み刺激も、交感神経の活動を高め、心臓の運動が促進します。このような体性感覚により内臓に反応が起こる反射を、体性‐内臓反射といいます。

　血圧の上昇は、頸動脈洞や大動脈弓にある圧受容器が感受しています。高圧受容器は、血圧の情報に反応し、情報を延髄に伝え、心臓抑制中枢（迷走神経背側核と疑核）と血管運動中枢（降圧中枢）を介して、心臓の運動を抑制します。

　脳圧が上昇した場合、脳血流が減少するため、脳内は低酸素、ならびに高二酸化炭素の状態となります。すると、血管運動中枢（昇圧中枢）が刺激され、心臓機能を促進し、脳血流を適切に維持できます。これを、クッシング反射といいます。

　このほか、呼吸に関連する反射として、くしゃみ反射とせき反射があります。鼻粘膜の刺激は、くしゃみ反射を誘発します。

　咽頭、気管粘膜が刺激されると、せき反射を誘発します。くしゃみ反射、せき反射の中枢はいずれも延髄にあります。

5－15　肺の呼吸リズム

　吸息により肺胞が膨らむと伸展受容器から迷走神経を介して情報が伝えられ、呼吸中枢は、肺がそれ以上膨らまないように、吸息を抑制する命令を出し、吸息を呼息に切り替えています。これをヘーリング・ブロイエルの反射といいます。このように、呼吸の周期性は、吸息ニューロンの抑制作用により、行われています。移植した肺では、(神経的な調節がない場合)呼吸の頻度は低下し、ゆるやかな深い呼吸となります。

5－16　心臓の自動能のしくみ

　心臓には自動能があり、また自律神経系により延髄にある循環中枢からの支配を受けており、必要に応じ心拍出量は調節されています。

　洞房結節や房室結節へは迷走神経（副交感神経）が接続し、心室へは交感神経が多く接続しています。このため、迷走神経による心臓抑制作用は心拍数の減少として、交感神経による心臓促進作用は心収縮力の増強として作用します。

しかし、それでは自律神経が機能していない移植心臓は要求に応じた仕事はできません。

5－17　心臓は静脈から戻ってきた"血液の量に応じた仕事をする"

心臓に戻ってきた血液は、中から心臓を伸展させます。心筋は伸展させられると、その分収縮力が増し、その結果、一回拍出量が増加します。これをスターリングの心臓の法則といいます。

心臓に帰ってくる血液は、骨格節の収縮に伴って収縮した静脈の中にあった血液が押し出されたものです。静脈には静脈弁があり、逆流ができないので、血液が順方向に押し出されます。これを筋肉ポンプといいます。

5－18　組織を流れる血液量は一定

心臓の血圧の上昇、下降に対しても、組織に流れる血液は一定量を保っています。

血圧は、血流×血管抵抗で表されるので、血圧が上昇した場合には、血流を一定に保つために、血管抵抗を増加させています。具体的には、血管を収縮させて、血液を流れにくくしています。逆に、血圧が低下した時は、血管を拡張させて血液を流れ易くして、血流を一定に保っています。これを、ベイリス効果といいます。

5－19　鼻腔と副鼻腔

空気の通り道である鼻腔のほかに、上顎洞、前頭洞、篩骨洞、蝶形骨洞の4つの副鼻腔があります。

これらの副鼻腔は、骨の強度を増し、重量の軽量化に役立っていると思われます。

上顎洞は中鼻道と、前頭洞は中鼻道と、篩骨洞は前部が中鼻道・後部は上鼻道と、蝶形骨洞は篩骨篩板後方の鼻腔天蓋後部で鼻腔とつながっています。

5－20　ワルダイエルの咽頭輪

鼻腔、口腔は、外からは抗原の進入口であり、鼻腔と口腔が合わさる咽頭部には、咽頭を取り囲むようにリンパ組織が配置しています。これをワルダイエ

ルの咽頭輪といい、上から、咽頭扁桃、耳管扁桃、口蓋扁桃、舌扁桃があります。咽頭扁桃は天蓋に位置し1つ、他は左右に咽頭を取り囲むように存在しています。口腔内で左右に見ることができるのが口蓋扁桃です。

　咽頭の下部にある喉頭には、甲状軟骨、輪状軟骨、喉頭蓋軟骨、被裂軟骨の4つの軟骨が存在しています。甲状軟骨には、男性の喉頭隆起が存在し、甲状軟骨と左右の被裂軟骨との間には声帯ヒダ（声帯筋と声帯靭帯）が張られ、迷走神経から枝分かれした反回神経により発音を調節しています。 喉頭蓋軟骨は、嚥下時に、喉頭口を閉じ、飲食物の気道への流入を防いでいます。

STEP 6　消化

私たちは、生きていくのに必要なエネルギーを、ミトコンドリアにつくってもらうことにより得ています。代表的な栄養素であるグルコースをエネルギーに変換する過程は、$C_6H_{12}O_6 + 6O_2 \rightarrow 6CO_2 + 6H_2O$ ＋エネルギーで表されます。つまり、エネルギーを得るには、その材料である栄養素と酸素が必要となります。この栄養は、消化と吸収により、酸素は呼吸により体内に取り入れています。ここでは、口から取り入れた食べ物からどうやって栄養を得ているのか、つまり消化と吸収のメカニズムについて勉強します。

6−1　消化とは？

エネルギーを得るために、人は必要な物質を摂取しなければなりません。このために食事を摂るわけなのですが、食事を摂ったからといって、すぐに栄養として役に立つわけではありません。

消化とは、食物中の栄養素を吸収可能な状態に変化させることです。私たちは、さまざまな消化酵素を利用した消化活動（化学反応）により、吸収可能な形に変化させています。摂食を促す摂食中枢や、摂食を抑制する満腹中枢は、視床下部に存在し食欲をコントロールしています。また、飲水を調節する飲水中枢も視床下部に存在しています。

6−2　吸収とは？

吸収とは、消化によってできたアミノ酸、糖、脂肪酸、グリセロールなどを体に取り入れることです。

6−3　糖質の消化と吸収は？

糖質の基本単位を単糖類といいます。グルコース（ブドウ糖）、フルクトース（果糖）、ガラクトースを単糖類といいます。単糖類がたくさんつながったものを、多糖類といいます。

デンプンは、グルコース（ブドウ糖）がたくさんつながった多糖類です。よって、デンプンは、グルコース（ブドウ糖）の形で吸収されます。

デンプンの分解酵素を、アミラーゼといいます。アミラーゼのうち、唾液から分泌されるものをプチアリンといい、膵液から分泌されるものをアミロプシンといいます。単糖類が2個つながったものを、二糖類といいます。二糖類には、マルトース、スクロース、ラクトースがあり、それぞれマルターゼ、スクラーゼ、ラクターゼとよばれる酵素により、単糖類に分解されます。マルトースは麦芽糖ともいわれ、麦芽、さつまいも、水飴などの成分の主体です。

　スクロースは、ショ糖ともいわれ、花の蜜の主な甘みの成分の主体です。ラクトースは、乳糖ともいわれ、乳の主な甘みの成分の主体です。マルトースは、グルコースとグルコースに、スクロースは、グルコースとフルクトースに、ラクトースは、グルコースとガラクトースに、分解されます。

消化酵素

存在部位	糖質	蛋白質	脂質
唾液内	唾液アミラーゼ（プチアリン）		
胃液内		《ペプシノゲン》 ↓ ←HCl ペプシン	
膵液内	膵アミラーゼ（アミロプシン）	《トリプシノゲン》 ↓ ←エンテロキナーゼ トリプシン	膵リパーゼ（ステアプシン）
	マルターゼ	《キモトリプシノゲン》 ↓ ←トリプシン キモトリプシン	
		《プロカルボキシペプチダーゼ(A,B)》 ↓ ←トリプシン カルボキシペプチダーゼ(A,B)	
小腸上皮細胞（刷子縁と細胞質）	マルターゼ	アミノペプチダーゼ	腸リパーゼ
	スクラーゼ		
	ラクターゼ		

《　》内は前駆体：蛋白質分解酵素により、分泌細胞自身が消化されないように、前駆体（蛋白分解酵素の一歩手前の形）を作って分泌している。

上皮細胞は、ナトリウムポンプにより、Na$^+$をくみ出し、細胞内のNa$^+$濃度を低く維持しています。この濃度差のため、Na$^+$は、細胞内に入っていこうとします。単糖類は、Na$^+$と共通の共輸送体（担体）により、上皮細胞へ取り込まれ、別の担体による促通拡散により、門脈につながる毛細血管へ吸収されます。これを二次性能動輸送といいます。吸収された糖は、門脈から肝臓に運ばれます。糖質はもっとも大切な栄養素です。次頁の図を見てください。一番下では、完全にバラバラになっています。これを単糖類といいます。このようにバラバラになって、はじめて吸収ができるようになります。食事で摂った状態では吸収することができないので、これをバラバラにする必要があるのです。このバラバラにする過程を消化といいます。バラバラに小さくする過程は２つの側面から考えることができます。１つは、歯で噛み砕く、咀嚼によって小さくしていくというように、大きさを小さくしてしまう過程があります。これを物理的消化といいます。もう１つは、化学変化によって、小さな分子の物質に変えてしまうものです。これを化学的消化といいます。こちらは、化学変化によるものですから、酵素の力が必要となります。

栄養素の吸収

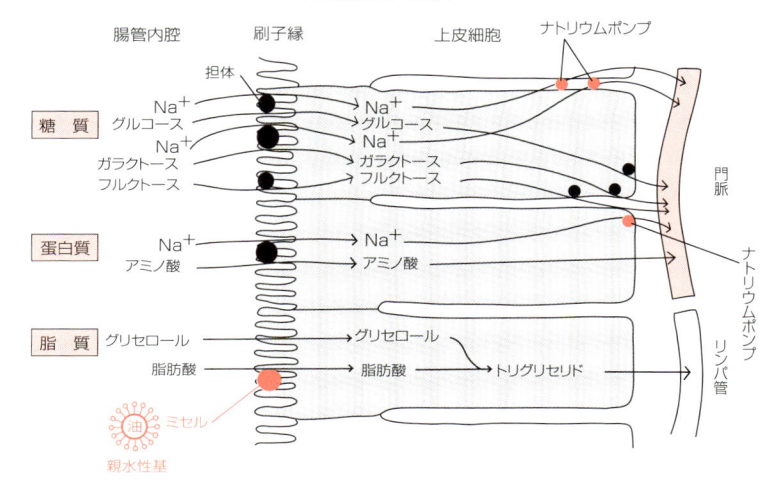

[唾液]
デンプン(多糖)

唾液アミラーゼ

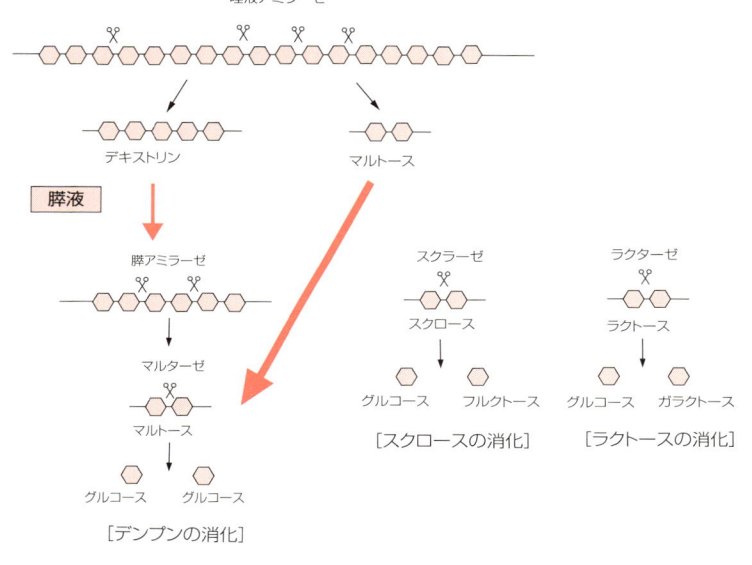

↓ ↓
デキストリン　マルトース

[膵液]

膵アミラーゼ

↓
マルターゼ
マルトース
↓
グルコース　グルコース

[デンプンの消化]

スクラーゼ
スクロース
↓
グルコース　フルクトース

[スクロースの消化]

ラクターゼ
ラクトース
↓
グルコース　ガラクトース

[ラクトースの消化]

STEP 6 消化

column「酵素のはたらき」

　化学変化は、材料だけそろっていても始まるわけではありません。例えば、マッチが置いてあるだけでは火は付きません。マッチと酸素があれば、火を付ける材料がそろっていることになります。しかし、マッチをすらなければ、火はつきません。マッチをするというのは、摩擦による熱を加えているということです。化学変化を起こすには、反応に必要な活性化エネルギーを与える必要があります。ところで、私たちの体の主要な成分は、蛋白質でできていることは知っていますか？　栄養学で習ったことがある人も多いでしょう。この蛋白質は熱に弱いため、熱変性を起こします。イメージでいえば、温泉たまごです。たまごは、熱によって、固まります。これが、蛋白質の変性です。熱を加えなければ化学変化がはじめられないというのに、熱を加えれば私たちの蛋白質は変性を起こして、生きていけなくなってしまうことがわかります。したがって化学変化の開始に必要な活性化エネルギーが小さくて済む方法が必要となってきます。この化学変化を開始させるための活性化エネルギーを小さくする物質を酵素というのです。酵素を使えば、蛋白質が固まらないよ

95

うな小さな熱を加えるだけで、体内の化学変化を起こすことができるのです。そして、消化という化学変化を起こすために必要な酵素を消化酵素といいます。この消化酵素はいろいろな種類のものがあるので、名前や、それがどこから分泌されるのか、分解する相手、その化学反応などについて理解しておきましょう。

6－4　蛋白質の消化と吸収は？

蛋白質は、アミノ酸でできた長い鎖です。

アミノ酸が鎖でつながったものをペプチドといいます。蛋白質は、炭素（C）、水素（H）、酸素（O）、のほか、窒素（N）を含んでいます。

蛋白質をプロテインといい、蛋白質を分解する酵素をプロテアーゼといいます。

プロテアーゼには、ペプシン（胃）、トリプシン（膵臓）、キモトリプシン（膵臓）、

蛋白質の消化過程

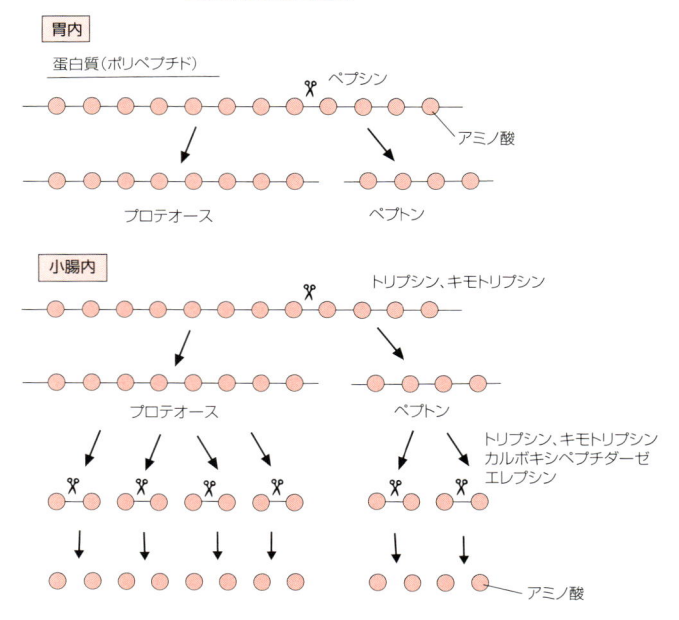

胃内
蛋白質（ポリペプチド） → ペプシン
→ プロテオース、ペプトン
アミノ酸

小腸内
→ トリプシン、キモトリプシン
→ プロテオース、ペプトン
→ トリプシン、キモトリプシン、カルボキシペプチダーゼ、エレプシン
→ アミノ酸

カルボキシペプチダーゼ（膵臓）などがあり、蛋白分解は腸腺から分泌される数種のエレプシンにより完成します。

細胞膜の構成成分には蛋白質が存在するので、生成するプロテアーゼにより私たちの細胞の蛋白質が分解されないよう分泌されるプロテアーゼは完成の一歩手前の形に生成されています。この一歩手前のものを前駆体といいます。

前駆体であるペプシノゲンに塩酸が作用することによりペプシンとなります。トリプシノゲンにエンテロキナーゼが作用することによりトリプシンとなり、キモトリプシノゲンにトリプシンが作用することによりキモトリプシンとなり、また、プロカルボキシペプチダーゼにトリプシンが作用することにより、カルボキシペプチダーゼとなり、初めて蛋白質を分解できるようなしくみになっています。

蛋白質は、アミノ酸、または、いくつかのアミノ酸がつながったペプチドの形で、Na^+と共通の共輸送体（担体）により上皮細胞に吸収され、別の担体による促通拡散により、門脈につながる毛細血管へと吸収されます。これを二次性能動輸送といいます。門脈から肝臓に運ばれます。

6-5 脂質の消化と吸収は？

脂質の代表は、中性脂肪（トリグリセリド）です。

脂肪の分解酵素を、リパーゼといいます。脂肪をリピッドといい、リパーゼはリピッドを分解する酵素という意味です。リパーゼのうち、膵液に含まれているものをステアプシンといいます。

脂肪は、脂肪酸とグリセロールの形で吸収されます。

グリセロールは水溶性で、そのまま拡散により吸収されますが、脂肪酸は脂溶性で、胆汁酸塩と結合し、ミセルとなり水に溶けて吸収されま

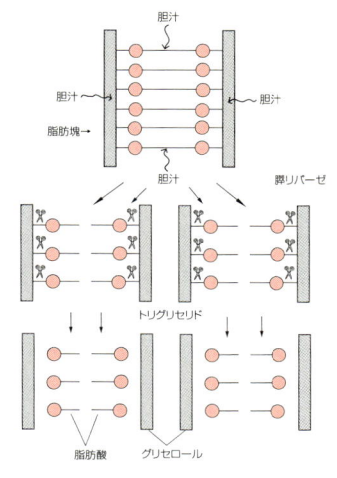

脂質の消化過程

す。

　吸収された脂肪酸と胆汁酸塩は絨毛上皮内で分離し、脂肪酸とグリセロールは中性脂肪（トリグリセリド）に再合成された後、リポ蛋白の膜で覆われカイロミクロンとなり、絨毛の中心リンパ管に吸収されます。リンパ管は集まって胸管となり、左静脈角で静脈に注ぎます。

　血中では、担体である蛋白と結合しており、中性脂肪、コレステロール、リン脂質、遊離脂肪酸として、エネルギー源や生体の構成成分として使われます。

　また、胆汁酸は、小腸より門脈に吸収され肝臓に運ばれた後、再び胆汁の成分として、十二指腸乳頭から分泌される腸肝循環を繰り返します。

6-6　消化管

消化管の流れは、次のようになっています。

　［口腔⇒食道⇒胃⇒小腸⇒大腸⇒肛門］

　消化に必要な分泌液を分泌する副器官には、唾液腺、胃腺、十二指腸腺（ブルンナー腺）、腸腺（リーベルキューン腺）、膵臓、肝臓、胆嚢などがあります。
　消化液は、いろいろな消化酵素を含みます。
　消化を亢進する神経は迷走神経です。消化はホルモンによっても亢進します。

6-7　咀嚼

　食物は、まず歯で噛み砕かれます。噛み砕くことを咀嚼といいます。咀嚼は開口反射と閉口反射との咀嚼反射により行われます。

　咀嚼中枢は延髄に存在し、咀嚼筋は、三叉神経第3枝の下顎神経により支配されています。

　咀嚼反射には、開口反射と閉口反射とがありますが、通常の咀嚼運動のリズムの形成は、小脳の運動プログラムによります。

　閉口反射には、下顎張反射があります。下顎張反射は閉口筋の筋紡錘が関与する閉口反射で、下顎を急に開口させると、反射的に口は閉じます。

　開口反射には、歯根膜咬筋反射があります。歯根膜咬筋反射では、咬合により歯根膜に圧が加わった時に咬筋の収縮を抑制し、食物が歯の咬合面に移動す

消化器系の構成

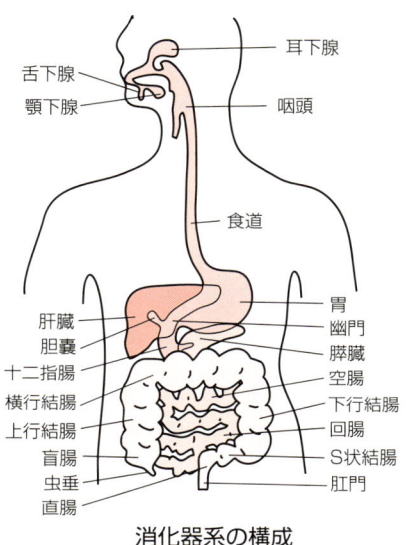

ると反射的に咬筋が収縮され、しっかりと咬み込み、咬合圧が強くなると咬筋の収縮は抑制します。

また、閉口運動時の痛みに対しては閉口筋の収縮が抑制され、閉口筋の作用で開口させる開口反射が起こり、咀嚼により口腔粘膜の損傷を防いでいます。

咀嚼筋は、三叉神経第3枝の下顎神経により支配されています。乳歯は20本、永久歯は32本あり、歯と歯肉の堺には、1〜2mmの歯肉溝があります。

6-8 唾液

唾液は、デンプンを分解する消化酵素アミラーゼを含んでいます。唾液に含まれているアミラーゼのことをプチアリンといいます。

唾液は、唾液腺から分泌されます。唾液腺には、アミラーゼを分泌する耳下腺、アミラーゼとムチン（粘液）との混合液を分泌する顎下腺、ムチンが主成分の混合液を分泌する舌下腺があります。この3つを三大唾液腺といいます。

唾液分泌は、交感神経、副交感神経の両方により亢進し、唾液分泌中枢は延髄の上下唾液核にあります。このうち、消化酵素アミラーゼの分泌は副交感神経性の作用であり、耳下腺では舌咽神経により、顎下腺と舌下腺では顔面神経により分泌が支配されています。

また、上頸神経節でのシナプスを介した交感神経により、粘液性の分泌を行

っています。唾液腺は、神経性分泌のみであり、ホルモンによる体液性分泌はありません。

6－9　唾液の神経性分泌

　神経性分泌には、条件付けによって獲得する条件反射によるものと、生まれつき持っている無条件反射によるものとがあります。

　条件付けとは、経験により獲得されるもので、一度食事をしておいしかったという経験により、実際に食事をとらなくても、食事のことを連想することにより、副交感神経と交感神経が興奮し、それぞれ漿液性と粘液性の唾液の分泌が亢進するようになります。また、このことによる唾液の分泌を条件反射による神経性分泌といいます。

　これに対して、無条件反射による神経性分泌とは、実際に食事をすることにより起こる反射であり、食物が粘膜とこすれあうことによる機械的刺激（感覚）は三叉神経を介して、食物の持つ酸・塩基の刺激や味覚は、顔面神経や舌咽神経や迷走神経を介して、延髄の上下唾液核に伝わることにより起こる唾液分泌で、条件付けを必要としていません。

　舌の味覚を伝えている神経は、舌の前２／３は顔面神経、舌の後１／３は舌咽神経です。

　舌の感覚を伝えている神経は、舌の前２／３は下顎神経、舌の後１／３は舌咽神経です。また、舌以外の咽頭部の味覚・感覚を伝えている神経は、迷走神経です。これに対して、舌を動かしている運動神経は、舌下神経です。また、３大唾液腺の他に口腔粘膜の乾燥を防ぐ、小唾液線が存在しています。唾液のそのほかの作用として、IgAを介した免役作用、口腔内の衛生を保つ自浄作用などがあります。

6－10　嚥下

　飲み込むことを嚥下といいます。嚥下は第１相（口腔相）と第２相（咽頭相）と第３相（食道相）とからなります。

　第１相（口腔相）は、舌下神経が支配する随意運動であり、咀嚼運動により、食塊が形成されると、食塊は咽頭部に運ばれます。第２相（咽頭相）は、嚥下中枢から舌咽神経、迷走神経、副神経を介する嚥下反射が起こります。嚥下中

枢は、延髄の網様体にあります。舌咽神経や迷走神経は、咽頭筋を支配し、副神経は胸鎖乳突筋、僧帽筋を支配しています。嚥下の第2相（咽頭相）では、口蓋帆挙筋による軟口蓋の挙上により鼻腔を閉鎖、喉頭蓋軟骨により気管を閉鎖し、舌根の押し上げにより食塊を食道に運びます。

嚥下の第3相（食道相）では食道の中を、迷走神経を介する蠕動運動により食物を胃に運びます。食道は、食道起始部、気管分岐部（大動脈弓、左気管支交叉部）、横隔膜貫通部の3カ所が狭窄部位となっており、食道の筋は、上1/3は横紋筋、中1/3は横紋筋と平滑筋、下1/3は平滑筋で構成されています。

6−11　嘔吐

胃の内容物を口腔から排泄することを嘔吐といいます。嘔吐は、嘔吐中枢の作用により行われます。嘔吐中枢は、延髄の外側網様体に存在します。

嘔吐反射では、嘔吐中枢から命令により、胃の幽門括約筋を収縮し、横隔膜と腹筋を収縮させ腹腔内圧を著しく高め、胃の内容物を噴門から食道に押し戻します。嘔吐では、胃酸が減少することによる代謝性アルカローシスが引き起こされますが、呼吸性代償によりpH7.4が維持されます。

6−12　胃での消化

胃液の分泌は、迷走神経による神経性分泌と、ガストリンによる体液性分泌によって亢進します。神経性分泌には条件反射によるものと、無条件反射によるものとがあります。《＊6−9の唾液分泌で説明されていますので、6−12は必要事項のみにします》

6−13　胃液の分泌

食事のことを連想しただけでも胃液分泌は亢進します。これを胃液分泌の脳相といいます。これは、神経性分泌の条件反射に分類されます。

食物が胃に入ると、迷走神経は興奮します。これは神経性分泌の無条件反射に相当します。神経性分泌の無条件反射と同様に、実際に食物を摂取することにより、特に蛋白質が胃に入ると、胃からガストリンというホルモンが分泌されます。ガストリンは、胃液の成分であるペプシノゲンと塩酸の分泌や胃運動の亢進を起こします。消化管の平滑筋は、外側の縦走筋と内側の輪走筋とから

成り立っていますが、胃ではさらに内側に斜走筋が存在しています。

ガストリンなどホルモンによる消化液の分泌を、体液性分泌といいます。このように、胃に実際に食べ物が入ることによる胃液の分泌のことを、胃液分泌の胃相といいます。

胃での消化が終わり、胃酸を含んだ酸性の消化内容物が十二指腸粘膜を刺激すると、十二指腸からセクレチンとコレシストキニンというホルモンが分泌されます。セクレチンは、胃の塩酸分泌を抑制します。これを、胃液分泌の腸相といいます。セクレチンには肝臓での胆汁生成、膵臓でのHCO_3^-（アルカリ性）の分泌の作用もあります。

6-14　食事は体を温める

消化運動や消化・吸収に伴う代謝により、体は温かくなってきます。このことを食事誘発性産熱反応（特異動的作用）といい、蛋白質の作用が最も高くなっています。

6-15　食事することが引き金で起こる内臓反射

胃に食物が入ると、反射的に回腸の蠕動運動がさかんになり、回盲弁が開きます。これを胃-回腸反射といいます。

また、胃の充満により、大腸で大蠕動を引き起こす反射を、胃-大腸反射といいます。この大蠕動による排便が上手に行われないと、便秘となってしまいます。空腹状態が長く続くと、時に胃に激しい収縮が起こります。これを飢餓収縮といいます。胃に食物が入ると、反射的に胃壁が弛緩して、胃の容積を増加させます。これを受け入れ弛緩といいます。

6-16　胃液

胃液は胃腺から分泌されます。ペプシノゲンを分泌する細胞を主細胞、粘液を分泌する細胞を副細胞、塩酸を分泌する細胞を壁細胞といいます。

胃液には、ペプシン、塩酸、粘液が含まれています。噴門腺には、副細胞が存在しており、粘液を分泌しています。胃底腺には、主細胞、副細胞、壁細胞が存在しており、それぞれ、ペプシノゲン、粘液、塩酸を分泌しています。幽門腺には、副細胞が存在しており、粘液を分泌しています。ペプシンは、蛋

白質分解酵素です。塩酸には、ペプシノゲンをペプシンにする、殺菌作用 Fe^{3+} → Fe^{2+} にして、鉄の吸収を助ける、十二指腸では粘膜を刺激し、セクレチンを分泌するといった作用があります。普通の食品の中に含まれている鉄は、3価の鉄 Fe^{3+} でこのままでは吸収されません。胃酸の働きで二価の鉄 Fe^{2+} になり血液中に取り込まれて骨髄に届けられます。また、十二指腸から分泌されるセクレチンの作用により、胃の塩酸の分泌は抑制されます。これを胃液の分泌の腸相といいます。粘液は、胃粘膜を保護しています。

6-17 ホルモンは、消化管の中に分泌されるのか？

胃酸を含んだ酸性の食物が、十二指腸に送られると、十二指腸からセクレチン、コレシストキニン（パンクレオザイミン）が分泌されます。セクレチンは膵液に含まれる HCO_3^-（重炭酸イオン）の分泌と、肝臓での胆汁の生成に働き、コレシストキニンは、膵液に含まれる酵素の分泌と胆嚢の収縮に働きます。このように、セクレチンとコレシストキニンとの共同作用により、膵液と胆汁の分泌が行われています。膵液と胆汁は、どちらも HCO_3^-（重炭酸イオン）を含んでおり、アルカリ性を示します。このアルカリ性の性質により、胃酸の中和が行われています。

膵液と胆汁はともに神経性分泌、体液性分泌により分泌が促進されます。神経性分泌では、条件反射と無条件反射の両方の機序が存在し、体液性分泌に関しては、セクレチンとコレシストキニン（パンクレオザイミン）の両方が関与しています。

膵液は、膵管により運ばれ、胆汁と合流して、大十二指腸乳頭から十二指腸内腔へ分泌されるほか、分岐して小十二指腸乳頭からも十二指腸内腔へ分泌されます。膵液はアミラーゼ、プ

消化管ホルモンの作用

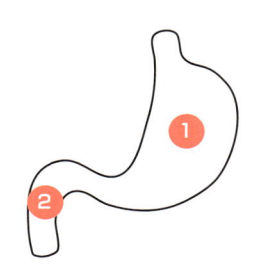

① 食物
ガストリン分泌 ｛ 胃液（ペプシン・塩酸）分泌
　　　　　　　　　胃運動亢進

② 胃酸+食物
セクレチン分泌 ｛ 膵液（HCO_3^-：アルカリ性）分泌
　　　　　　　　肝より胆汁分泌

コレシストキニン ｛ 膵液（酵素）分泌
　　　　　　　　　胆嚢収縮

ロテアーゼ、リパーゼを含んでいるので、糖質、蛋白質、脂質のすべてを分解できます。膵液に含まれるアミラーゼをアミロプシンといい、リパーゼをステアプシンといいます。膵液のプロテアーゼは、トリプシンとキモトリプシンとカルボキシペプチダーゼの3つがあります。

蛋白質の分解は、これらのプロテアーゼに加え、小腸上皮細胞に存在するエレプシン（数種の酵素）の作用により完成します。膵臓からは、消化管へ消化酵素を分泌するほかに、インスリン、グルカゴン、ソマトスタチンなどのホルモンを血液中に分泌します。

インスリンは、B細胞（β細胞）から分泌され血糖値を下げます。その分泌は、高血糖やグルカゴンや迷走神経(副交感神経)により促進され、ソマトスタチンや交感神経により分泌が抑制されます。

グルカゴンは、A細胞（α細胞）から分泌され血糖値を上げます。その分泌は、低血糖や交感神経や迷走神経(副交感神経)により促進されインスリンやソマトスタチンにより分泌が抑制されます。

ソマトスタチンは、D細胞（σ細胞）から分泌され、インスリン、グルカゴンの分泌を抑制します。その分泌はグルコースやグルカゴンや交感神経により促進し、迷走神経(副交感神経)により抑制されます。このように膵臓は消化吸収に関して、重要な酵素とホルモンを分泌していることがわかります。

6−18　小腸−胃反射

十二指腸が伸展されると、反射的に胃の運動が抑制されます。これを、小腸-胃反射といいます。また、食事中の脂質が十二指腸に到達すると、十二指腸粘膜からGIP（胃抑制性ペプチド：gastric inhibitory peptide）が分泌され胃運動を抑制します。

6−19　胆汁の働きは？

胆汁は肝臓で作られ、胆嚢に蓄えられます。胆嚢は、胆汁の濃縮と貯蔵とを行っています。胆嚢は、コレシストキニン（パンクレオザイミン）により収縮し、胆嚢で濃縮された胆汁を十二指腸に押し出します。

胃液による酸を含んだ食物が十二指腸に到達すると、十二指腸粘膜からセクレチンを血中に分泌します。食物中の糖質、脂質が十二指腸に到達すると、

十二指腸粘膜から**コレシストキニン（パンクレオザイミン）**を血中に分泌します。コレシストキニンは、膵臓に働き、**膵液の消化酵素**の分泌を促進し、また**胆嚢を収縮**させ、濃縮された胆汁を十二指腸へ排出させます。セクレチンは、**膵臓**に働き、膵液のHCO_3^-（重炭酸イオン）の分泌を促進し、また、**肝臓**での**胆汁の生成**を促進させます。

肝臓と胆道系の位置関係

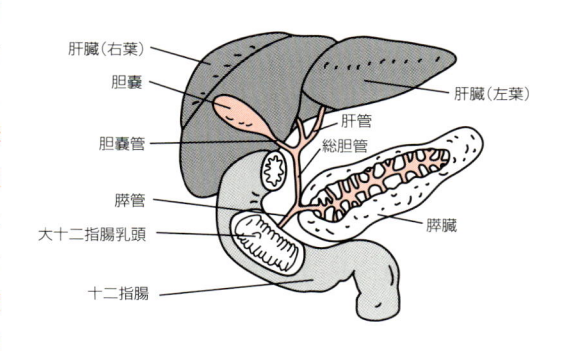

肝臓(右葉)、胆嚢、胆嚢管、大十二指腸乳頭、十二指腸、肝管、総胆管、膵管、肝臓(左葉)、膵臓

胆汁には、**胆汁酸塩**や**胆汁色素**や**脂質類**などが含まれています。胆汁色素は、そのほとんどが、**ビリルビン**です。ビリルビンは、赤血球の**ヘモグロビン**に由来します。また脂質類には、**中性脂肪**や**脂肪酸**や**コレステロール**や**レシチン**があります。コレステロールとレシチンは、細胞成分の老廃物として排泄されており、これらを**類脂体**といいます。胆嚢では、胆汁の濃縮が行われますが、特にコレステロールの濃縮が著しくなっています。胆汁が**胆嚢**で濃縮される際、難溶性のコレステロールが沈殿してしまうと、**胆石**の原因となります。

胆汁酸塩は、**ミセル**を形成し**脂肪酸**の吸収を助けます。ミセルでは、親水性部分を**外側**に、脂溶性部分を**内側**に位置させ、脂肪類を取り囲んでいます。親水性基が外側の水に接しているので、水に**溶解**することができるようになり、腸粘膜より吸収できるようになっています。これは、**石鹸**により脂を水に溶かして、洗い流せるようになっているのと同じです。したがって、胆汁が不足すると、**脂肪の吸収**ができなくなり、**必須脂肪酸**や**脂溶性ビタミン**の欠乏症が起きます。なお、胆汁自身に消化酵素は、**含まれていません。**

胆汁は**肝臓**で生成され、肝管により肝臓から出された後、胆嚢管を通って**胆嚢**に送られます。胆嚢では、胆汁を**貯蔵・濃縮**します。コレシストキニンにより、胆嚢が収縮されると、胆嚢で濃縮された胆嚢、胆汁が**総胆管**により十二指腸のほうに下行され、膵臓から膵液を運ぶ**膵管**と合流した後、**大十二指腸乳頭**により、十二指腸から分泌されます。大十二指腸乳頭部には、**オッディー括約筋**が取り囲み、開口を調節しています。

STEP 6 消化

6-20 腸肝循環

肝臓では、体内の有害物質の解毒を行いますが、体内の不要物を胆汁中に排泄もしています。

肝臓からの胆道系により、十二指腸に排泄されたものが、吸収の著しい空腸や回腸にて再び吸収され、門脈から、肝臓に戻ってくる場合があります。このような循環を腸肝循環といいます。

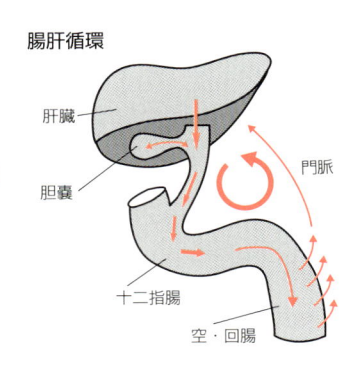

腸肝循環

肝臓 / 胆嚢 / 十二指腸 / 空・回腸 / 門脈

6-21 腸機能の調節

腸官には、内腔粘膜の外側に輪走筋がその外側に縦走筋が存在しています。

腸管運動は、副交感神経や壁内神経系の働きにより起こります。輪走筋により、分節運動が起こります。また、縦走筋により、振子運動が起こります。蠕動は、主に輪走筋による運動です。内腔粘膜と輪走筋の間に存在しているのが、粘膜下神経叢（マイスナー神経叢）であり、輪走筋と縦走筋の筋層の間に存在しているのが、筋層間神経叢（アウエルバッハ神経叢）です。この2つの神経叢を、内在性神経叢（壁内神経叢）といい、副交感神経である迷走神経のシナプス接続を受け、腸管運動を起こしています。

消化管の構造

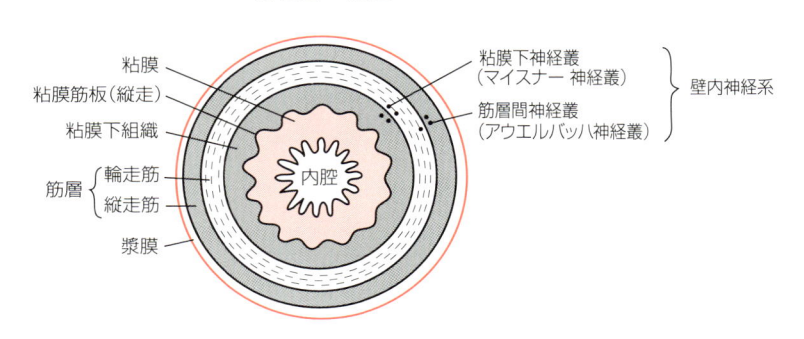

粘膜 / 粘膜筋板（縦走）/ 粘膜下組織 / 筋層 ― 輪走筋・縦走筋 / 漿膜 / 内腔 / 粘膜下神経叢（マイスナー神経叢）/ 筋層間神経叢（アウエルバッハ神経叢）/ 壁内神経系

消化活動を促進させているのは副交感神経であり、延髄から出る迷走神経により、命令が伝えられています。

消化活動を抑制させているのは交感神経であり、T_5〜T_9から出る大内臓神経と、T_{10}〜T_{12}から出る小内臓神経があります。

胃、小腸、肝臓、膵臓、脾臓には腹腔神経節により、大腸前半へは上腸間膜神経節でシナプス接続された節後神経により、大腸後半へは下腸間膜神経節により命令が伝えられます。

6-22　腸運動

腸は、くびれるような動き方をして、消化物を押し出しています。これを蠕動といいます。消化管の運動は、平滑筋の収縮によります。蠕動運動では、縦走筋に次いで、輪走筋が収縮し、この収縮波が、肛門に向かって移動していきます。

収縮の波が、あちこちで起こるのが分節運動であり、食物をよく混和し、吸収を高めます。

これは、主に輪走筋の律動収縮によって起こります。

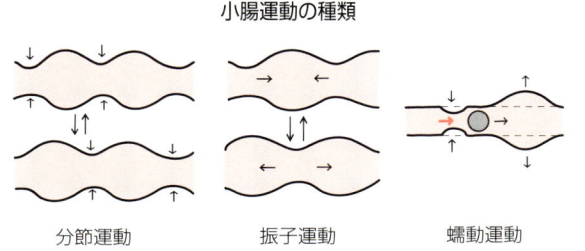

小腸運動の種類

分節運動　　振子運動　　蠕動運動

6-23　腸の消化と吸収

◎小腸◎

腸は、消化の最終段階と吸収を行います。栄養素の最終的消化は、小腸内腔と刷子縁と小腸上皮細胞内（細胞質）で完成します。

小腸で、二糖類は単糖類に分解されます。小腸で、ペプチドはアミノ酸に分解されます。小腸では、脂質の分解も開始されすぐに吸収が行われます。

吸収された栄養素のうち、糖質と蛋白質は、門脈に入り肝臓へ運ばれます。一方、脂質は中央リンパ管に入り、胸管を経て、左静脈角（鎖骨下静脈と内頸静脈の合流点）から腕頭静脈へ合流します。

小腸では、栄養素や電解質ならびに水分の吸収などが行われます。吸収の90％は、小腸で行われます。

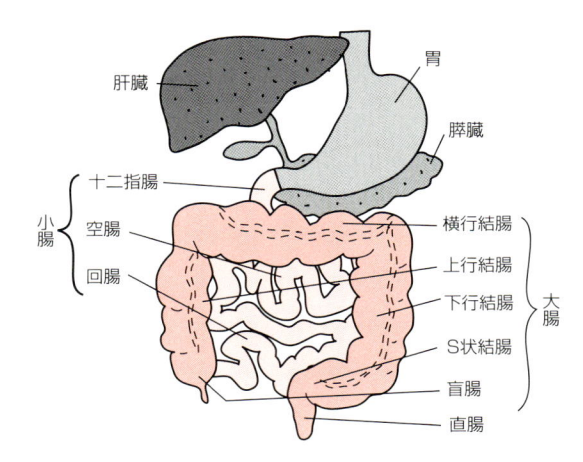

　小腸は十二指腸と空腸と回腸にわけられます。

　十二指腸という名称は、その長さが手の指を横に12本並べた長さであることに由来します。十二指腸には、十二指腸腺（ブルンナー腺）があり、粘液とHCO_3^-（重炭酸イオン）を分泌します。粘液は、胃からの酸から粘膜を守り、重炭酸イオンは酸を中和します。

　大十二指腸乳頭からは、膵液と胆汁が分泌され、両方に含まれているHCO_3^-により胃酸が中和され、消化物は弱アルカリ性になります。空腸と回腸には、腸腺（リーベルキューン腺）が存在し、粘液と消化酵素の分泌をしています。小腸のリーベルキューン腺に含まれている消化酵素にはマルターゼ、スクラーゼ、サッカラーゼ、ラクターゼ、アミノペプチダーゼ、腸リパーゼ、ヌクレアーゼ、エンテロキナーゼなどを含み、消化の最終段階を完成させます。スクロースを分解する酵素には、スクラーゼやサッカラーゼが存在します。スクロースは1個のグルコースと、1個のフルクトースから構成されていますが、スクラーゼはグルコース側から分解するのに対し、サッカラーゼはスクロースのフルクトース側から加水分解します。ヌクレアーゼには、DNAを分解するデオキシボヌクレアーゼと、RNAを分解するリボヌクレアーゼがあります。エンテロキナーゼは、トリプシノゲンに作用し、トリプシンを作成します。これらの

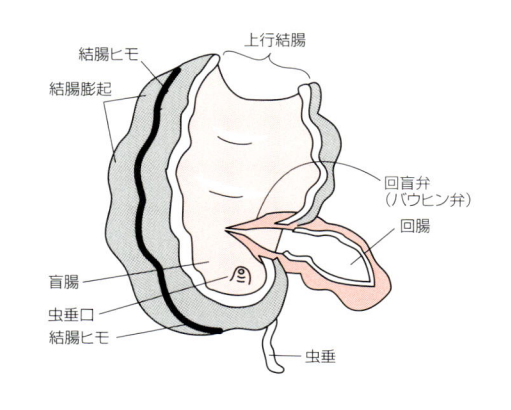

腸液の分泌は、副交感神経とセクレチンによって亢進されます。

空腸と回腸の境目は、明確ではありません。回腸を経ると、腹部の右下部にあるバウヒン弁（回盲弁）を抜け、盲腸に至ります。盲腸から先は、腸管が太くなっていることから、大腸とよばれます。

回盲弁（バウヒン弁）により、小腸と大腸の腸内環境は明確に区別されており、また、内容物は大腸から小腸への逆流ができなくなっています。

盲腸下端には、虫垂が存在しています。虫垂炎の際の痛点として、マック・バーニー点やランツ点などがあります。マック・バーニー点は、虫垂の基部を反映しており、臍と右側の上前腸骨棘を結ぶ外側2／3の位置であり、ランツ点は、虫垂の先端を反映しており、左右の上前腸骨棘を結んだ、右側2／3の位置です。

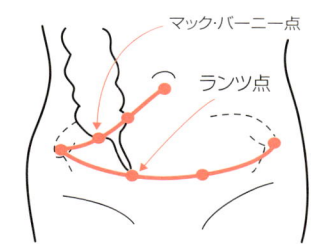

虫垂の位置

マック・バーニー点
ランツ点

◎大腸◎

大腸は、盲腸、上行結腸、横行結腸、下行結腸、S状結腸、直腸の6つの部分にわけられます。大腸にもリーベルキューン腺が存在し、大腸液を分泌していますが、大腸では、粘液と重炭塩酸のみの分泌で、消化酵素は含まれていません。この粘液は、杯細胞（さかずき）により分泌されています。重炭酸イオンはアルカリ性を示しますので、大腸内は、弱アルカリ性になっています。

大腸液には、消化酵素が含まれていないので、大腸内には、弱アルカリ環境下で生活できる腸内細菌が常在細菌として生息しています。大腸では、常在細菌により食物の分解が起こります。常在細菌による食物の分解により、私たち自身の消化酵素では分解できなかった栄養素を分解することができます。大腸では、小腸で吸収されなかった水と電解質の吸収が行われます。食物は、大腸で水分を吸い取られ、徐々に固くなります。Na^+、Ca^{2+}、Fe^{2+}は、小腸や大腸で能動輸送により吸収されます。一般に、Cl^-や水の吸収は、Na^+の吸収に伴って、受動的に行われます。食物中の鉄の多くはFe^{3+}であり、そのままでは体内に吸収されにくいですが、胃酸の作用によりFe^{2+}となり、吸収されやすくなっています。水溶性ビタミンの多くは、拡散により吸収されますが、ビタミンB_{12}は、胃粘膜から分泌される内因子と結合して吸収されます。

6-24　排便反射と排尿反射

　排便反射は次のように起きています。直腸壁が伸展刺激を受けると、その情報は骨盤神経を介して、排便中枢（S_2〜S_4）に伝わります。排便中枢は、骨盤神経を介して、S状結腸、直腸を収縮させ、内肛門括約筋を弛緩させます。さらに、陰部神経を抑制し外肛門括約筋も弛緩させ、排便反射が行われます。この際、意識的に横隔膜の下降や腹筋の収縮により腹腔内圧の上昇を起こし、排便を補助します。グリセリン浣腸は、腸粘膜を滑りやすくすると同時に便を柔らかくし、また、腸の内圧を高め伸展刺激を行い、排便反射を促進し、排便を促します。

　排尿反射は次のように起きています。膀胱壁が伸展刺激を受けると、その情報は骨盤神経を介して、排尿中枢（S_2〜S_4）に伝わります。排尿中枢は、骨盤神経を介して膀胱を収縮させ、内尿道口を弛緩させます。

　さらに、陰部神経を抑制し尿道括約筋も弛緩させ、排尿反射が行われます。この際、意識的に横隔膜の下降や腹筋の収縮により腹腔内圧の上昇を起こし、排尿を補助します。

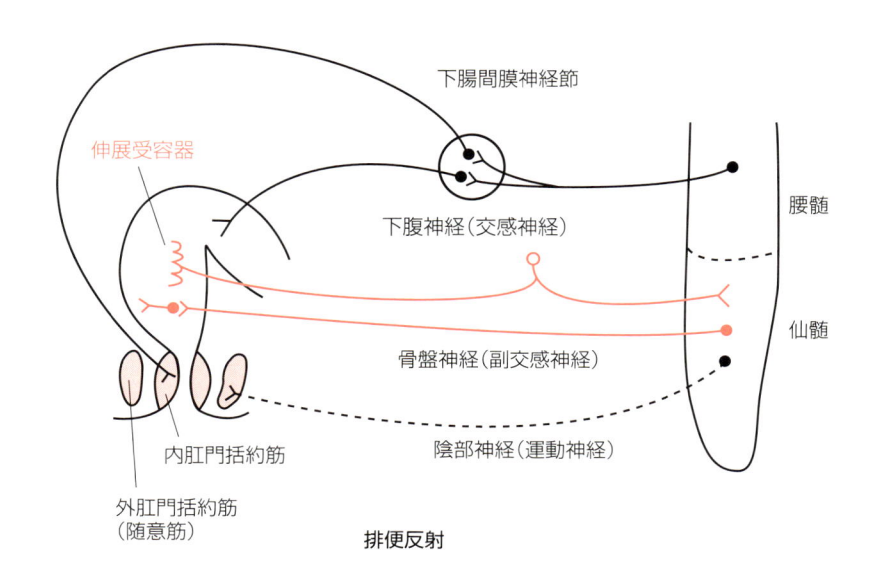

排便反射

6-25　肝臓の仕事

　肝臓は右葉と左葉からなり、右葉は大きく、肝臓の約4／5を占め、左葉は肝臓の約1／5を占めます。肝臓の裏面には、肝動脈や門脈や肝管などが出入りする、肝門があります。肝静脈は、肝門から出ていません。

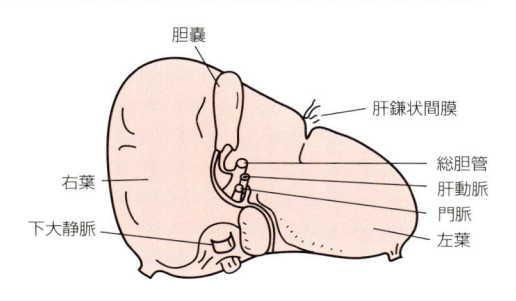

　肝臓へは、栄養血管である肝動脈と、機能血管である門脈から血液が流入しています。肝動脈には心拍出量の8％の血液が、門脈には心拍出量の17％の血液が流れています。門脈血は、静脈血に分類されます。門脈に至る血液の3主根は、脾静脈と上腸間膜静脈と下腸間膜静脈で、腸管で吸収された栄養素を肝臓に運びます。肝臓内では、肝動脈は小葉間動脈となり、門脈は小葉間静脈となり、これらは類洞（洞様毛細血管）で合流しています。類洞から中心静脈そして肝静脈に続き、肝臓から出て下大静脈に注ぎ、心臓に戻ります。肝臓を顕微鏡でのぞくと、中心静脈を中心において、6角形の角に小葉間動脈と小葉間静脈と小葉間胆管の3つ組が存在している様子が観察できます。この6角形を肝臓の基本単位と考え、肝小葉といいます。また、この3つ組が存在している肝小葉の周囲の小葉間結合組織をグリソン鞘（血管周囲線維鞘）といいます。

　肝臓では、鉄やビタミンなどの栄養素を貯蔵しています。肝臓では、グリコーゲンや脂肪の貯蔵や合成を行ったり、アミノ酸から蛋白質の合成などのさまざまな代謝を行っています。また、空腹期においては、血糖値を保つために、グルコースの産生を行っています。これを、糖新生といいます。

　糖新生により、空腹時でも、70〜110mg／dℓの血糖値を維持し、低血糖ショックを防いでいます。肝臓では、膠質浸透圧に大きく影響している血漿蛋白質のアルブミンの生成を行っています。肝機能障害ではアルブミンの低下により膠質浸透圧を維持できなくなり、浮腫（むくみ）を生じやすくなります。肝臓では、コレステロールの合成も行っています。コレステロールとは、脂質の1種であり、生体に必要な栄養素です。体内のコレステロールは、肝臓や小腸により、合成されたものが約75％程度で、食事により摂取されたものが、

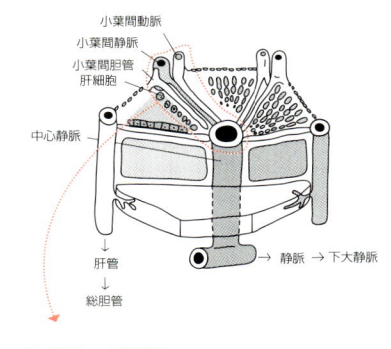

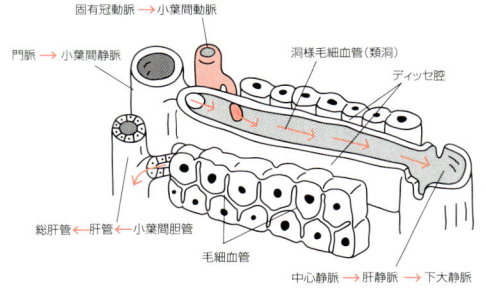

肝小葉

　約25%程度であり、一般に食事による摂取が多くなると、肝臓での合成は低下します。また、肝機能障害になると、血液中のアルブミンとコレステロールが低下してくるので、肝障害では、むくみやすくなったりステロイド系のホルモンの減少が起こることがあります。肝臓では、血液凝固因子も合成しています。肝機能障害になると血液凝固因子の不足により出血しやすくなります。また、血液凝固を阻止するヘパリンの生成も行っています。

　肝臓の毛細血管は類洞（洞様毛細血管）とよばれ、血流がゆっくりなため、ここで血液が足止めをされます。これを肝臓の血液貯蔵作用といいます。類洞には、細網内皮系に属するクッパーの星細胞（クッペルの星細胞）という貪食細胞がいて、免疫の働きを担っています。老朽化した赤血球の貪食も行っています。

　肝臓では、解毒も行っています。蛋白質の代謝によって生成する窒素化合物、特にアンモニアの解毒を行う尿素回路を持っており、排泄が可能な（毒性のない安全な）尿素という物質に変換させます。肝臓はアルコールも分解します。

　肝臓では、脂質の吸収に必要な胆汁の生成も行っています。また、有毒物質はそのまま胆汁の中に排泄し、胆道系を使って十二指腸より腸管に出してしま

います。

肝臓は、再生力が強いのも大きな特徴です。

6-26 黄疸と肝機能検査

肝臓はヘモグロビン代謝にも重要な働きをしています。

使用済のヘモグロビンは、ビリルビンとなります。このビリルビンは、非抱合型ビリルビン（間接型）といわれ、腎臓の糸球体からろ過されないため尿へ排泄できません。非抱合型ビリルビン（間接型）は、アルブミンの運搬作用により、肝臓に運ばれ、肝細胞にてグルクロン酸と抱合します。

このビリルビンを抱合型ビリルビン（直接型）といい、親水性であるので、胆汁色素として胆汁中へ排泄されたり、血液で腎臓に運ばれ、糸球体からろ過されて尿中に排泄されたりします。肝管から出た肝胆汁は、胆嚢で濃縮され、総胆管を経て、膵管と合流して、大十二指腸乳頭に接続しています。

胆汁中に排泄されたビリルビンは、大十二指腸乳頭から腸内に分泌されますが、腸内は弱アルカリ性であるので還元されウロビリノゲンとなり排便されます。また、一部は腸から吸収され、門脈により再び肝臓に戻され、そのほとんどは再び胆汁中へ排泄されるという腸肝循環をします。

また、再吸収されて肝臓に戻されたビリルビンの一部は、血液により腎臓から尿として排泄されます。

胆汁中の胆汁色素として十二指腸に排泄されます。

また、肝臓でグルクロン酸との抱合を行うことができないと、ビリルビンは排泄することができないため、ビリルビンの血液濃度が上昇してきます。この状態を黄疸といいます。

血液を調べると、肝臓の機能がわかります。肝臓の検査を肝機能検査といいます。肝障害では、GOT（AST）とGPT（ALT）が上昇します。GOTとGPTは、肝細胞の中に存在する酵素で、血液中の値が上昇しているということは、肝細胞が破壊されて、これらの酵素が逸脱してきたことを示しています。その他、LDH、アルカリフォスファターゼ、γ-GTPなどの値も上昇します。

STEP 7　代謝

　体内では、生命活動を行うために、さまざまな化学反応が行われています。この化学反応のことを代謝といいます。化学反応には、合成反応と分解反応とがありますが、合成反応の過程を同化作用といい、分解反応の過程を異化作用といいます。また、栄養素が化学変化を受けて、エネルギーに変わっていく過程を中間代謝といい、吸収期と空腹期とがあります。栄養素には、エネルギー源になるものと代謝を円滑にするものとがあります。糖質や脂質や蛋白質はエネルギー源になり、これらを三大栄養素といいます。代謝を円滑にするものには、ビタミンとミネラル（無機物）とがあります。代謝は、酵素によって遂行されます。酵素は、蛋白質でできています。酵素が、触媒として働くためには、補酵素が必要な場合があります。その「補酵素」をビタミンといいます。ビタミンは、水溶性のものと脂溶性のものとがあります。ビタミンは、体内で合成することができません。ビタミンが不足すると、ビタミン欠乏症になります。

7-1　ビタミンの名称・欠乏症状を覚えましょう

　ビタミンAの欠乏症には、夜盲症や皮膚の乾燥などがあります。ビタミンB_1の欠乏症は、脚気や神経炎や浮腫などがあります。ビタミンB_2の欠乏症は、舌炎や口内炎などがあります。ビタミンB_6の欠乏症は、痙攣や刺激過敏症などがあります。ビタミンB_{12}の欠乏症は、悪性貧血やハンター舌炎などがあります。ビタミンCの欠乏症には、壊血病やメラーバロウ病があります。ビタミンDの欠乏症は、くる病や骨軟化症などがあります。ビタミンEの欠乏症には、不妊、貧血、赤血球膜の脆弱化、筋ジストロフィーなどがあります。ビタミンKの欠乏症は、血液凝固因子のプロトロンビン（第Ⅱ因子）、第Ⅶ因子、第Ⅸ因子、第Ⅹ因子の生合成が阻害され、出血傾向が認められます。ナイアシンはニコチン酸アミドともよばれ、欠乏症は、ペラグラ（皮膚炎、下痢、乾燥）です。パントテン酸の欠乏症では、皮膚炎や腸炎や円形脱毛症や副腎機能不全症などがあります。ビオチンの欠乏症は、皮膚炎や腸炎などがあります。葉酸の欠乏症は、スプルー（熱帯性下痢）や貧血などがあります。コリンの欠乏症は、脂肪肝などがあります。

各種ビタミンの概要

ビタミン	欠乏症状
*ビタミンA （レチノール、レチナール、レチノイン酸：ビタミンA₁）	夜盲症、皮膚の乾燥
ビタミンB₁（チアミン）	脚気、神経炎、浮腫
ビタミンB₂（リボフラビン）	舌炎、口唇炎
ビタミンB₆（ピリドキシン）	多発性神経炎、痙攣、口角炎
ビタミンB₁₂（コバラミン）	巨赤芽球性貧血（悪性貧血）、ハンター舌炎
ナイアシン【ビタミンB₃】 （ニコチン酸）（ニコチン酸アミド）	ペラグラ（皮膚露出部の炎症、消化器障害）
パントテン酸【ビタミンB₅】	皮膚炎、脱毛症、副腎機能障害、 （末梢神経障害による）知覚異常、足の灼熱感
ビオチン【ビタミンB₇】	皮膚炎、腸炎、関節炎
葉酸【ビタミンB₉】	スプルー（熱帯性下痢）、巨赤芽球性貧血
ビタミンC（アスコルビン酸）	壊血病、メラーバロウ病
*ビタミンD	くる病、骨軟化症
*ビタミンE	不妊、溶血性貧血、筋萎縮
*ビタミンK（植物由来：ビタミンK₁） 　　　　（微生物由来：ビタミンK₂）	（血液凝固因子Ⅱ、Ⅶ、Ⅸ、Ⅹの合成不全による）出血、骨粗鬆症
**コリン（ビタミンBₚ）	脂肪肝

* 　は、脂溶性ビタミン。その他は水溶性ビタミン。
** は、ビタミン様物質。

7-2　物質代謝

　必須脂肪酸と必須アミノ酸以外は、私たちの体内で合成できます。さらに糖質や脂質やアミノ酸は、お互いに変換することができます。「糖質」「脂質」「蛋白質」の中で最もエネルギー量が多いのは、脂質です。栄養素1gあたり、発

生するエネルギー量の値を アトウォーターの係数 といい、糖質 4.1kcal、脂質 9.3kcal、蛋白質 4.2kcal を示します。長期に保存する目的なら、同じ重量でより多くのエネルギーを発生する脂質が有利であることがわかります。

　また、消化の項目での説明と重複しますが、食事後、栄養の吸収に際し代謝が亢進し、産熱が増加します。このことを食事誘発性産熱反応または、特異動的作用といいます。特に蛋白質の摂取が一番大きな体温上昇作用を示します。

7-3　ATP

　人は、体の中で食物を酸化させることにより、エネルギーを得ています。

　酸化に必要な酸素を取り込むことが、呼吸です。3大栄養素は、構成成分として、C、H、O の割合が異なるため、完全燃焼させた場合、必要とされる酸素の量と、排出される二酸化炭素の量が異なっています。排出される二酸化炭素の量と、消費された酸素の量の比 CO_2 / O_2 を呼吸商（RQ：Respiratory Quotient）といい、どの栄養素が分解されたかを知る目安となります。
［糖質＝ 1.0 ／脂質＝ 0.7 ／蛋白質＝ 0.8］

　吸収した栄養素に酸素が多く含まれていれば、完全燃焼させるために呼吸によって取り込まなければならない酸素は少なくて済み、栄養素に含まれている酸素が少なければ、それだけ多量の酸素を取り込む必要があります。したがっ

3大栄養素の代謝

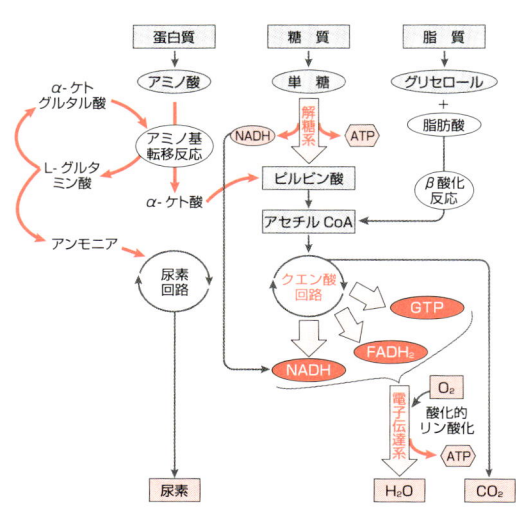

て、CO_2 排出量と O_2 消費量の比（CO_2 / O_2）は、栄養素によって異なります。

7-4 糖質

体内では、糖質は解糖系により、代謝が開始されます。解糖系とは、グルコースからピルビン酸までの一連の反応系のことです。

血液中のグルコースの濃度を、血糖値といいます。正常な空腹時血糖値は、70～110mg／dℓ程度ですが、吸収期であっても、通常の生理的環境下では、膵臓から分泌されるインスリンの作用によりグルコースは体内の細胞に取り込まれていくので、血糖値は140mg／dℓを越えないようになっています。腎臓では能動輸送によって、グルコースを再吸収していますが、血糖値が異常に高くなると、血液から尿中に出てくる量を腎臓が再吸収しきれなくなり、最終的に排泄される尿中に糖が出てしまうようになります。これを尿糖といいます。

糖質は、酸化されると完全に二酸化炭素と水になります。この酸化により生じた水を代謝水（酸化水）といいます。酸化によって発生した二酸化炭素は、呼吸により排泄されます。

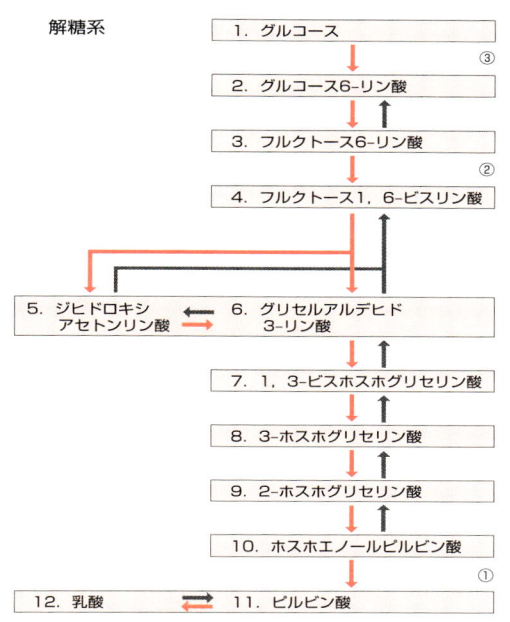

解糖系

1. グルコース
  ↓ ③
2. グルコース6-リン酸
  ↓
3. フルクトース6-リン酸
  ↓ ②
4. フルクトース1,6-ビスリン酸
  ↓
5. ジヒドロキシアセトンリン酸 ⇄ 6. グリセルアルデヒド3-リン酸
  ↓
7. 1,3-ビスホスホグリセリン酸
  ↓
8. 3-ホスホグリセリン酸
  ↓
9. 2-ホスホグリセリン酸
  ↓
10. ホスホエノールピルビン酸
  ↓ ①
12. 乳酸 ⇄ 11. ピルビン酸

⟵ ：グルコースを合成する糖代謝の経路①②③は別の反応経路となる

クエン酸回路

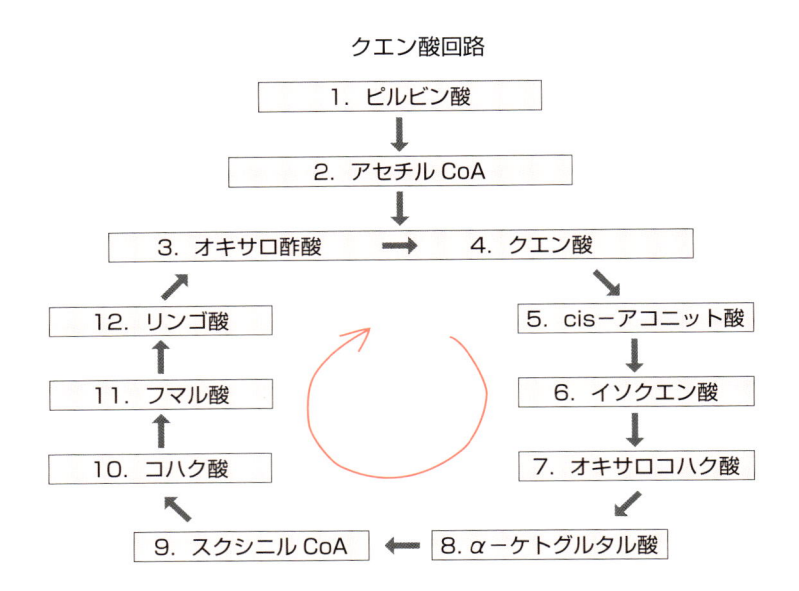

1. ピルビン酸
↓
2. アセチル CoA
↓
3. オキサロ酢酸 → 4. クエン酸
↑　　　　　　　　　　　↓
12. リンゴ酸　　　　　5. cis－アコニット酸
↑　　　　　　　　　　　↓
11. フマル酸　　　　　6. イソクエン酸
↑　　　　　　　　　　　↓
10. コハク酸　　　　　7. オキサロコハク酸
↑　　　　　　　　　　　↓
9. スクシニル CoA ← 8. α－ケトグルタル酸

7－5　糖質の代謝

　グルコースは解糖系という連鎖反応により2個のATPとピルビン酸とNADHを生じます。解糖系は十分な酸素がなくても働くことができるので、糖質は嫌気的環境下でもエネルギーを生じることができることがわかります。解糖系で得たピルビン酸は、酸素が十分にない嫌気的環境では、生じたNADHにより、乳酸を生じ蓄積します。乳酸が生成されるには、LDH（乳酸脱水素酵素）という酵素が必要です。筋肉では、LDHの活性は強く、心筋では、LDHの活性は弱い傾向があります。解糖系のみちすじには、フルクトースも含まれていますが、ガラクトースは含まれていません。ガラクトースは、ルロワール経路という別の代謝により、一度、グルコースに戻されて解糖系で利用されます。

7－6　エネルギーの産生はミトコンドリアにかかっている！

　さらに酸素が十分に存在する好気的環境では、ピルビン酸は、ミトコンドリアに運搬され、アセチル CoA となり、アセチル CoA がミトコンドリア内でクエン酸回路という連鎖反応に入り、大量のエネルギーを生じます。この時のエネルギー物質は、NADH、FADH$_2$、GTP の形をしています。しかし、これら

のエネルギーの形を私たちの細胞は直接利用することができないので、これらすべてを ATP に変える必要がでてきます。ミトコンドリア内の電子伝達系では、これらのエネルギー物質を ATP に変換しています。解糖系で得られた2個の ATP と合わせるとクエン酸回路と電子伝達系を経れば、1 mol のグルコースから 36 個または 38 個の ATP を合成します。ピルビン酸をミトコンドリアに運搬するには、エネルギーを使います。ピルビン酸をミトコンドリアに運搬するみちすじは2つあり、どちらで運搬したかによって、使用したエネルギー量が違うため、最終的に得られる ATP の数が異なっているのです。通常、グルコースを完全燃焼させた場合、得られたエネルギーの内、熱となるのは約60%であり、ATP となるのは約40%です。

7-8 蛋白質

体の主な構成成分は蛋白質です。細胞は、必要な蛋白質をアミノ酸から合成します。

私たちの体を構成しているアミノ酸は20種類ほどあります。アミノ酸には、自分で合成できるものと、できないものとがあります。20種類の内、体内ではつくれない9種類のアミノ酸を必須アミノ酸といい、ロイシン、イソロイシン、トリプトファン、メチオニン、バリン、ヒスチジン、トレオニン（スレオニン）、フェニルアラニン、リシン（リジン）があります。ヒスチジンは体内でも合成されるアミノ酸ですが、幼児の栄養に重要であることから、必須アミノ酸に準じて分類されます。

必須アミノ酸	トレオニン（スレオニン），バリン，ロイシン，イソロイシン，メチオニン，フェニルアラニン，トリプトファン，リシン（リジン），ヒスチジン
非必須アミノ酸	グリシン，アラニン，セリン，アスパラギン酸，アスパラギン，グルタミン酸，グルタミン，プロリン，チロシン，システイン，アルギニン

7-9 蛋白質の代謝

蛋白質はアミノ酸として利用されますが、アミノ酸は代謝によりα-ケト酸

となり、α-ケト酸からピルビン酸を作成します。その後は、好気的環境下ではアセチルCoAから、クエン酸回路の連鎖反応によりエネルギーを生じます。一方、同時に生成したL-グルタミン酸からアンモニアが生成してしまいます。肝細胞の尿素回路では、アンモニアとCO_2を毒素のない尿素に変換し、腎臓から尿中に排泄します。尿素回路は、肝細胞の中のミトコンドリアの中で行われる代謝と、ミトコンドリアの外の細胞質で行われる代謝の両方が合わさってできています。

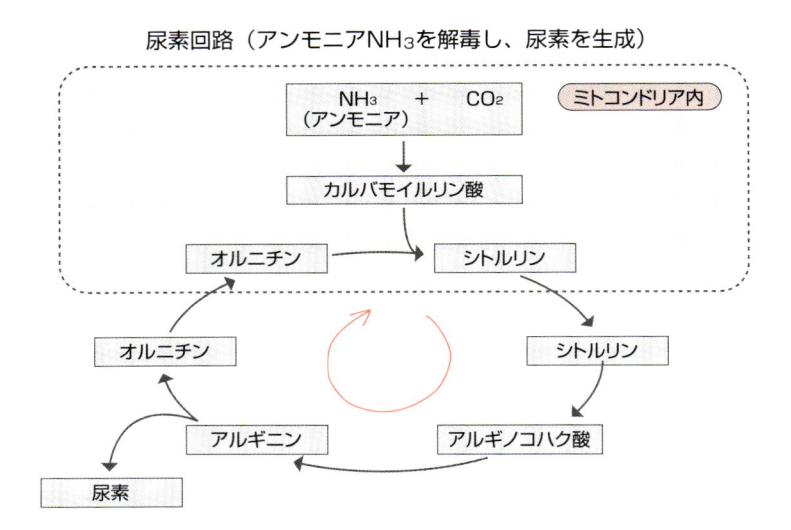

尿素回路（アンモニアNH_3を解毒し、尿素を生成）

ミトコンドリア内
NH_3 + CO_2
（アンモニア）
↓
カルバモイルリン酸
オルニチン → シトルリン

オルニチン
シトルリン
アルギニン
アルギノコハク酸
尿素

7-10　脂質の代謝①

脂質には中性脂肪、コレステロール、リン脂質、遊離脂肪酸の4つがあり、エネルギー源、生体の構成成分となります。食後には、著しく増加して、リンパ液は乳び状に混濁します。

コレステロールも脂質の一種で、細胞膜の成分です。食事から栄養素として摂取されますが、約80％程度は、肝臓で合成されています。コレステロールを多量に摂取すると、血液中のコレステロールも増加します。肝臓から血液中に放出されたコレステロールの形態はLDLコレステロールであり、動脈硬化を促進するので悪玉とよばれます。過剰なコレステロールを再び肝臓に戻すコ

レステロールの形態は、HDL コレステロールであり、動脈硬化予防をするので善玉とよばれます。コレステロールは胆汁酸となって胆汁中に含まれ、栄養として摂取した脂肪とミセルを形成し、脂肪の吸収に作用しています。

脂肪酸の合成・分解は、肝臓で行われます。余分な脂質は中性脂肪として脂肪細胞の中に蓄えられます。必要に応じて、脂肪細胞中の中性脂肪が遊離脂肪酸として放出されエネルギー源として利用されます。

血中では、血漿蛋白質の担体により運搬されています。脂肪酸には、体内で合成できるものと、合成できないものがあります。体内で合成できない脂肪酸を必須脂肪酸といい、特定の位置に二重結合や三重結合を有している不飽和脂肪酸の構造をしています。必須脂肪酸には、リノール酸、リノレイン酸、アラキドン酸、ドコサヘキサエン酸（DHA）などがあります。

内臓脂肪は遊離脂肪酸の放出が盛んで動脈硬化に深く関係します。また、遊離脂肪酸は、細胞毒性が強く注意が必要です。

脂質は、ケトン体をつくりながら酸化されます。アセトンやアセト酢酸や β ヒドロキシ酪酸などをケトン体とよび、この中でも、アセト酢酸、β ヒドロキシ酪酸は、強い酸性を示すため、ケトアシドーシスを起こす原因となります。生体内で直接利用可能なエネルギーの形は、ATP です。エネルギーの産生は、主としてクエン酸回路によって行われます。

7−11　脂質の代謝②

脂肪酸は、カルボキシル基と多くの炭素が鎖状につながった構造をしています。β 酸化とは、カルボキシル基と反対側の端から 2 番目の炭素を酸化させる反応であり、酸化すると同時に 2 番目と 3 番目の炭素が切り離されます。この切り離された、2 個の炭素による鎖を持つ物質をアセチル CoA とよびます。さらに、残った炭素の鎖の端から 2 番目の炭素を酸化させる β 酸化が起こります。このように、脂肪酸では繰り返し β 酸化が行われ、大量のアセチル CoA が生じます。脂肪酸は β 酸化により酸化されエネルギーを産生しますが、生じたアセチル CoA は、さらにクエン酸回路にて ATP の産生に利用されます。ところが、クエン酸回路で ATP を産生する代謝よりもアセチル CoA を産生する β 酸化のほうが速いため、アセチル CoA が増加していきます。ここで生じたアセチル CoA とアセチル CoA がくっつくと、ケトン体を生じます。ケト

ン体もエネルギー源として利用されますが、酸性を示すため、アシドーシスを起こします。

このように、アミノ酸も脂肪酸も結局は、ミトコンドリアのクエン酸回路によりエネルギーを得ていることがわかります。よって、酸素の存在する好気的環境下でなければエネルギーを得ることはできません。しかし、糖質だけは、解糖系により、酸素の不足した嫌気的環境下でもエネルギーを得ることができるのです。

7-12 吸収期

栄養素の吸収に関係して吸収期と空腹期に区別されます。

吸収期では、エネルギー源として吸収されたグルコースを利用します。また、余剰のグルコースは肝臓や筋肉において、グリコーゲンに変換され貯蔵されます。さらに、余剰のグルコースは、肝臓や脂肪組織において脂肪に変換され貯蔵されます。蛋白質はアミノ酸に分解され、私たちに必要な蛋白質に再合成されます。蛋白質合成に利用されなかったアミノ酸は、肝臓で糖質と脂質

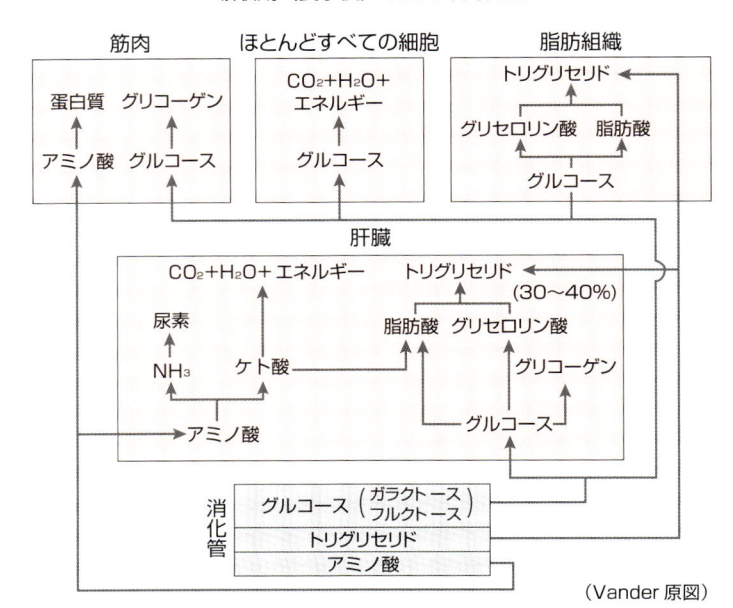

吸収期（食事後）の主な中間代謝

（Vander 原図）

に変換され、また、一部はエネルギー源としても利用されます。脂質はそのほとんどが、肝臓や脂肪組織で中性脂肪（トリグリセリド）として貯蔵されますが、一部はエネルギー源としても利用されます。

　血液中のグルコースを細胞に取り込むためには、インスリンの作用が必要です。利用されなかったグルコースは、腎臓の糸球体から原尿中にろ過されてしまいますが、腎臓の近位尿細管では、能動輸送によりグルコースの再吸収を行っています。血糖値が170mg／dlを越えると再吸収しきれずに、排泄する尿中にグルコースが出てしまいます。これを尿糖といい、糖尿病のスクリーニング検査項目です。HbA1cは、過去1〜2ヵ月の平均血糖値を反映しており糖尿病のコントロールの指標として大切です。

7-13　空腹期

　空腹期におけるエネルギー源は、貯蔵されている栄養素です。空腹期には、必要に応じてグリコーゲンを分解して、血液中にグルコースを出し血糖値を維持させます。中枢神経系の細胞には、エネルギー源としてグルコースを利用しています。中枢神経系に優先的にグルコースを供給するため、中枢神経系以外の組織細胞はグルコースの利用を停止し、エネルギー源として中性脂肪を分解した遊離脂肪酸を利用します。肝臓でβ酸化、アセチルCoAを経て生じたケトン体も、中枢神経・心筋・骨格筋・腎臓などで再びアセチルCoAに変換され、クエン酸回路・電子伝達系によりATPを合成しています。肝臓では、ケトン体を合成していますが、エネルギー源として利用することはできないので、血液中に放出しています。ケトン体は、酸性を示すので、血液中に放出されるとケトアシドーシスを引き起こします。

　中枢神経系へのグルコースの供給が停止すると、脳障害が起こります。（低血糖ショック）私たちは、体外からの栄養の取り込みがない時でも適切な、適切な血糖値を確保するために、血糖値を上昇させるホルモンを複数持っています。血糖値を上昇させるホルモンには、グルカゴン、成長ホルモン、甲状腺ホルモン（サイロキシン・トリヨードサイロニン）、副腎皮質ホルモン（糖質コルチコイド）、副腎髄質ホルモン（アドレナリン・ノルアドレナリン）があります。これらのホルモンにより、グルコースを生成し空腹時でも血糖値は、70〜110mg／dlを維持しています。このように、体内の代謝によりグルコ

ースを生成することを糖新生といいます。空腹期では、肝臓に貯蔵されているグリコーゲンからグルコース－６－フォスファターゼという酵素によりグルコースを生成し供給します。また、筋肉中のグリコーゲンは、ピルビン酸、乳酸を経て、肝臓でのグルコースの生成に利用されます。また、どうしてもエネルギーが不足してしまう場合には蛋白質を分解して得られるアミノ酸から、肝臓でグルコースが合成されます。

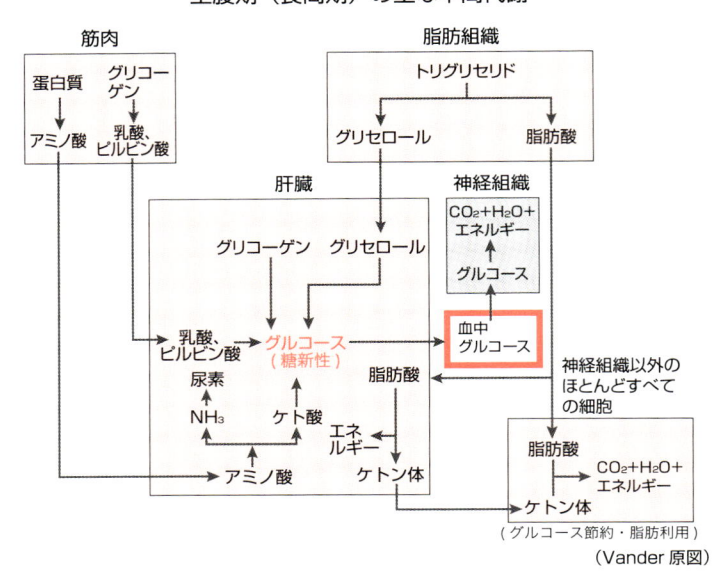

空腹期（食間期）の主な中間代謝

(Vander 原図)

7－14　基礎代謝

　生命維持に必要な最小限のエネルギー消費量を基礎代謝といいます。睡眠時のエネルギー消費量は、基礎代謝よりも低く約90％程度です。《＊基礎代謝に影響を及ぼす因子とその影響を覚えましょう》

　基礎代謝は、体表面積に比例し、１日で１㎡あたり、約1000kcalです。日本人の成人男性（20歳）の基礎代謝量は1500kcal／日で、成人女性（20歳）の基礎代謝量は1200kcal／日です。環境温度が低いと基礎代謝は高まり、環境温度が高いと基礎代謝は低くなります。乳児期、思春期の基礎代謝は、高くなっています。飢餓状態では基礎代謝は低くなり、過食状態では基礎代謝は高

くなります。甲状腺ホルモン、カテコールアミンなどのホルモンは、基礎代謝

基礎代謝への影響

環境温度	寒い時は上昇、暑い時は低下。
体格	男性は女性より高い。大きな人は高く、小さな人は低い。
年齢	幼少時は高く、老年期は低い。
栄養	過食により上昇（飢餓時は低下）。
ホルモン	甲状腺ホルモン、副腎皮質・髄質ホルモン、黄体ホルモンにより上昇。

を高くします。

《ポイント》

◎解糖系◎

　解糖系は、私たちのエネルギー源であるグルコースをピルビン酸に変換する一連の反応系で、酸素を必要としません。単糖質であるフルクトースとラクトースも代謝により解糖系に取り込まれています。

◎クエン酸回路◎

　クエン酸回路では、糖質、脂質、蛋白質により、供給されたアセチルCoAによりエネルギー物質を産生する一連の反応系でサイクルとなっています。これは、ミトコンドリアが持っている反応経路です。

◎電子伝達系◎

　解糖系やクエン酸回路では、エネルギー物質としてすべてがATPとして得られているわけではありません。

　$NADH$、$FADH_2$、GTPなどを私たちの細胞が利用できるエネルギー物質であるATPに変換する経路を電子伝達系といいます。電子伝達系はミトコンドリアが持っている反応経路で酸素を必要とします。

　酸素によってATP（アデノシン3リン酸）に変換しているので、酸化的リン酸化といいます。

　電子伝達系では、$NADH$、$FADH_2$のH^+を酸素によって酸化して代謝水を生成しています。

グルコースの代謝経路（解糖系＋クエン酸回路）とグルコースの生成経路（糖新生）

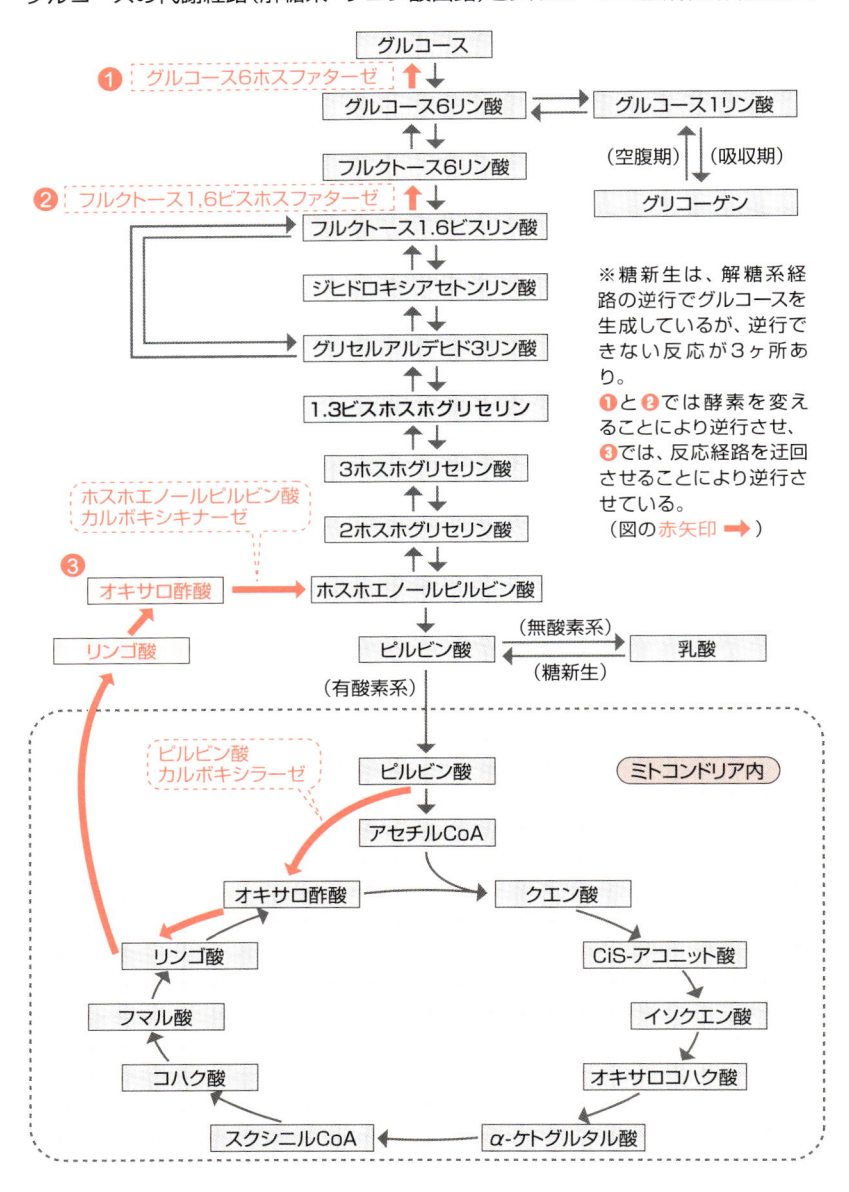

グルコース
↑↓ ❶ グルコース6ホスファターゼ
グルコース6リン酸 ⇌ グルコース1リン酸
↑↓　　　　　　　（空腹期）↑↓（吸収期）
フルクトース6リン酸　　　　グリコーゲン
↑↓ ❷ フルクトース1,6ビスホスファターゼ
フルクトース1,6ビスリン酸
↑↓
ジヒドロキシアセトンリン酸
↑↓
グリセルアルデヒド3リン酸
↑↓
1,3ビスホスホグリセリン
↑↓
3ホスホグリセリン酸
↑↓
2ホスホグリセリン酸
↑↓　　ホスホエノールピルビン酸カルボキシキナーゼ
❸ オキサロ酢酸 → ホスホエノールピルビン酸
　　　　　　　　　　ピルビン酸 ⇌ 乳酸（無酸素系/糖新生）
リンゴ酸
（有酸素系）

※糖新生は、解糖系経路の逆行でグルコースを生成しているが、逆行できない反応が3ヶ所あり。
❶と❷では酵素を変えることにより逆行させ、❸では、反応経路を迂回させることにより逆行させている。
（図の赤矢印 ➡）

【ミトコンドリア内】

ピルビン酸カルボキシラーゼ
ピルビン酸
↓
アセチルCoA
↓
オキサロ酢酸 → クエン酸
↑　　　　　　　　↓
リンゴ酸　　　　CiS-アコニット酸
↑　　　　　　　　↓
フマル酸　　　　イソクエン酸
↑　　　　　　　　↓
コハク酸　　　　オキサロコハク酸
↑　　　　　　　　↓
スクシニルCoA ← α-ケトグルタル酸

126

◎**糖新生**◎

　通常、血糖値を維持するためのグルコースは、食事により供給されています。しかし、空腹時では貯蔵されたグリコーゲンの分解や、糖新生によりグルコースを産生しています。

　糖新生では、クエン酸回路と解糖系の経路を逆行してグルコースを産生していますが、逆行できない反応箇所が3つあり、そこでは別の酵素反応を行っています。

STEP 8　体温

私たちの体温は、平熱に保たれていますね。実は、生命活動に大切な代謝に作用する酵素活性は温度に大きく影響を受けています。体温を一定に保つことは、生命を維持するために非常に大切です。また、私たちの体の成分に含まれている蛋白質は熱に弱いので、代謝により発生した熱を上手に放散する必要があります。ここでは、体温を調節し、一定に保つしくみについて、理解していきましょう。

8-1　体温測定と体温の変動

体温は、**体の部位**や**測定のタイミング**により異なります。体の中心にあるほうが体温は**高く**、表面にあるほうが体温は**低く**なります。体温とは、正確には体の中心部の温度のことであり、これを核心温度といいます。しかし、核心温度はそう簡単に測定できません。そこで通常、臨床の体温測定は、**腋窩**、**舌下**、**直腸**で行います。この場合、核心温度により近いのは**直腸温（BBT）**です。（＊最近では、**外耳道**で鼓膜からの赤外線をセンサーにより測定する方法も普及しています）

ヒトの殻の温度と芯の温度

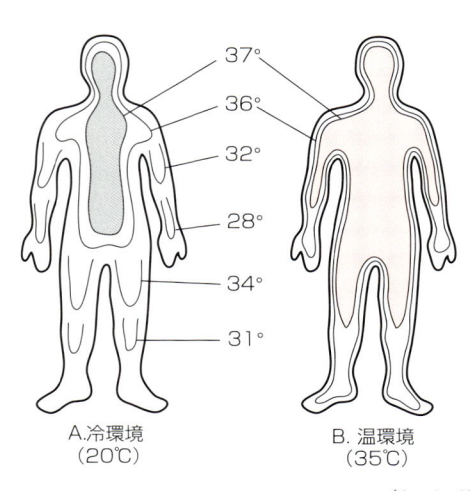

A.冷環境
(20℃)

B. 温環境
(35℃)

（Aschoff and Wever 原図）

体温には、周期的変化があります。体温の周期的変化は、時間を横軸にしたグラフにしてみるとわかりやすくなります。朝と夕方とを比べると、体温は朝のほうが、低くなっています。早朝覚醒時の口腔温を基礎体温といいます。女性の排卵日には一過性の基礎体温の低下が認められます。黄体期には、プロゲステロンの作用による基礎代謝の上昇に伴い、基礎体温の上昇が認められます。妊娠中もプロゲステロンの分泌が続くので、体温の上昇は持続します。

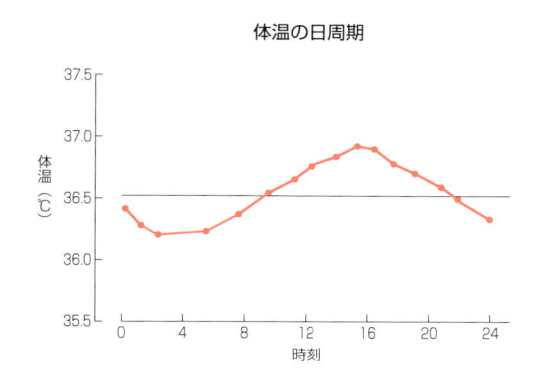

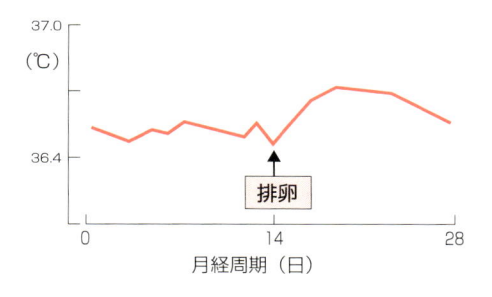

体温の日周期

基礎代謝の上昇と体温の上昇は、密接に関係しています。老人は、生理的に代謝が小さくなっています。一般に小児の体温は高く、老人の体温は低くなります。食事をすると消化運動代謝や、栄養素の中間代謝により産熱を起こします。これを食事誘発性産熱反応または、特異動的作用といいます。特に蛋白質の摂取は、体を温かくするといわれています。蛋白質が胃に到達すると、胃からガストリンが分泌され、胃液（ペプシンと塩酸）の分泌と胃の消化運動が亢進します。摂取熱量のうち、蛋白質で30%、糖質で6%、脂質で4%程度が産熱するといわれます。

8-2 熱の産生

細胞で代謝が行われているときは、熱の発生を伴います。代謝が盛んに行われている細胞や臓器ほど熱を多く発生します。内臓では、肝臓や腎臓や心臓などが熱の発生量が大きくなります。

最大の熱産生器官は骨格筋で、骨格筋の収縮に伴って熱の発生が起こります。

つまり、運動すると体温が上昇するのは、骨格筋によるものです。体温低下時には ふるえ を行い、筋代謝による熱の産生を増加させます。ふるえは、拮抗筋の断続した細かい収縮です。さらに、全身の立毛筋を収縮させて発熱し、立毛により体温を保持するための体表面の空気層の厚さを増加させて熱の放散を抑えます。鳥肌は立毛筋の収縮によるものです。

寒冷環境で体温を維持するために働く熱産生のしくみのうち、骨格筋の作用によらないものを非ふるえ熱産生といいます。主として交感神経による寒冷馴化の1つとして認められ、基礎代謝の上昇が認められますが、特に新生児に存在する褐色脂肪組織で顕著です。褐色脂肪組織は、成人では退縮して少なくなります。

ふるえによらない熱産生に関与しているホルモンとして、甲状腺ホルモン、副腎髄質ホルモン、副腎皮質ホルモンなどがあります。

8-3 熱の放散

体温の放散方法には、輻射、伝導（対流）、蒸発があります。いずれも、体表で行われています。常温での熱の放散は、約60％は輻射によって行われます。

輻射、伝導（対流）では体温を外部に放熱することはできますが、冷却することまではできません。

水が気化する際には、0.58kcal／ℓ の熱が消費されます。よって、水を蒸発させることにより、エネルギーを奪うことができ体温を冷却することができるので、高温下での熱の放散で、最も効率がいいのは、蒸発です。暑さが著しい時には、発汗した汗が蒸発をして、体温を低下させていま

熱放散の割合

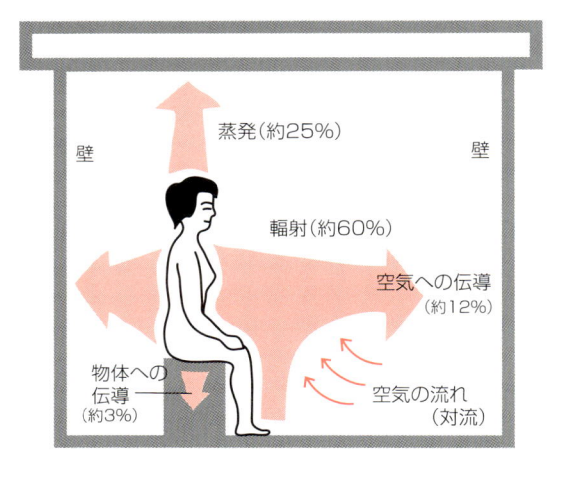

蒸発（約25％）
輻射（約60％）
空気への伝導（約12％）
物体への伝導（約3％）
空気の流れ（対流）
壁

す。

　体温を放散するためには、血液の運搬作用により、熱を体表に運搬する必要があります。血液は熱を運搬しています。したがって、血流が多い所には、多量の熱が運ばれています。熱は血液によって、体の深部から表層に運ばれてきて、外部に熱の放散がなされています。

動脈を流れる血液は、体の中心部からの血液を末梢に運んでいるので温度が高く、静脈を流れる血液は、末梢からの血液を運んでいるので温度が低くなっています。動脈と静脈が接して伴走している場合には、温度の高い動脈の血液は、静脈の血液に熱を与えながら流れるので、表層に流れてくるまでに動脈の血液の熱は静脈に移動して体の深部に戻され、体温を失わないようになっています。このしくみを、対向流熱交換系といいます。

　外気温が29℃程度の場合では、皮膚血管の収縮と拡張により放熱の調節が行われており、暑さも寒さも感じません。このような温度を温熱中性帯といいます。皮膚循環では、皮膚の血流量を調節して皮膚からの熱放散を調節しています。

　皮膚には、毛細血管を介さずに、細静脈と細動脈とを直接結ぶ血管があり、動静脈吻合といいます。この動静脈吻合は、通常は交感神経の作用により閉じられていますが、体温が上昇すると、視床下部の体温調節中枢の作用により動静脈吻合が開き、大量の血液が皮膚に流れてきます。また、皮膚表面の毛細血管は拡張され血流量が増加することにより、熱の放散量が増えます。寒冷時にはこの逆のことが起こり、皮膚への血流を抑えて熱の放散を抑えています。代謝に関与する酵素の活性は温度に依存しており、体温を一定に保つことは極めて大切です。

　熱の放散を最大限に行っても、体温が高温となってしまう場合をうつ熱といいます。うつ熱のために、体温調節機能も正常に働かなくなってしまう場合を熱射病といい、体温が43℃以上で

動静脈吻合

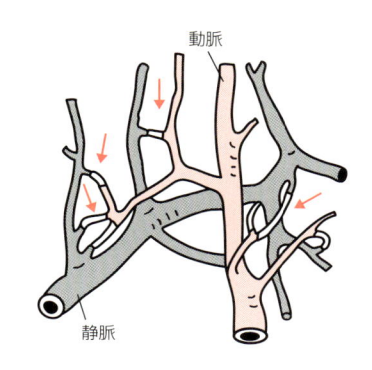

動脈

静脈

は、蛋白質の変性が起きてしまう危険な状態となります。

8-4 汗

　平静時でも体内の水分は、皮膚・粘膜により排出されています。これを不感蒸散または不感蒸泄といいます。不感蒸散と発汗は別であり、不感蒸散量は、温度とは関係なく一定であり、成人の不感蒸散量は、1日約900mℓ程度です。

エクリン腺とアポクリン腺の構造

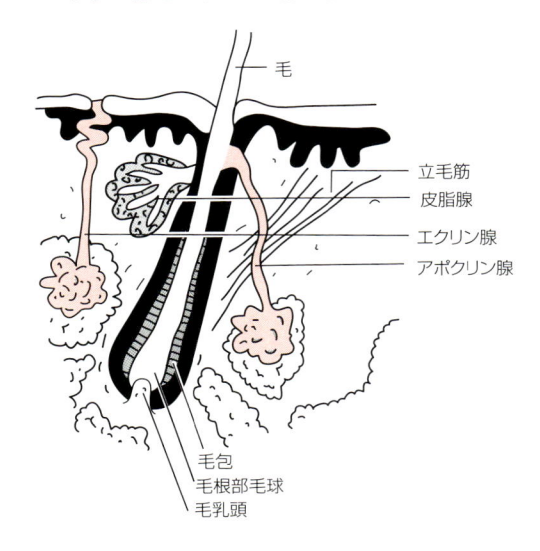

毛
立毛筋
皮脂腺
エクリン腺
アポクリン腺
毛包
毛根部毛球
毛乳頭

　発汗は、汗腺で起こります。体温調節の発汗はエクリン腺で起こり、エクリン腺は全身に分布しています。汗の成分は細胞外液に由来しており、水分、Na^+、Cl^-などを含んでいます。したがって、大量に汗をかいた場合は、単なる脱水だけではなく電解質の喪失も起きています。

　汗腺には、エクリン腺の他にアポクリン腺があり、細胞内液の一部を分泌し、特有の色や臭いを含む汗を分泌します。アポクリン腺は腋窩、外耳道、乳輪、陰部や顔面などに存在します。汗腺は、交感神経により支配されています。

　自律神経の節前神経線維から分泌される神経伝達物質は、アセチルコリンであり、そのアセチルコリンの受容体は、ニコチン受容体です。通常では、交感神経の節後神経線維から分泌される神経伝達物質はノルアドレナリンですが、汗腺に作用する交感神経節後神経末端からの化学伝達物質は、例外的にアセチルコリンであり、このアセチルコリンの受容体はムスカリン受容体です。また、アセチルコリンを分泌する（神経）線維をコリン作動性線維といいます。

8-5 体温調節中枢

体温を決定しているのは、視床下部に存在する体温調節中枢です。体温調節に関与している発汗を温熱性発汗といい、手掌、足底以外の全身で起こります。

精神的に緊張している時に起こる発汗を精神性発汗といい、手掌と足底で特に強く起こります。発汗は、必ずしも左右対称で起こるわけではなく、体の一部を圧迫すると、その反対側の半身の発汗量が増加します。これを圧発汗反射といい、体性−内臓反射の１つです。

8-6 体温中枢と発熱

皮膚体温を感受しているのは、自由神経終末の温点と冷点で、その数は冷点のほうが多い。深部体温を感受しているのは、視床下部から視索前野の温ニューロンと温度下降で活動が増加する冷ニューロンです。その数は温ニューロンの方が多い。温ニューロンは体温の上昇を感知し、冷ニューロンは体温の低下を感受し、体温調節中枢に伝えます。

視床下部の体温調節中枢は、体温の温度設定をしています。

細菌に含まれる毒素、ウイルス、真菌などは、外因性発熱物質として作用し、体内でこれらの外因性発熱物質を貪食したマクロファージは、内因性発熱物質であるインターロイキン１を生成させます。

インターロイキン１は、視床下部に作用してプロスタグランジンを生成させます。プロスタグランジンは、温ニューロンの活動を抑制し、冷ニューロンの活動を促進します。その結果、体温調節中枢は、体温が低下したと判断し、体温の設定温度（セットポイント）を上げ高熱を発生させます。高熱は、病原体の増殖を抑制しますが、体力も消耗させるため、解熱剤の服用によって、体温のセットポイントを下げることも多くあります。

発熱のしくみ

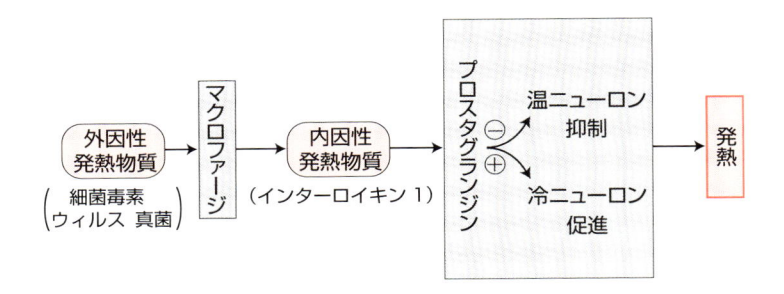

外因性発熱物質（細菌毒素 ウィルス 真菌）→ マクロファージ → 内因性発熱物質（インターロイキン1）→ プロスタグランジン → ⊖温ニューロン抑制／⊕冷ニューロン促進 → 発熱

8-7 悪寒・熱の分利

　悪寒は、体温調節中枢が、設定温度（セットポイント）を急上昇させた場合、実際の体温が設定温度（セットポイント）に比較して低温であることにより起こり、皮膚血管の収縮、鳥肌（立毛）、アドレナリンの分泌、ふるえや寒気などを起こします。

　感染時には、設定温度を上昇させて発熱が起こりますが、体温が上昇中で、まだ、設定温度に到達していない場合、設定した体温より低いことになります。そのため、寒いと感じ、悪寒が生じるのです。

　これらは、交感神経の作用だと考えることができます。また、解熱時には、体温の設定温度（セットポイント）が下がり、熱産生は抑制され、筋緊張の減退、皮膚血管の拡張、発汗を伴う熱の放散が起こり、急激に体温が低下します。これを熱の分利といいます。高熱時に解熱剤を服用した場合、平熱に下がろうとしますが、まだ体温が下降する途中の場合、設定した温度より高いことになります。したがって体が熱いと感じます。

　解熱剤でよく知られているアセチルサリチル酸（アスピリン）は、プロスタグランジンの生成を阻害することにより、発熱を抑制しています。

8-8 気候馴化

　長時間、高温環境にいると、熱放散に適するように、薄いNaCl濃度の発汗量の増加、皮膚血流量の増加や代謝量の低下が起こります。これを暑熱馴化と

いいます。

設定温度の上下による発熱時、解熱時の体温変化

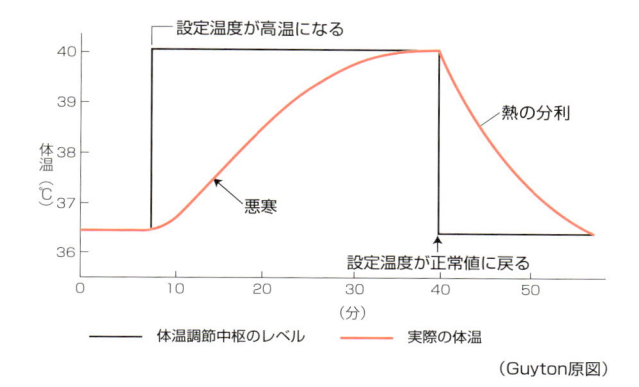

グラフ内ラベル：
- 設定温度が高温になる
- 悪寒
- 熱の分利
- 設定温度が正常値に戻る
- 体温調節中枢のレベル
- 実際の体温
- 体温（℃）
- （分）

（Guyton原図）

　また、長時間、低温環境にいると、交感神経の働きや、甲状腺ホルモン、副腎髄質ホルモン副腎皮質ホルモンの分泌増加し、非ふるえ熱産生が増大、体温を上昇させようとします。これを寒冷馴化といいます。

STEP 9　排泄

　私たちの細胞は、必要なものを取り込み、不要となった代謝産物（老廃物）を排泄しています。この代謝産物は、血液によって腎臓に運ばれ、尿として体外に排泄されています。また、私たちの体液を一定に保つために、多すぎる分は尿として排泄し、少ない場合には再吸収をして調節しています。また、pHを一定に保つための酸の排泄も行っています。ここでは、尿をつくる腎臓の機能について理解していきましょう。

9-1　排泄と腎臓

　腎臓は、腎臓に流入する血液をろ過し、尿を生成しています。腎臓は肺とともに、酸の二大排泄器官といわれています。

　腎臓の機能として、不揮発性物質の排泄、恒常性の維持、ホルモンの分泌があげられます。不揮発性物質は、肺から呼気として排泄できないので、腎臓から尿中に排泄されます。尿酸、尿素、クレアチニンなどの代謝産物の排泄のほか、H^+、K^+、薬物の排泄などを行っています。

　尿素は肝臓の尿素回路で、尿酸は核酸を構成しているプリン体から、クレアチニンは筋や脳のクレアチンより脱水反応により作られています。

　また、体液の恒常性を維持するために腎臓から排泄する尿の成分や量を変化させています。

　腎臓は体液量や血圧を調整しているためにレニンというホルモンを分泌し、また、赤血球を増加させるためにエリスロポエチンを分泌し、造血を調節しています。

　また、ビタミンDを活性化する代謝も行っています。

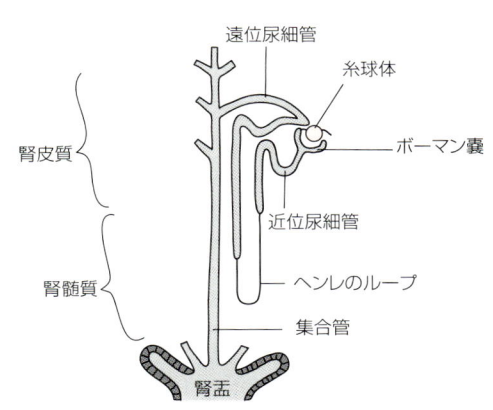

（図：腎臓の構造　遠位尿細管、糸球体、ボーマン嚢、近位尿細管、ヘンレのループ、集合管、腎皮質、腎髄質、腎盂）

◎腎臓の構造◎

　腎臓は、外側の皮質と内側の髄質にわかれます。輸入細動脈から入ってきた血液をろ過して原尿を作っている腎小体は、皮質に存在しています。このろ過は、蛋白質のような大きな物質を除いて、ほとんどの小さな物質はそのまま通過でき、限外ろ過といわれます。

9−2　血液の流れ

　輸入細動脈に至る血液は、腹大動脈から分岐した腎動脈として腎臓に入ってきます。

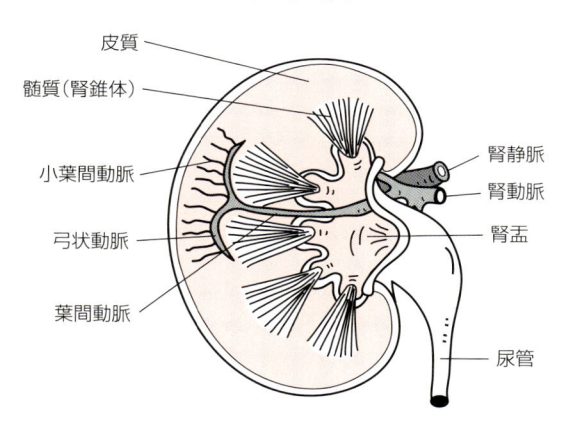

腎の縦断図

（皮質、髄質（腎錐体）、小葉間動脈、弓状動脈、葉間動脈、腎静脈、腎動脈、腎盂、尿管）

　腎臓内部では、さらに分岐して10数個ある腎錐体の間を葉間動脈として、さらに皮質と髄質の間に沿って弓状動脈として弓状に走り、弓状動脈から直角に分岐して皮質を流れ、小葉間動脈となります。この小葉間動脈から分岐して輸入細動脈となり、糸球体で、ろ過が行われます。糸球体を過ぎると、輸出細動脈は小葉間静脈、弓状静脈を経て葉間静脈となり、すべての葉間静脈が合流して腎静脈となり腎臓から出ていきます。

腎小体

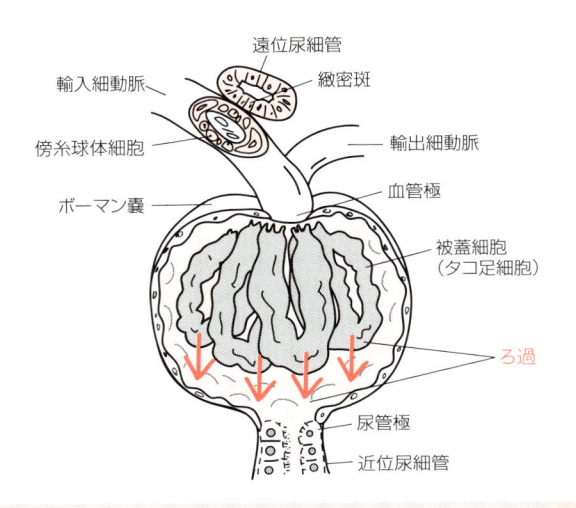

（図：腎小体の構造。ラベル：輸入細動脈、傍糸球体細胞、ボーマン嚢、遠位尿細管、緻密斑、輸出細動脈、血管極、被蓋細胞（タコ足細胞）、ろ過、尿管極、近位尿細管）

9-3　腎臓のはたらき

　腎臓は排泄器官であり、尿という形で、水、電解質、代謝産物などの排泄をしています。蛋白代謝産物として尿素、尿酸、クレアチニンがあげられます。尿を作っている機能単位をネフロン（腎単位）といいます。

　ネフロンは、腎小体と尿細管でできています。腎小体は、糸球体とボーマン嚢からなります。腎臓にはネフロンが約100万個集まっており、左右の腎臓で約200万個のネフロンがあります。右の腎臓は肝臓と接しているため左の腎臓よりも低い位置にあります。また、腎臓は脂肪皮膜と腎筋膜（ゲロータ筋膜）で固定されているに過ぎず、下垂することがあります。これを遊走腎という。

9-4　糸球体の働き

　糸球体は、毛細血管の塊であり、糸球体で、血液成分のろ過が行われ、原尿が生成されます。

　糸球体内皮にある基底膜や、糸球体に接するボーマン嚢にあるタコ足細胞（被蓋細胞）の足は、小さな隙間をあけて絡み合っています。これらの小さな隙間を通過できる小さな粒子だけがろ過されます。水、電解質、ブドウ糖、アミノ酸や代謝産物などは、いずれも小さな粒子なのでろ過されます。しかし、蛋白質分子や血球成分は大きいため、基底膜の隙間を通り抜けできません。血球成

分は細胞であり、大きいのです。

糸球体でろ過されたろ液を原尿といいます。原尿は、血液から血球成分と血漿タンパク質を除いたものです。電解質やブドウ糖などの糸球体でろ過できる物質では、血漿と原尿との濃度は、等しくなっています。ろ過は、血圧の力によって行われます。

ろ過の原動力は糸球体における血圧ですが、同時にボーマン嚢内圧や血漿の膠質浸透圧によって反対向きの力も受けています。血漿の膠質浸透圧は、糸球体から水分がろ膜（半透膜）から出ていくのを妨げていますし、ボーマン嚢の内圧は、ろ過により水分がボーマン嚢にしみ出てくるのを押し返してしまうのです。したがって、次の式が成り立ちます。

ろ過圧＝糸球体血圧－血漿の膠質浸透圧－ボーマン嚢内圧

9-5　尿検査値の読み取り

糸球体のろ過では、血球成分は関係ないので、血漿のみの流量を問題にします。糸球体を流れる血漿の流量を糸球体血漿流量といい、両側の腎臓とあわせて、毎分625mℓ程度です。糸球体を流れている血漿の約20%がろ過され原尿になります。この比のことをろ過率（Filtration fraction=FF）といい、糸球体ろ過量（GFR）／腎血漿流量（RPF）により求められます。糸球体を流れる血漿の約20%程度がろ過されており、糸球体ろ過量（GFR）は、両側の腎臓をあわせて毎分約125mℓになります。この量は、24時間では180ℓに相当します。このように糸球体ろ過量は、1日あたり180ℓですが、最終的に排泄されている尿量は、1日あたり約1.5ℓ程度です。つまり、糸球体でろ過された血漿量の99%以上が、尿細管および集合管で血液中に再吸収され、尿として排泄されるのは、1日あたり約1.5ℓで、わずか1%以下であることがわかります。1日の

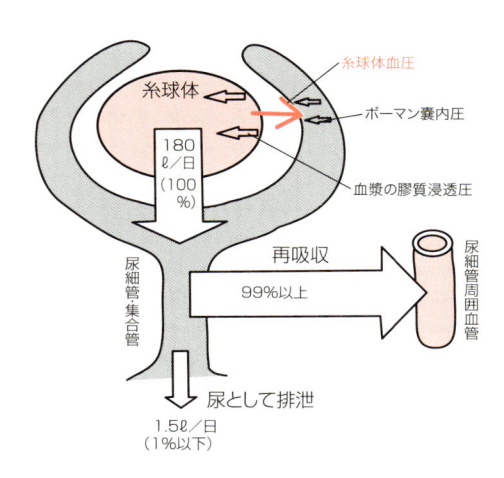

尿量が、400mℓ以下を乏尿といいます。血圧が低下するとろ過ができなくなり、尿を作れなくなります。

尿細管で再吸収されない物質は、糸球体でろ過された量がそのまま尿中に排泄されています。そこで、再吸収されない物質が1分間に排泄される尿中の量をその物質の血漿中の濃度で割ると、腎臓のろ過の能力を示す指標となります。これをクリアランスといいます。

糸球体でろ過されるが、尿細管においてほとんど再吸収も分泌もされない物質として、クレアチニンやイヌリンなどがあります。イヌリンは糸球体でろ過されるが尿細管においては変動がない物質であるので、糸球体ろ過量の指標として利用されます。クレアチニンは、筋中のクレアチンの代謝産物で、GFRが小さい時は尿細管で排泄され、クリアランスの値は大きく出てしまいます。

両方の腎臓（糸球体）に流入する血液量を、腎血液量（RBF）といいます。

この腎血液量は拍出量の約25%であり、動脈血圧が変動してもほぼ一定に保たれています。これを腎血液量の自己調節といいます。この調節は、輸入細動脈の血管平滑筋の収縮の程度により調節されると考えられています。腎臓を流れる血漿の流量を、腎血漿流量（RPF）といいます。

パラアミノ馬尿酸は、糸球体でのろ過や尿細管での分泌はされるが、再吸収はされない物質です。このため、腎血漿流量のほとんどが尿中に出てしまい、腎血漿流量（RPF）の指標として利用されます。

9-6　原尿の再吸収

糸球体でろ過された原尿の成分は、近位尿細管、ヘンレのループ、遠位尿細管、集合管などを通るうちに、再吸収が行われています。

ヘンレのループはヘンレの係蹄または、ヘンレのわなともよばれます。糸球体・ボーマン嚢、近位尿細管、遠位尿細管は皮質にありヘンレのループは髄質にあります。

9-7　尿細管での再吸収

尿細管では、再吸収や分泌が行われています。再吸収される割合は、場所や物質によって異なっています。再吸収は、二次性能動輸送で行われる場合と、濃度勾配、電位勾配による受動輸送で行われる場合とがあります。

9-8 Na⁺の再吸収

一般にNa⁺の移動に伴って水も移動します。近位尿細管でのNa⁺の移動は、ナトリウム・ポンプにより、エネルギーを必要とする能動輸送です。糸球体でろ過されたNa⁺の約99%は再吸収されていますが、約80%は近位尿細管で再吸収されています。Na⁺は＋イオンであるため、近位尿細管ではNa⁺の移動に伴い－イオンであるCl⁻も電気的に引かれ、同じ方向に移動が起きています。Na⁺やCl⁻の再吸収に伴い間質の浸透圧が強くなり、水も再吸収されていきます。

この時、尿から尿細管細胞に再吸収されているNa⁺イオンとの共輸送体によりさまざまな物質がNa⁺とともに運ばれている場合があります。これを二次性能動輸送といい、Na⁺と同じ方向に移動している場合を共輸送、反対側に移動している場合を逆輸送といいます。

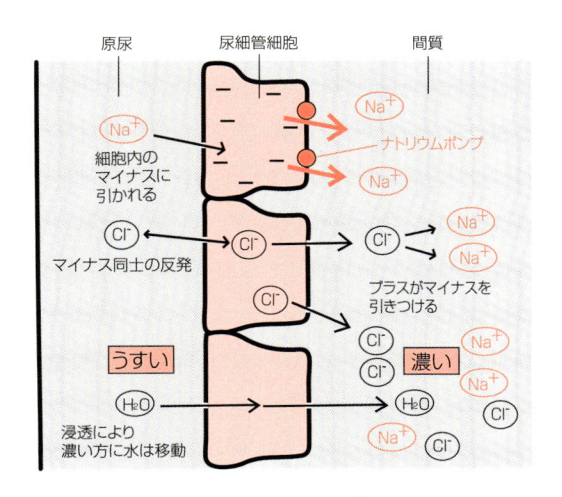

近位尿細管での再吸収

9-9 グルコース（ブドウ糖）の再吸収

糸球体では、グルコースは自由に透過することができるので、糸球体ろ液（原尿）のグルコース濃度は、血中グルコース濃度（血糖値）とほぼ同じです。ろ過されたグルコースは、近位尿細管においてナトリウムポンプによる二次

性能動輸送により、Na$^+$と一緒に Na$^+$-グルコース共輸送体により、尿細管細胞に取り込まれ、別の担体による即通拡散により毛細血管に再吸収されています。能動輸送によりほとんど完全に再吸収されてしまい、尿中には排泄されません。ある物質の尿細管における再吸収や分泌の能力に限度がある場合、最大に再吸収しうる量、または最大に分泌しうる量を最大輸送量（Trasnport maximum=Tm）といいます。グルコースの Tm は約 375mg／dℓ 程度です。

　糖尿病では、血中グルコース濃度が異常に高くなっており、Tm を越えるグルコースの量がボーマン嚢にろ過されてくるため、近位尿細管で全部を再吸収することができません。再吸収しきれなかったグルコースは、尿中に排泄されてしまいます。これを糖尿といいます。腎臓の糖排泄閾値を血糖値で表すと、170mg／dℓ 程度であり、血糖値がこれ以上になると糖尿が出現します。よって大量の糖分を摂取すると血中グルコース濃度が上がり糖尿が現れる場合があります。これを食事性糖尿といいます。

　これに対して、近位尿細管における再吸収の機能に問題があり糖尿を起こすことがあります。これを腎性糖尿といいます。

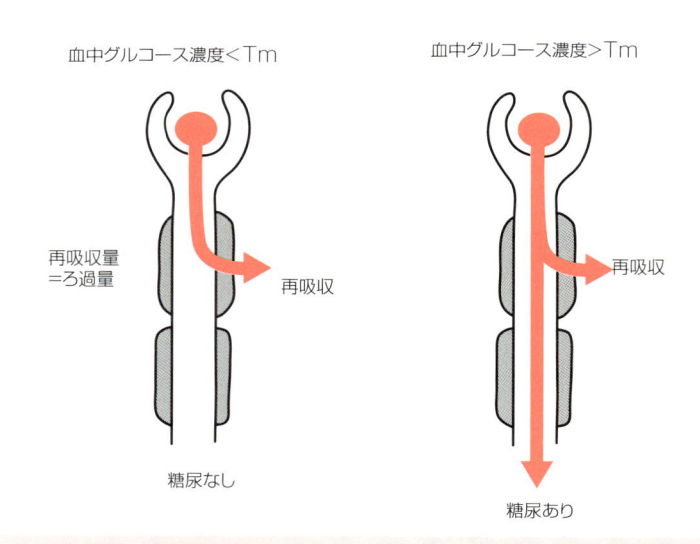

9-10 アミノ酸の再吸収

アミノ酸も糸球体でろ過されます。糸球体でろ過されたアミノ酸もほぼ100

％が近位尿細管で再吸収されます。アミノ酸もナトリウムポンプによるNa^+の移動が原動力の二次性能動輸送です。アミノ酸のTmは極めて高いので、通常では尿中には排泄されることはありません。Na^+-アミノ酸共輸送体には、5つあり、それぞれ特定のアミノ酸の再吸収を行っています。そのため輸送系の1つが障害されていると、その輸送系により再吸収されているアミノ酸のみが尿中に出てくることになります。これを部分的アミノ酸尿といいます。これに対し、蛋白質は粒子が極めて大きいのでろ過できず、糸球体で尿中には排泄されません。

9-11 浸透圧利尿

近位尿細管で再吸収されないで存在する物質により、近位尿細管内の尿は高浸透圧となり、近位尿細管における水の再吸収が抑制され、その結果として尿量が増加することを浸透圧利尿といいます。浸透圧利尿は、多量の食塩を摂取したときや糖尿病時のグルコースのすべてを再吸収しきれない場合などで起こります。浸透圧利尿は主として、近位尿細管での水の再吸収の抑制により起こるもので、尿量の増加量は大きくなっています。

9-12 ヘンレのループでの再吸収

ヘンレのループは、腎臓の髄質に存在しています。腎臓の皮質に存在しているのは、糸球体、近位尿細管、遠位尿細管であり、集合管は、皮質から髄質を抜けて、腎盂で尿管に開いています。ヘンレのループの存在している髄質は、深部になればなるほど、間質側の浸透圧が高いという特徴があります。ヘンレのループは近位尿細管より続き、髄質の浅いところから深いところまで進み、ループの先端で折り返して浅いところに戻ってきています。近位尿細管を経てヘンレのループ内に到達した尿の浸透圧と、尿が髄質の深部に下がっていくに従い高くなってくる間質の浸透圧との差が大きくなり、受動的に物質移動が行われるようになります。ヘンレのループの下行脚は、水の透過性は高く、Na^+などの電解質の透過性は低い構造で、水のみが間質側に再吸収されていきます。この結果、ループ内の尿は高張尿となります。上行脚では、水の透過性は低く、Na^+などの電解質の透過性は高い構造で、Na^+などの電解質の移動が起こります。つまり、Na^+などの電解質が上行脚内の高張尿より、浸透圧の低くなって

いる間質側に、再吸収されるのです。これらは受動輸送であり、ヘンレのループの細い脚では、エネルギーを使わないで再吸収が行われています。さらに、上行脚の上部は太い脚となっていますが、ここにはNa^+-K^+-$2Cl^-$共輸送体が存在し、間質側のナトリウムポンプによる二次性能動輸送により再吸収がされています。管細胞に取り込まれたCl^-は間質に再吸収されてきますが、K^+は尿管側のK^+チャネルより尿中へ排泄されていきます。

ヘンレのループ、集合管で、いずれも受動輸送により高浸透圧の尿を作ることができるのは、深部髄質の浸透圧が高いからです。血漿と比べて、浸透圧が高い尿を高張尿、等しい尿を等張尿、低い尿を低張尿といいます。

Na^+、Cl^-、H_2Oの再吸収のされ方

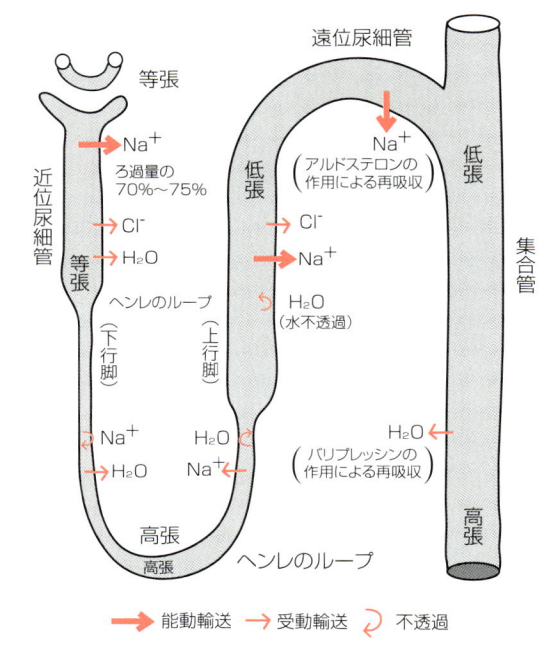

9－13　アルドステロンと心房性ナトリウム利尿ペプチド（ANP）の作用

アルドステロンは、遠位尿細管や遠位尿細管から続く集合管の一部の管細胞に作用し、ナトリウムポンプによるNa^+の再吸収を促進し、これと交換にK^+を排泄しています。

ナトリウムポンプは尿細管細胞の間質側にあり尿管から、Na^+-Cl^-共輸送体による二次性能動輸送によりCl^-の再吸収が起きています。また、心房性ナトリウム利尿ペプチドはアルドステロンとは逆にNa^+再吸収を抑制しています。

9-14 糸球体傍装置

　輸入細動脈が糸球体に入る血管極の直前には、糸球体傍細胞（糸球体近接細胞：JG細胞）が存在し、動脈圧の低下をモニターしています。細胞外液が減少し動脈圧が低下すると、糸球体傍細胞（糸球体近接細胞：JG細胞）はレニンを分泌します。

　レニンは、血液中のアンジオテンシノゲンに作用して、アンジオテンシンⅠに変換し、さらに肺の血管内皮細胞にあるアンジオテンシン変換酵素（ACE ＝ angiotensin converting enzyme）によりアンジオテンシンⅡに変換され、このアンジオテンシンⅡが副腎皮質に作用しアルドステロン（電解質コルチロイド）を分泌させています。この一連の流れをレニン－アンジオテンシン系（レニン－アンジオテンシン－アルドステロン系）といいます。血液中のアンジオテンシノゲンは、肝臓で生成されています。

　JG細胞と隣接した遠位尿細管の部分を緻密斑といい、緻密斑ではマクラデンサ細胞が遠位尿細管中の尿中のNa$^+$濃度の低下を感受しています。

　その情報は、緻密斑に隣接するメザンギウム細胞を通じて輸入細動脈の平滑筋へ伝えられ血流の調節をしたり、糸球体傍細胞に伝えられレニンの分泌を促進させています。これらの一連の作用をする糸球体傍細胞と緻密斑、メザンギウム細胞をあわせて糸球体傍装置（糸球体近接装置）といいます。水の再吸収が増加されると、尿量は減少します。

　心臓が分泌するホルモンである心房性ナトリウム利尿ペプチド（ＡＮＰ ＝ atrial natriuretic peptide）は、レニン－アンジオテンシン－アルドステロン系に対して反対作用（拮抗作用）を示し、Na$^+$と水分子の調節を行っています。腎臓の遠位尿細管に作用してNa$^+$の再吸収を抑制するほか、腎臓の糸球体傍細胞でのレニンの分泌を抑制し、副腎におけるアルドステロンの分泌を抑制します。また、Na$^+$が増加し体液量増加に対し血管拡張に作用して血圧を低下させています。

9-15 バソプレッシンの分泌抑制

　バソプレッシンの分泌障害により集合管での水の再吸収量が減少し、尿量が著しく増加してしまう場合を尿崩症といいます。水を摂取すると、血漿浸透圧

は低下し、バソプレッシンの分泌は抑制され、尿量が増加します。この一連の作用を水利尿といいます。

多量の水分の摂取をし続けると体液の浸透圧が低下した状態が続き、水分が細胞内に入ってくるため細胞はふくらみ、正常に接続できなくなります。この場合を水中毒といいます。

9－16　バソプレッシンによる水の再吸収のしくみ

バソプレッシン（ADH）は、水の透過性を増し水の再吸収を促します。遠位尿細管は、皮質において集合管に合流した後、腎の髄質の深い部分を抜けて、腎盂（腎盤）に通じています。腎の髄質は浸透圧が高くなっています。

バソプレッシンが、集合管細胞の受容体に結合すると、アクアポリンという水チャネル蛋白質が尿細管側の細胞膜にくっつき、この水チャンネルを通じ、水の浸透圧差による水の再吸収が行われていると考えられています。

バソプレッシンは、集合管における水の再吸収を促進することにより、体内に水分を保持させ、尿は高張尿となっていきます。

集合管の管壁の細胞は、バソプレッシンの血中濃度が低いと水の通過性は低いままで、尿は、そのまま腎盂（腎盤）へ出てしまうので、大量の低張尿が排出されます。血中バソプレッシン濃度が高い時には、集合管で水が吸収され、少量の高張尿として排泄されます。バソプレッシンは、視床下部にある神経分泌細胞で産生され、下垂体後葉から放出されています。したがって、神経性分泌とよばれます。

バソプレッシンは、視床下部にある浸透圧受容器のほか、血液量をモニターしている容量受容器や血圧をモニターしている圧受容器からの情報によって調節されています。

9－17　尿細管からの酸の排泄

腎臓の尿細管からは酸（H^+）の排泄もしています。

これは尿細管細胞の二次性能動輸送により行われています。

二次性能動輸送とは、能動輸送であるナトリウムポンプによって引き起こされる Na^+ の動きと一緒に起こる、輸送体蛋白による受動的な動きをいいます。

尿細管では、尿細管細胞の間質側にあるナトリウムポンプにより細胞内よ

り間質にNa$^+$の移動が起こり、尿細管細胞内のNa$^+$が少なくなっていきます。こうして尿細管細胞内のNa$^+$濃度は薄くなっていきますので、尿中との濃度差により受動的にNa$^+$の尿細管細胞内への移動が起こります。この時、ある物質XがNa$^+$輸送体蛋白によりNa$^+$と同じ方向に移動している場合を共輸送とい

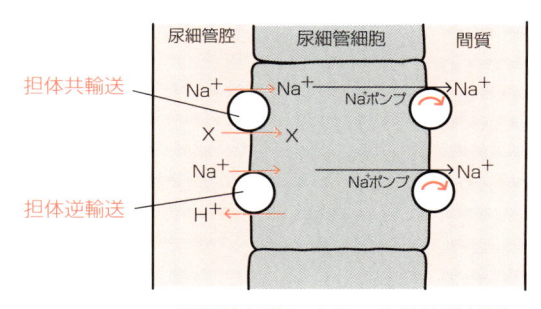

尿細管細胞による二次性能動輸送

い、Na$^+$と反対の方向に移動する場合を逆輸送といいます。

グルコースやアミノ酸をはじめ多くの物質Xは、共輸送により、再吸収されていきますが、H$^+$の場合逆輸送によりNa$^+$と逆の方向に移動し、尿中に排泄されています。

9-18 尿の成分

尿は、一般に弱酸性です。正常の尿は淡黄色・透明ですが、塩類など析出による混濁も認められます。尿中の有形成分を遠心して集めたものを尿沈渣といいます。尿の成分の主なものとして、尿素や窒素、NaClがあげられます。

生理的正常な場合には、グルコースやアミノ酸、タンパク質はほとんど認められません。蛋白質代謝の最終産物である尿素や尿酸、クレアチニンなどは、血中に比べ、濃縮されて尿中に排泄されています。そのほか、濃縮率の高いものとして、硫酸もあげられます。

9-19 その他の作用

腎臓の機能は、尿を作るだけではありません。腎蔵はレニンを分泌して血圧を調節しています。またエリスロポエチンを分泌して造血を調節しています。

ビタミンDは、皮膚に紫外線が照射されて生成されたビタミンD_3に、肝臓、腎臓による水酸化が作用して活性化されます。皮膚にはプロビタミンD_3が存在しており、これに紫外線があたることによりビタミンD_3へと変化します。

ビタミンDの合成

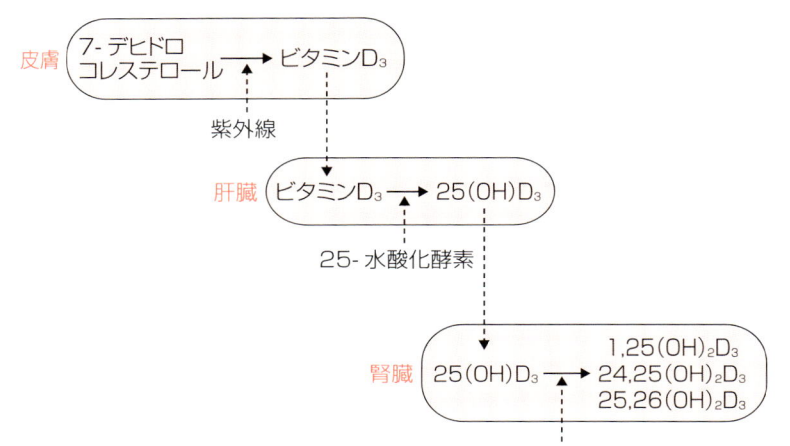

```
皮膚    7-デヒドロコレステロール → ビタミンD₃
                    ↑
                   紫外線

肝臓    ビタミンD₃ → 25(OH)D₃
              ↑
         25-水酸化酵素

                    ↓
腎臓    25(OH)D₃ →  1,25(OH)₂D₃
                    24,25(OH)₂D₃
                    25,26(OH)₂D₃
```
1α-水酸化酵素, 24-水酸化酵素, 26-水酸化酵素

このビタミンD_3は、肝臓において、25位と呼ばれる位置にヒドロキシル基（－OH）がくっ付く水酸化が行われ、さらに腎臓で、1α位にヒドロキシル基（－OH）がくっ付く水酸化が行われて、活性型ビタミンDである1,25（OH）$_2$D$_3$となります。

9-20　腎不全

腎機能の低下を腎不全といいます。腎不全では、高血圧や貧血、骨折などもおこります。腎不全では、排泄すべき物質が、体内に蓄積してしまいます。血中カリウム濃度が高いと心室細動をおこして急死します。尿毒症では、尿量は減少し、出るのは等張尿です。

腎不全患者は、厳密な水分食事制限が必要となります。腎不全では、血中の老廃物などを透析の半透膜を介して、透析液に抜き取らなければなりません。しかし透析では、腎の内分泌や代謝の機能は代償できません。

9-21 尿路

尿路は、尿管、膀胱、尿道からなります。

腎臓でできた尿を膀胱に運ぶのが尿管で、腎盤から尿管への移行部、腹部から骨盤部への移行部（小骨盤入口部）、膀胱壁の貫通部の3カ所が狭窄しています。尿管では尿の成分は変化せず、蠕動運動により尿を膀胱に運びます。

尿管は、膀胱の尿管口では斜めに入る構造となっており、膀胱内圧が高まると、この部分が圧迫されて尿が逆流できないようになっています。

9-22 排尿反射のしくみ

膀胱は、縦走筋、輪走筋、縦走筋の3層の平滑筋に囲まれた袋状の器官で、尿を貯め、まとめて排出させます。膀胱の出口は、平滑筋層により膀胱からの尿の流出を抑えています。蓄尿時、交感神経の下腹神経の働きにより膀胱壁は弛緩し、尿を膀胱内に貯めます。膀胱の尿の充満程度により、細胞の配列の様子が変わる移行上皮の構造となっています。すなわち、尿が膀胱に充満してく

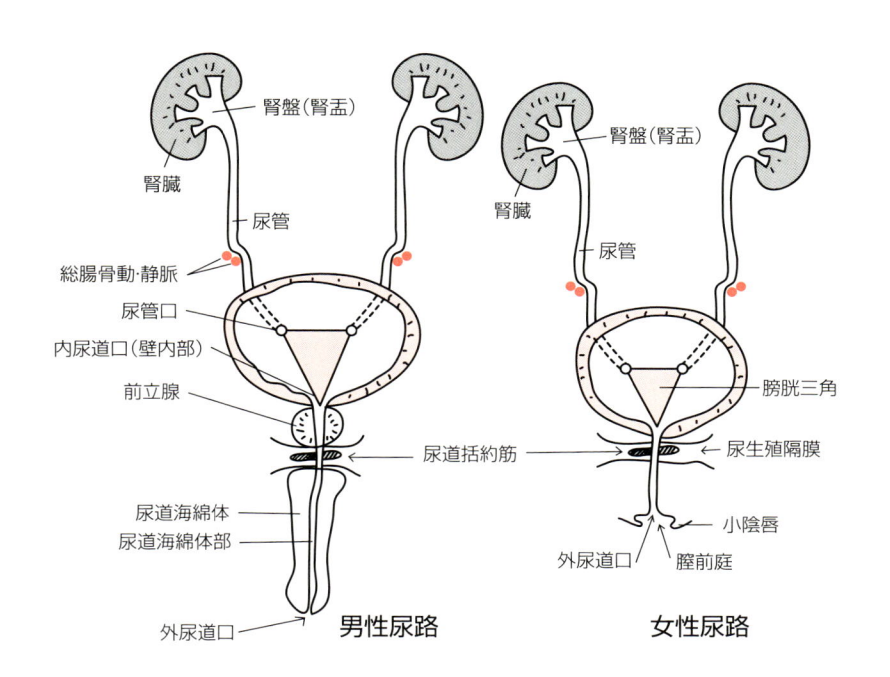

男性尿路／女性尿路

排尿反射

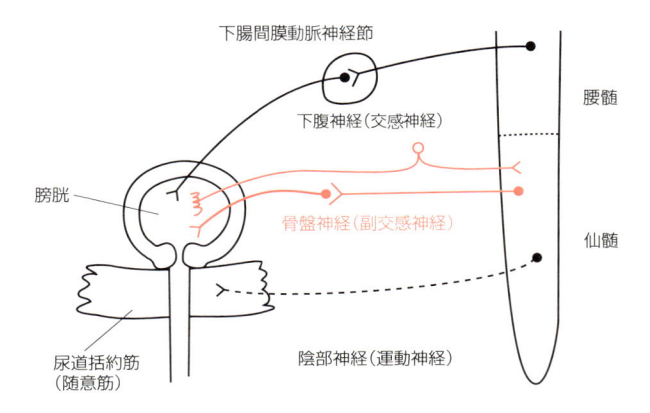

るにつれ、上皮細胞が扁平化するだけでなく層構造も薄く伸びることにより、膀胱の容量が大きくなれる構造です。これにより、大量の尿を膀胱に蓄尿することができます。膀胱のほかに、腎盤から尿管にかけての上皮細胞も移行上皮構造をしています。

また、左右の尿管から膀胱へ尿の入り口である尿管口と尿の出口である内尿道口を結んだ膀胱三角は、膀胱が小さくなっている時でもヒダができない平滑な構造で、尿管口が細くならないようになっています。

排尿時の平滑筋の収縮は副交感神経（骨盤神経）の働きによります。尿道括約筋は体性神経である陰部神経の支配を受けています。尿が貯まり膀胱壁が伸展すると、その情報は伸展受容器が感受し、骨盤神経を介して仙髄の排尿中枢に伝わります。排尿中枢は、骨盤神経を介して膀胱を収縮させ、その結果、内尿道口は弛緩します。さらに、陰部神経を抑制し尿道括約筋を弛緩させ排尿を行います。これを排尿反射といいます。この際、意識的に横隔膜の下降、腹筋の収縮により腹腔内圧を上昇させ、排尿を補助します。

尿道括約筋は尿道を囲む骨格筋であり、意識的に排尿をとめることができる随意筋です。大脳皮質は、意識的な排尿反射の促進、抑制を行い、尿道括約筋の収縮を維持して排尿を抑えたり、腹筋、横隔膜を収縮させて腹圧を高め排尿を促進したりしています。

排尿が開始されると、完全に尿を出し終わるまで膀胱の伸展受容器からの情報は、橋の排尿中枢にも伝えられます。橋の排尿中枢の作用により、膀胱の収

縮と尿道括約筋の弛緩が持続します。よって、排尿後の膀胱内に、残尿はほとんどありません。残尿があると、菌が繁殖しやすくなります。

　男性と女性の尿道の長さを比べると、女性のほうが短く、男性の尿道は、15〜20cmで、女性の尿道は3〜4cmと5倍の長さの違いがあります。したがって女性のほうが、膀胱炎になりやすいのです。

column 〜腹膜内器官と後腹膜器官〜

　腹部の内部にある腹膜腔は、壁側腹膜とよばれる単層扁平上皮で覆われています。

　この壁側腹膜から出ている腹膜は間膜とよばれ、腹膜腔内部に位置する内臓臓器をすっぽりと包んでいる臓側腹膜へとつながっています。

　このように臓側腹膜で覆われている内臓器官を腹膜内器官とよび、腹膜腔の中に位置する内臓臓器があてはまり、間膜を介して保持されています。

　ところが内臓臓器の中には、そもそも腹膜腔の中に入っていないものがあります。腎臓、副腎、十二指腸、膵臓、尿管などは、腹膜腔外の後腹壁に埋まっていることから後腹膜器官とよばれています。

　また、上行結腸、下行結腸、肝臓、胆嚢、盲腸、直腸、子宮、膀胱は腹膜腔器官と後腹膜器官の中間とされ、一部が腹膜に接しており、特に半腹膜器官とよばれることもあります。

　膀胱、子宮、直腸の間には、腹膜が深く窪んで入り込んでおり、それぞれ膀胱子宮窩、直腸子宮窩（ダグラス窩）とよばれています。

　男性では子宮がないため、膀胱と直腸の間には直腸膀胱窩が存在します。

　直腸子宮窩（ダグラス窩）・直腸膀胱窩は、腹膜腔の最下部としてもよく知られています。

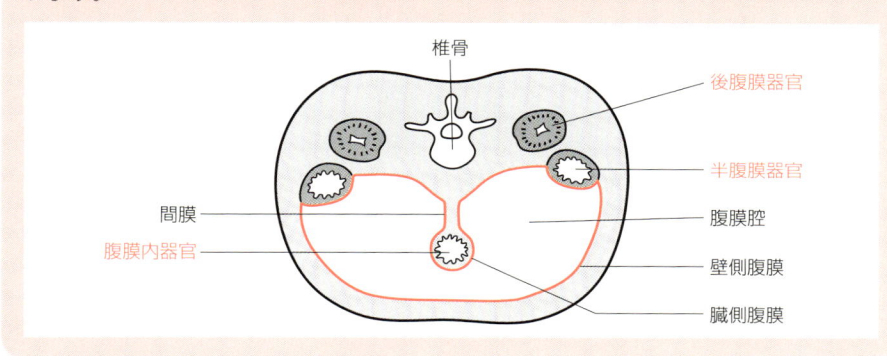

STEP 10　内分泌

　分泌には、血管内の血液中に分泌される場合と、血管以外（例えば、消化管など）に分泌される場合とがあります。血管内（血液中）に分泌される場合を内分泌といい、血管以外に分泌される場合を外分泌といいます。
　体内の命令の伝達手段には、ホルモンと神経とがあります。ホルモンを分泌する器官を内分泌器官といいます。ホルモンは、血液を介して運搬されます。視床下部、副腎髄質では、神経細胞（ニューロン）がホルモンを分泌しているので、これを神経分泌とよびます。下垂体後葉ホルモン分泌細胞は、視床下部に存在しており、神経分泌に含まれます。神経は、活動電位の伝導により情報が伝導するため、極めて早く情報を伝えることができます。しかし、持続的な命令の伝達には血液を介したホルモンのほうが適しているといえます。

10-1　ホルモン

　ホルモンは、内分泌器官から血管内に分泌され、血液を介して運ばれます。ホルモンに反応するのは、特定の細胞だけです。この時、この「特定の細胞」のことを標的細胞といいます。ホルモンにより、標的細胞は、特異的な生理作用を発揮します。
　ビタミンDについては、皮膚の7-デヒドロコレストロールへの紫外線の作用、肝臓や腎臓における水酸化によって体内で合成されるため、これをホルモンと分類する場合もあります。

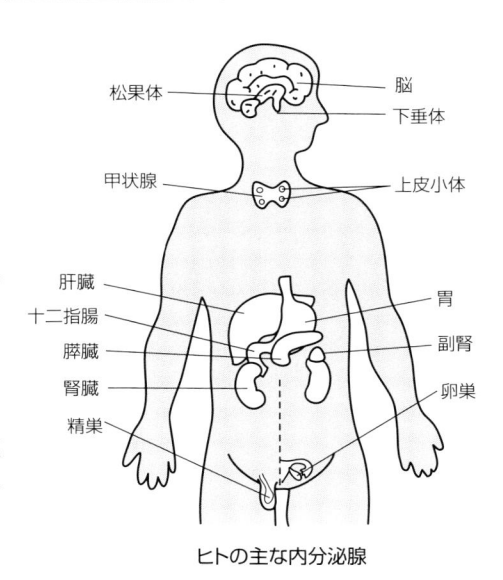

ヒトの主な内分泌腺

10-2 作用機序

ホルモンが特定の標的細胞だけに作用を及ぼすことができるのは、特定の標的細胞のみが、特定のホルモンに対する受容体（レセプター）を持っていることによります。ホルモンが受容体に結合すると、細胞は活性化され、遺伝子の転写に作用します。これを、遺伝子作用といいます。

10-3 受容体の場所

標的細胞の受容体の位置している場所は、細胞膜、細胞内、核内にわけられます。細胞膜に受容体が存在しているものには、水溶性ホルモンである、ペプチドホルモン、蛋白ホルモン、メラトニン、カテコールアミンなどがあります。アミン（amine）とは、アンモニア（NH_3）の水素原子（H）の1つ以上を炭化水素基（CnHm）で置換した化合物の総称です。

糖質コルチコイド、電解質コルチコイド、プロゲステロンは、細胞質（核外）に受容体が存在しています。核内に受容体が存在しているグループを、核内受容体スーパーファミリーといい、脂溶性ホルモンの内、エストロゲン、アンドロゲン、甲状腺ホルモン、ビタミンDなどがあります。

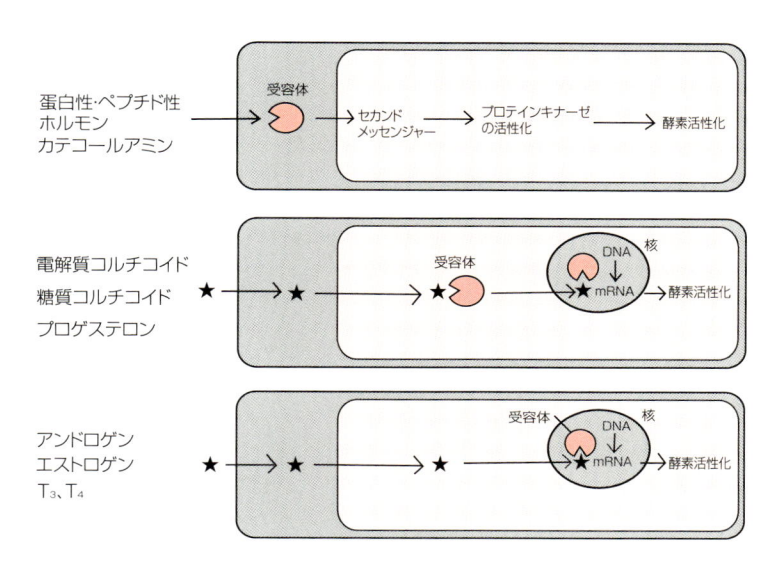

蛋白性・ペプチド性ホルモン カテコールアミン	→受容体→セカンドメッセンジャー→プロテインキナーゼの活性化→酵素活性化
電解質コルチコイド 糖質コルチコイド プロゲステロン	★→★→★受容体→核（DNA→mRNA）→酵素活性化
アンドロゲン エストロゲン T_3、T_4	★→★→★→受容体 核（DNA→mRNA）→酵素活性化

10-4 ホルモンの分泌の調節

ホルモンの分泌は、分泌細胞が神経系の調節を受けて行われます。中枢神経系が内分泌腺を調節することにより、ストレス時のホルモン分泌、ホルモン分泌の周期性が起こります。ホルモン分泌量が他のホルモンにより調節されている場合もあります。ホルモンＡが、ホルモンＢの分泌量を調節している場合、「ホルモンＡ」のことを上位ホルモン、上位ホルモンにより分泌量を調節される「ホルモンＢ」のことを下位ホルモンといい、これを階層的支配といいます。下位ホルモンは、フィードバックにより上位ホルモンの分泌を調節しています。これをフィードバック機構といいます。この時、上位ホルモンの分泌が抑制する場合を負のフィードバック機構、促進する場合を正のフィードバック機構といいます。

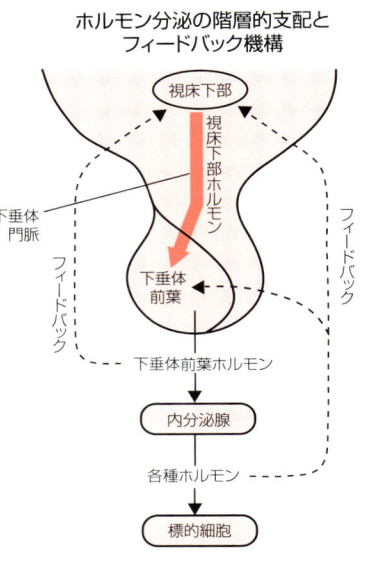

階層的支配の例として、視床下部ホルモンによる下垂体前葉ホルモンの分泌などがあります。

ホルモン分泌の階層的支配とフィードバック機構

視床下部 → 視床下部ホルモン → 下垂体前葉
下垂体門脈
フィードバック
下垂体前葉ホルモン → 内分泌腺 → 各種ホルモン → 標的細胞
フィードバック

---

column「ホルモンは、重要」

次の項目については、教科書本文に記載している内容について、自分が覚えやすい形に表にまとめ、反復暗唱して完全に記憶しておきましょう。

1. ホルモンの名前
2. ホルモンが、分泌される場所
3. ホルモンの分泌を調節しているもの
4. ホルモンの作用・しくみ
5. ホルモン分泌の過剰な時や不足なときは、どのような病気になるか

《＊国家試験では、ホルモンの分泌場所や作用そのものを問われることも多く、正確に覚えておくことが大切です》

10-5　ホルモンの分類①　ステロイドホルモン

　ステロイド核を持つホルモンをステロイドホルモンとよび、コレステロールから合成され、副腎皮質ホルモン、性ホルモンなどがあります。

10-6　ホルモンの分類②　アミン系ホルモン（アミノ酸誘導体ホルモン）

　アミン系ホルモンは、アミノ酸から生成されるホルモンで、甲状腺ホルモン、副腎髄質ホルモン、松果体ホルモンなどがあります。

　副腎髄質ホルモンを総称してカテコールアミンとよびます。カテコールアミンは水溶性で甲状腺ホルモンは脂溶性です。メラトニンは、水溶性と脂溶性の両方の性質を持っています。

10-7　ホルモンの分類③　ペプチドホルモン

　ペプチドホルモンは、アミノ酸の配列によりなるペプチドの構造をしており、多くのホルモンがこの構造をしており水溶性です。数が多いので、最初の段階ではステロイドホルモンにもアミン系ホルモンにも含まれないものが、このグループのホルモンと覚えるほうがいいでしょう。

10-8　ホルモンの代謝

　ホルモンや薬剤などが血液中で、どの位の時間、作用し続けるかという指標に、半減期があります。半減期とは、血液中の濃度が半分になるまでの時間を表し、半減期が長いほうが、効果が持続し続けることを表しています。

　ステロイドホルモン、ビタミンDは脂溶性で、半減期は60〜100分程度です。脂溶性であるので、血液中では溶解せずに特異的結合蛋白としてのグロブリンに結合して、運搬されています。ペプチドホルモン、蛋白ホルモン、カテコールアミンは、水溶性であるので血液中にそのまま溶解して運搬されます。半減期は、短く5〜60分程度です。カテコールアミンの半減期は、特に短く1分以内です。脂溶性のアミン系ホルモンである甲状腺ホルモンは、半減期は長く1週間程度です。

ホルモンの種類と主な作用—①

分泌場所			ホルモンの名称	主要作用
松果体			メラトニン	睡眠の誘発、生物時計作用、思春期開始の抑制
視床下部	下垂体ホルモン	放出ホルモン	成長ホルモン放出ホルモン(GHRH、GRH)	GHの分泌
			プロラクチン放出ホルモン(PRH)	プロラクチンの分泌
			甲状腺刺激ホルモン放出ホルモン(TRH)	TSHの分泌
			副腎皮質刺激ホルモン放出ホルモン(CRH)	ACTHとβ−LPHの分泌
			ゴナドトロピン放出ホルモン(GnRH)	FSHとICSH(男性)・LH(女性)の分泌
			MSH放出ホルモン(MSHRH)	MSHの分泌
	下垂体ホルモン	抑制ホルモン	成長ホルモン抑制ホルモン(ソマトスタチン)(SS)	GHの分泌を抑制
			プロラクチン抑制因子(PIF)、ドーパミン(DA)	プロラクチンの分泌を抑制
			MSH抑制ホルモン(MSHIH)	MSHの分泌を抑制
下垂体	前葉		成長ホルモン(GH)	身体成長促進、血糖上昇作用
			プロラクチン(PRL)	乳汁分泌、母性行動
			甲状腺刺激ホルモン(TSH)	甲状腺の成長と分泌
			副腎皮質刺激ホルモン(ACTH)	副腎皮質の成長と分泌
		性腺刺激ホルモン(ゴナドトロピン)	卵胞刺激ホルモン(FSH)	女性:卵胞の発育 / 男性:精子形成
			黄体形成ホルモン(女性)(LH)、間質細胞刺激ホルモン(男性)(ICSH)	女性:排卵の誘起と卵胞の黄体化 / 男性:アンドロゲンの分泌
	中葉		メラニン細胞刺激ホルモン(MSH)	黒色素細胞のメラニン合成を刺激
	後葉		バソプレッシン(VP)、または抗利尿ホルモン(ADH)	腎集合管での水の再吸収(受動輸送)
			オキシトシン(OXY)	子宮筋の収縮、乳汁射出
甲状腺	ろ胞細胞		サイロキシン(T_4)	熱産生作用と酸素消費増加、
			トリヨードサイロニン(T_3)	代謝の亢進、血糖上昇作用
	傍ろ胞細胞		カルシトニン	血中Ca^{2+}の低下、骨の再吸収抑制
上皮小体(副甲状腺)			上皮小体ホルモン(パラソルモン)(PTH)	血中Ca^{2+}の上昇、Pの低下、骨の再吸収促進
胸腺			サイモシン	リンパ球の産生
心臓			心房性Na^+利尿ペプチド(ANP)	腎遠位尿細管のNa^+再吸収抑制、血管拡張
消化管	胃		ガストリン	ペプシンと塩酸の分泌 / 胃運動亢進
			グレリン	成長ホルモンの分泌、摂食促進

ホルモンの種類と主な作用―②

分泌場所		ホルモンの名称		主要作用
小腸		セクレチン		膵液(HCO_3^-:重曹水)の分泌、肝の胆汁分泌
		コレシストキニン(CCK)・パンクレオザイミン(PZ)		膵液(酵素)の分泌、胆嚢を収縮
		VIP		血管拡張、胃液分泌抑制
		モチリン		消化管運動亢進
		インクレチン	GIP	インスリン分泌、胃運動抑制、胃液分泌抑制
			GLP-1	インスリン分泌
膵ランゲルハンス島	A細胞	グルカゴン		血糖上昇作用(糖新生)
	B細胞	インスリン		血糖低下作用(細胞への糖の取り込み)
	D細胞	ソマトスタチン		グルカゴン、インスリンの分泌を抑制
	F細胞	膵ポリペプチド		膵液(酵素)の分泌を抑制、胆嚢拡張
白色脂肪組織		レプチン		摂食抑制、エネルギー消費亢進
		アディポネクチン		筋で脂肪燃焼作用、インスリン感受性上昇
		パイワン(PAI-1)		動脈硬化促進
		TNF-α		インスリン抵抗性を増加
副腎	皮質	電解質コルチコイド(アルドステロンなど)		腎遠位尿細管のNa^+再吸収促進(能動輸送)、細胞外液量を増加、血圧上昇作用
		糖質コルチコイド(コルチゾル、コルチコステロンなど)		肝の糖新生促進、血糖上昇作用、抗炎症作用、蛋白質・脂肪分解、水利用促進
		アンドロゲン(エストロゲンも少量分泌)		性ホルモン作用
	髄質	アドレナリン・エピネフリン		心機能亢進、血糖上昇作用、熱産生作用
		ノルアドレナリン・ノルエピネフリン		末梢血管収縮による血圧上昇、熱産生作用
腎臓		レニン		アンジオテンシン生成を刺激してアルドステロンの分泌を促進
		エリスロポエチン		骨髄の赤血球生成
生殖腺	卵巣(女性)	卵胞ホルモン(エストロゲン)		卵胞の発育、子宮内膜の増殖、乳腺の発育、女性二次性徴、血管拡張、動脈硬化抑制、骨芽細胞を刺激
		黄体ホルモン(プロゲステロン)		妊娠の成立維持、乳腺細胞の発育、基礎代謝亢進、体温上昇
		リラキシン		子宮を弛緩、恥骨結合を緩める
	精巣(男性)	インヒビン		前葉のFSH分泌を抑制
		アクチビン		前葉のFSH分泌を促進
		アンドロゲン(テストステロンなど)		男性二次性徴、性行動を促進
胎盤		ヒト絨毛性ゴナドトロピン(hCG)		LH作用に類似、妊娠黄体の生成誘発と維持
		ヒト絨毛性乳腺刺激ホルモン(hCS)		泌乳作用、弱い成長促進作用
		エストロゲン		オキトシン感受性強める、胎児の成長
		プロゲステロン		オキトシン感受性弱める、代謝を促進

＊卵巣では、アンドロゲンも少量分泌し、精巣では、エストロゲン、プロゲステロンも少量分泌している。

STEP 10 内分泌

10-9　松果体

松果体からは、メラトニンが分泌されます。松果体は視神経による光情報が伝えられている視交叉上核からの神経支配を受けており、網膜への光刺激でメラトニンの分泌が低下し、光遮断によりメラトニンの分泌が増加します。すなわち、メラトニンは、日中に比べ夜間に分泌が増加し睡眠を誘発、日周期リズムを形成しています。これを生物時計作用といいます。また、メラトニン分泌量は子供でピークに達し、メラトニンの分泌量が減少すると、思春期が開始され、精巣・卵巣機能が発達します。

10-10　視床下部

視床下部は、ホルモン分泌の階層的支配の最上位ホルモンを分泌しています。視床下部ホルモンの化学的組成は、ペプチドです。視床下部ホルモン分泌細胞で分泌された視床下部ホルモンは、下垂体門脈により下垂体前葉に運ばれます。下垂体門脈は、下垂体前葉に直接につながっており、下垂体前葉ホルモン分泌細胞に情報を伝え、下垂体前葉ホルモンの分泌を調節しています。オキシトシンとバソプレッシンのホルモン分泌細胞は、それぞれ視床下部の室傍核と視索上核に存在していますが、その軸索は、下垂体後葉まで伸びてきています。オキシトシンやバソプレッシンは、軸索中を流れて下垂体後葉まで運ばれ、ここで血管中に放出されるため、下垂体後葉ホルモンといわれます。このように、視床下部と下垂体とは、1つの機能単位として働いており、これを視床下部-下垂体系といいます。

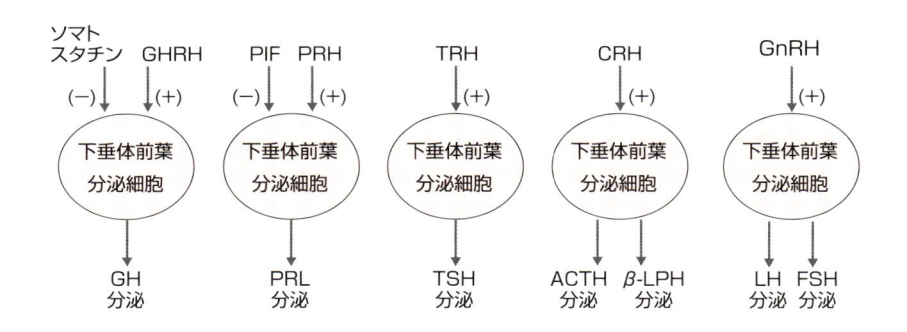

ソマトスタチン	GHRH	PIF	PRH	TRH	CRH	GnRH
(−)	(+)	(−)	(+)	(+)	(+)	(+)
下垂体前葉分泌細胞		下垂体前葉分泌細胞		下垂体前葉分泌細胞	下垂体前葉分泌細胞	下垂体前葉分泌細胞
GH 分泌		PRL 分泌		TSH 分泌	ACTH 分泌　β-LPH 分泌	LH 分泌　FSH 分泌

10-11　下垂体

　下垂体は、頭蓋底の蝶形骨のくぼみであるトルコ鞍に入っています。トルコ鞍の中心点は、Sella Turcica といい、顎顔面骨格の分析における基準点として極めて重要なポイントとなっています。下垂体は、前葉、中葉、後葉にわけられます。下垂体前葉には、大脳動脈輪から上下垂体動脈を経て下垂体門脈の毛細血管叢に血液が供給されています。下垂体後葉には、内頸動脈から下下垂体動脈を経て、下垂体門脈の毛細血管叢に血液が供給されています。

　下垂体前葉と下垂体中葉のホルモンはいずれも、視床下部から出るホルモンによって、分泌量が調節されています。視床下部から血管内に出たホルモンは、下垂体門脈系により直接、下垂体前葉、下垂体中葉に到達します。下垂体前葉と下垂体中葉には、分泌腺としての構造を持っているので、これらを腺性下錐体といいます。

10-12　下垂体前葉ホルモン

　下垂体前葉ホルモンで、覚えなければならないポイントをまとめていきましょう。

　副腎皮質刺激ホルモン（ACTH）は、視床下部の副腎皮質刺激ホルモン放出ホルモン（CRH）により合成・分泌が促進され、副腎皮質の束状層と網状層に作用し、それぞれ糖質コルチコイドの性ホルモンの合成・分泌を刺激します。また、副腎皮質の球状層には、レニン-アンジオテンシン系が作用し、電解質コルチコイド（アルドステロン）を分泌させます。

　プロラクチン（PRL）は、視床下部のプロラクチン放出ホルモン（PRH）により分泌が促進され、プロラクチン抑制因子（PIF）により分泌が抑制されます。乳頭の吸引刺激により視床下部での PRH の分泌を促進され、下垂体前葉のプロラクチンの分泌を促進します。

　プロラクチンは、視床下部にフィードバックし、PIF 分泌を促進します。乳腺の発育ではプロラクチンが最も重要です。また、乳汁の分泌を促進し、母性行動を促進します。生殖腺機能を抑制する作用があり、授乳中に排卵が起きないのは、乳頭の吸引刺激によるプロラクチンの分泌によります。エストロゲンは、プロラクチンの分泌を増加させます。女性は、思春期のエストロゲンの分

泌増加にともない、プロラクチンの分泌が増加し、乳腺が発育します。また、成人では、プロラクチンの分泌は睡眠中に増加します。プロラクチンは黄体を刺激する作用もあるため、黄体刺激ホルモンともいわれています。

　成長ホルモン（GH）は、視床下部の成長ホルモン放出ホルモン（GRH・GHRH）により分泌が促進され、成長ホルモン抑制ホルモン（SS）により分泌が抑制されます。また、成長ホルモン（GH）の分泌は、睡眠時に顕著に起こります。成長ホルモン（GH）は、身体成長（骨の成長）を促します。長管骨骨端線の軟骨細胞を増殖させて、骨の長軸方向への発育を促進させます。このように軟骨が形成されてから、軟骨が骨に置換される代謝を軟骨性骨化といいます。

　思春期になり、性腺ステロイドホルモンにより骨端線が閉鎖され、軟骨細胞が消失すると、長管骨の成長は停止します。小児期に成長ホルモンの分泌が不

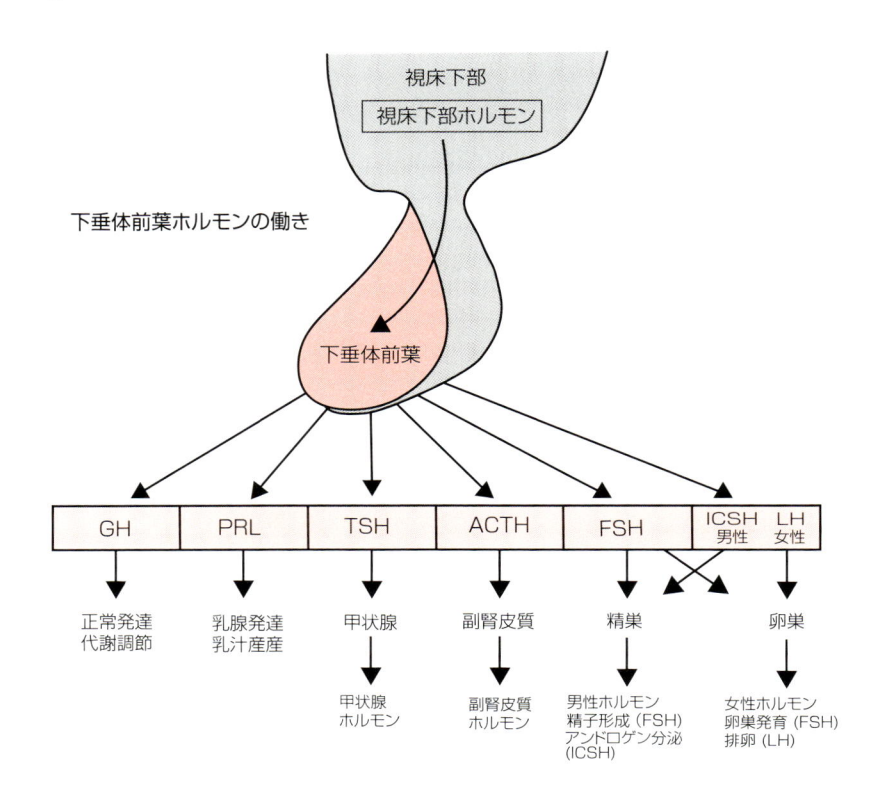

足すると小人症になり、小児期に成長ホルモンの分泌が過剰になると巨人症になります。成人で成長ホルモンが過剰になると末端肥大症になります。人体を構成する蛋白質、脂肪、炭水化物を栄養素から合成する過程を同化作用といいます。成長ホルモンは肝臓に作用し、同化作用を促進します。また成長ホルモンは、血糖値を上げます。これは、肝臓からのグルコースの放出促進と、組織への取り込み抑制作用によります。成長ホルモンは、脂肪組織に蓄積されている中性脂肪の分解促進作用により血中の遊離脂肪酸を増加させます。

甲状腺刺激ホルモン（TSH）は、視床下部の甲状腺刺激ホルモン放出ホルモン（TRH）により合成・分泌が促進し、甲状腺を刺激して甲状腺ホルモンの合成・分泌を促進させます。

LH（ICSH）とFSHは、視床下部のゴナドトロピン放出ホルモン（GnRH）により、合成・分泌が促進します。黄体形成ホルモン（LH）は、女性では、卵巣に作用し、卵胞の黄体化（黄体の形成）を促進し、黄体ホルモンを分泌させます。また、グラーフ卵胞の卵胞壁を破壊し、排卵を誘発します。LHは男性では、間質細胞刺激ホルモン（ICSH）ともいわれ、精巣の間質細胞（ライディッヒ細胞）に作用して、男性ホルモンのアンドロゲンの分泌を促進します。卵胞刺激ホルモン（FSH）は、女性では卵巣に作用して卵胞の発育を促進します。男性では精巣のセルトリ細胞に作用して精子の形成を促進します。排卵時には、FSHとLHの分泌は、急激に高まっています。FSHとLHを合わせてゴナドトロピン（性腺刺激ホルモン）といいます。

10－13　下垂体中葉

メラニン細胞刺激ホルモン（MSH）は、メラニン細胞のメラニン色素の合成を促進させます。視床下部のMSH放出ホルモンによりMSH分泌は促進され、MSH抑制ホルモンによりMSH分泌は抑制されます。

10－14　下垂体後葉

下垂体後葉ホルモンには、バソプレッシン、オキシトシンがありますが、いずれも分泌細胞の細胞体は視床下部に存在しており、神経の軸索を通じて運ばれてきたホルモンが下垂体後葉から放出されています。下垂体後葉は、単なるホルモンの出口にすぎません。分泌細胞が視床下部に存在しており、神経組織

図中ラベル: 視床下部、バソプレッシン産生、オキシトシン産生、視床下部浸透圧受容器、下垂体後葉、オキシトシン 分泌、バソプレッシン 分泌、乳腺、射乳、吸引刺激、腎臓、水の再吸収促進

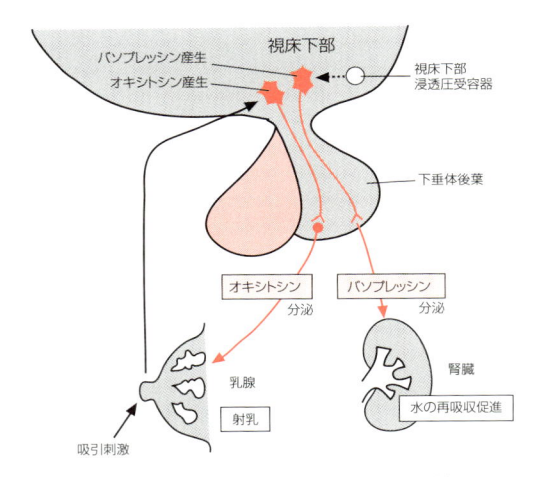

下垂体後葉ホルモンの作用と分泌調節

構造をしているので、下垂体後葉を神経性下垂体といいます。

バソプレッシンは、腎臓の集合管に作用して、尿から水の再吸収を促進します。これを抗利尿作用といいます。これは、集合管細胞が水の透過性を高め、高張の腎の深部髄質を通過するときに、浸透圧の作用により水が移動することによります。バソプレッシンが不足すると尿量は増えます。これは集合管における水の再吸収量が減少することによります。下垂体後葉の機能が障害されたときには、大量の水の排泄が起こります。これを尿崩症といいます。このようにバソプレッシンは尿の量を減らすので、抗利尿ホルモン（ADH）ともよばれます。また、末梢血管を収縮させ血圧を上昇させます。この作用により、細胞外液が不足した場合の循環不全を防いでいます。血漿浸透圧が上昇すると、視床下部の浸透圧受容器に感受され、バソプレッシンの分泌を促進し、水の再吸収を促進させて浸透圧を下げます。バソプレッシン分泌の浸透圧閾値は、280mOsm／ℓ（ミリオスモル）であるので、これを血漿浸透圧の基準値としています。血液量の増減においても、バソプレッシンの分泌は刺激されます。血液量の増加は、左心房壁にある容量受容器により感知されます。血液量が増加した場合は容量受容器から抑制性の神経情報が増加し、バソプレッシンの分泌が抑制されます。また、血液量が減少した場合は容量受容器からの抑制性の神経情報が減少し、バソプレッシンの分泌が増加します。血圧の変化は、頸動脈洞、大動脈弓にある圧受容器により感知され、血圧上昇時にはバソプレッシンの分泌は抑制され、

血圧低下時にはバソプレッシンの分泌は促進されます。

オキシトシンは、乳腺の平滑筋を収縮させることにより乳汁を射出させます。乳頭の吸引刺激によりオキシトシンの分泌が高まり、乳汁が射出する反射を乳汁射出反射（射乳反射）といいます。《＊ちなみに乳汁の産生量を増やすのはプロラクチンであり、オキシトシンではありません》

また、膣や子宮頸部に拡張刺激を加えると、オキシトシンの分泌が促進され子宮筋の収縮を強めます。分娩の際には、子宮筋に激しい収縮が起こり、この収縮により子宮頸部が拡張されてオキシトシンの分泌が増加し、分娩を維持させると考えられています。膣や子宮頸部の拡張刺激により反射性にオキシトシンの分泌が促進され、子宮の収縮が高まる反射をファーガソン反射といいます。妊娠末期には胎盤からエストロゲンの分泌が高まってきますが、この作用により、オキシトシンは分娩誘発に使われます。

子宮のオキシトシン感受性は、エストロゲンによって高まります。

また、プロゲステロンは子宮のオキシトシン感受性を低下させ、妊娠を継続させています。妊娠を継続させている間は卵巣から、140日をすぎた妊婦さんでは胎盤からもプロゲステロンの分泌量が多くなっています。

10－15　甲状腺・上皮小体（副甲状腺）

甲状腺からは、甲状腺ホルモンが分泌されます。甲状腺ホルモンは、ろ胞細胞から分泌されるものをいい、重要なものはトリヨードサイロニン（T_3）、サイロキシン（T_4）です。

T_3は3つのヨウ素を含み、T_4は4つのヨウ素を含んでおり、T_4よりT_3のほうが活性は高くなっています。甲状腺のろ胞上皮細胞は血液中のヨードを取り込み、ヨウ素化させ、甲状腺ホルモンを合成します。

視床下部から分泌されるTRHの作用により、下垂体前葉からTSHの分泌が促進され、TSHが甲状腺に作用して、甲状腺ホルモンの分泌を促進します。寒冷刺激によりTRHの分泌が増加し、温熱時にはTRHの分泌が抑制することにより、甲状腺ホルモンの分泌が階層的に支配されています。

甲状腺ホルモンは、全身の細胞に作用してその代謝を亢進させます。よって、甲状腺ホルモンにより、基礎代謝は亢進されます。蛋白質代謝の亢進により、成長期における体蛋白合成を促進し、発育を促進します。糖質代謝の亢進によ

り貯蔵している**グリコーゲンの分解**を促進させ、**血糖値**が上昇します。**インスリン感受性**を亢進させるので、グルコースの各細胞への取り込みを促進させ、細胞のグルコースの利用を促進させて、より多くの熱量を発生させます。

脂質代謝では、**脂質の分解**を促進し、**血中遊離脂肪酸**、**グリセロール**が増加します。また、血中コレステロールは**減少**します。あるホルモンが、他のホルモンの作用を増加させる作用を**許容作用・許容効果**といいます。甲状腺ホルモンは、**カテコールアミン**の効果を**増強**させます。甲状腺ホルモンの分泌過剰を**甲状腺機能亢進症**といいます。甲状腺機能亢進症では、全身の代謝が**活発化**した状態となります。

甲状腺ホルモンの作用と分泌調節

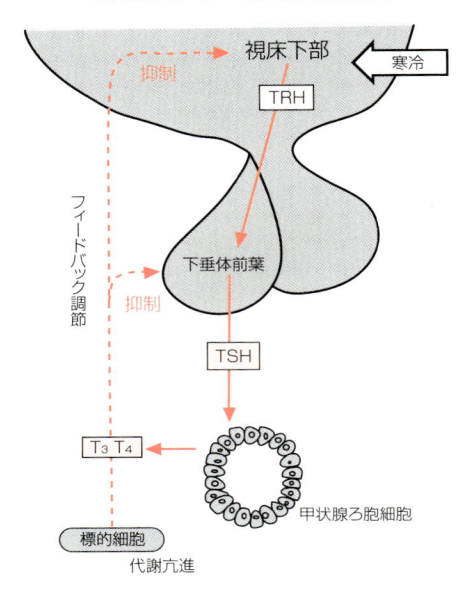

甲状腺がび慢性に肥大し、細胞増殖による過形成が起こり、眼球が突出するものを**バセドウ病**といいます。甲状腺機能低下症では、全身の代謝が**低下**した状態となり、重くなると**粘液水腫**を呈します。出生時からの甲状腺機能低下症を**クレチン症**といいます。クレチン症では、**知能低下**をきたすので、新生児血のTSHと甲状腺ホルモンを測定する検査が行われています。また、自己免疫性疾患の慢性甲状腺炎による甲状腺機能低下症は**橋本病**といい、**中年女性**に多く見られます。

Ca^{2+}は血液凝固、神経伝導、筋の収縮などに必要な重要物質です。血中のCa^{2+}濃度は約 **10mg／dl** で一定に保たれています。血中のCa^{2+}濃度が上昇した場合には、甲状腺の**傍ろ胞細胞（C細胞）**からは、**カルシトニン**が分泌されます。カルシトニンは甲状腺ホルモンとは扱われません。カルシトニンは、骨にカルシウムを貯蓄するように作用し**血中カルシウム濃度**を**下げます**。ただし30歳を過ぎると骨へのカルシウムの取り込みはなくなり、排泄されてしまい

ます。

血中のCa^{2+}濃度が低下した場合には、上皮小体から上皮小体ホルモンが分泌されます。上皮小体ホルモンは、副甲状腺ホルモン、パラソルモン（PTH）ともいいます。上皮小体ホルモンは、骨に貯蓄しておいたカルシウムを引き出すように作用し、血中カルシウム濃度を上昇させます。このように血中Ca^{2+}濃度が上昇するとカルシトニンの分泌が促進され、血中Ca^{2+}濃度が低下すると上皮小体ホルモンの分泌が促進し、血中のCa^{2+}濃度のホメオスタシスが維持されています。

甲状腺と上皮小体（副甲状腺）の位置
前面　　　　　　後面
咽頭
甲状軟骨
上皮小体（副甲状腺）
甲状腺
気管

ろ胞細胞
T3、T4を分泌
傍ろ細胞（C細胞）

甲状腺のろ胞

上皮小体ホルモンの分泌が亢進すると、骨吸収と線維化を伴う線維性骨炎をおこし、骨折しやすくなります。上皮小体ホルモンの分泌が低下すると、血中Ca^{2+}濃度が低下し、テタニーをおこし、筋肉は痙攣を起こしやすくなります。

10-16 副腎

副腎は、腎臓とともに腹膜後器官であり、ともにゲロータ筋膜（腎筋膜）に包まれています。副腎は、皮質と髄質とにわけられ、副腎皮質は、外側から、球状層、束状層、網状層の3層からなり、それぞれ、ステロイドホルモンを分

ステロイドホルモン	アルドステロン	コルチゾル	アンドロゲン
分泌場所	球状層（球状帯）	束状層（束状帯）	網状層（網状帯）
ホルモンの種類	電解質コルチコイド	糖質コルチコイド	性ホルモン

泌しています。電解質コルチコイドは、電解質代謝活性が強く、遠位尿細管とそれに続く集合管でNa^+の再吸収を促進します。電解質コルチコイドは、鉱質コルチコイド（＝ミネラルコルチコイド）、アルドステロンともよばれます。電解質コルチコイドが分泌過剰になると、コーン症候群となり、高血圧、高血糖となります。電解質コルチコイドは、レニン-アンジオテンシン系により調節されています。レニンは、細胞外液の減少、血圧低下、血漿Na^+濃度の低下、ストレス時などの交感神経興奮に際し、腎臓の糸球体傍細胞より分泌され、肝臓で生成された血液中のアンジオテンシノゲンに作用してアンジオテンシンⅠに変化させ、さらにアンジオテンシンⅠは肺で変換酵素の作用を受けアンジオテンシンⅡに変化され、このアンジオテンシンⅡが副腎皮質に作用し副腎皮質から電解質コルチコイド（アルドステロン）を分泌させます。なお糸球体傍細胞は、腎臓の輸入細動脈の血管極の直前の血管壁にあり、血圧の低下を感受しています。糸球体傍細胞に近接した遠位尿細管には緻密斑（macula densa）とよばれる特殊な尿細管細胞があり、尿細管内液のNa^+濃度の低下を感受しています。そして、糸球体傍細胞と緻密斑をあわせて、糸球体傍装置といいます。ろ過は、圧力をかけて押し出すことが原動力となっています。血圧が低下すると腎臓の糸球体でのろ過量は低下し、生成される原尿量は減少します。ヘンレ

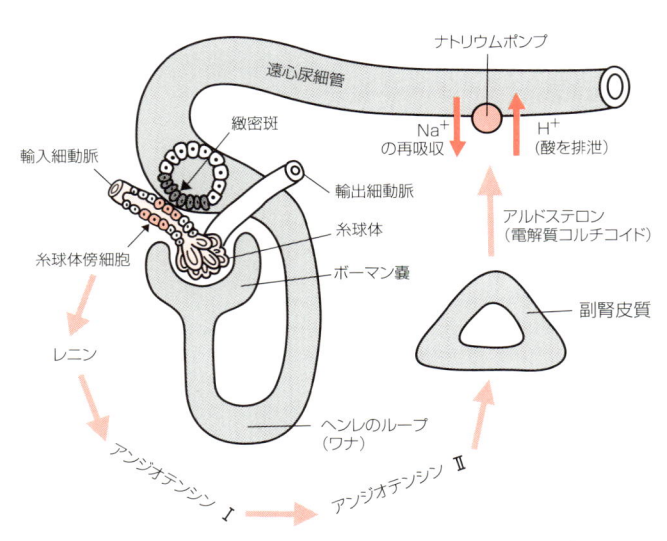

レニン―アンジオテンシン―アルドステロン系

166

のループを折り返した上行脚の太くなった部位では、Na^+ と Cl^- が能動的に再吸収されており、原尿量が低下すると、Na^+ と Cl^- 再吸収量効率が高まり、遠位尿細管の緻密斑（macula densa）に届く原尿中の Na^+ と Cl^- のイオン濃度は低下してしまいます。この原尿中の Na^+ と Cl^- 濃度低下を緻密斑細胞は感知し、プロスタグランジンを分泌し、さらに、糸球体傍細胞が輸入細動脈にレニンを分泌します。プロスタグランジンには、血管拡張作用があり、腎血流量を上昇させ糸球体ろ過量を増加させます。電解質コルチコイドは、腎臓の遠位尿細管とそれに続く集合管の上皮細胞に作用し、ナトリウムポンプにより Na^+ の再吸収を増加するとともに、K^+ または H^+ の分泌を増加します。Na^+ の再吸収に伴い水も再吸収してくるので、細胞外液量が増加します。

糖質コルチコイドは、糖質代謝活性が高く、血糖値を上昇させます。糖質コルチコイドには、コルチゾル、コルチコステロンなどがあります。糖質コルチコイドは、炎症やアレルギーを抑える抗炎症作用、抗免疫作用があります。一般にステロイド剤といえば、糖質コルチコイド薬のことです。糖質コルチコイドは、ストレス抵抗性を高め、胃液分泌を促進させ、水負荷時において水の排泄を促進します。糖質コルチコイドは、ACTH によって分泌が促進されます。

ストレス刺激により視床下部から CRH が分泌されると、階層的支配により下垂体前葉から ACTH の分泌は促進され、糖質コルチコイドの分泌が促進されます。また、糖質コルチコイド濃度が上昇すると負のフィードバック機構により、CRH、ACTH の分泌は抑制されます。あるホルモンが、他のホルモンの作用を増加させる作用を

糖質コルチコイド、副腎アンドロジェンの作用と分泌調節

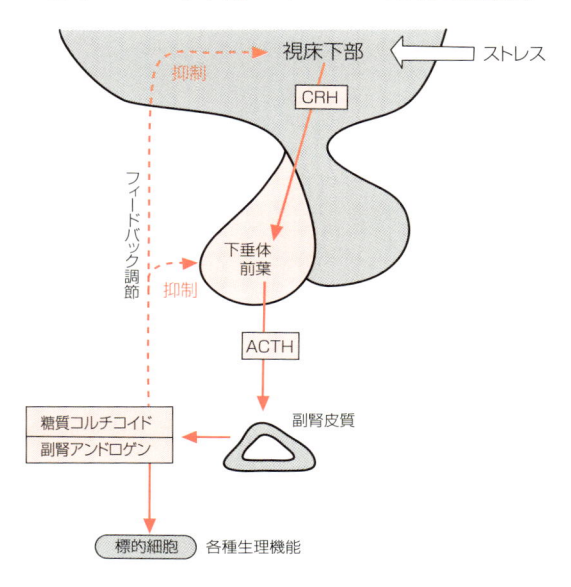

許容作用（許容効果）といいます。糖質コルチコイドは、カテコールアミン、グルカゴンに対し許容作用（許容効果）を持っています。糖質コルチコイドが過剰に分泌されると、クッシング症候群となり肥満、高血圧、高血糖、多毛となります。副腎皮質機能が低下し、糖質コルチコイド、アルドステロンの分泌が低下するとアジゾン病となり、血中 Na^+ の減少と K^+ の増加、筋無力、皮膚着色、心機能低下となります。また、光は視床下部にある視交叉上核の生物時計中枢（サーカディアンリズムの中枢）の体内時計をリセットしますが、この際、副腎皮質から糖質コルチコイドを分泌させ、全身の体内時計のリセットが行われると考えられています。

　副腎皮質からは、性ホルモンも出ています。その主要な成分は男性ホルモンのアンドロゲンで、男性化作用の活性は弱いですが、蛋白質同化作用として重要です。糖質コルチコイドと同様に、CRH-ACTH 系により階層的に分泌が支配されています。

　副腎は、皮質と髄質とでは発生が異なり、皮質は中胚葉由来ですが、髄質は外胚葉由来の組織です。副腎髄質は、発生学的に、交感神経節後神経に相当します。従って、交感神経の興奮時にカテコールアミンが分泌されます。カテコールアミンは、交感神経の作用とほぼ同じ作用があります。また、副腎髄質は、クロム酸塩で黄褐色に染まることから、クロム親和性組織ともよばれます。緊急状態の場合は交感神経の活動が高まり、副腎髄質からのカテコールアミンの分泌も高まります。カテコールアミンは、交感神経の作用を増強するとともに、遊離脂肪酸の放出を促進し、血糖値を上昇させて、糖質代謝を亢進させ、熱産生を増大、戦いに適した身体の状態にして生体の適応力を高めます。この反応をキャノンの緊急反応といいます。緊急状態とは、ストレス刺激時、筋運動時、寒冷刺激時、精神的感動時、血圧低下時、血糖低下時などです。その他、カテコールアミンの作用として、気管支拡張作用があります。交感神経節後神経では、化学伝達物質としてノルアドレ

交感神経

カテコールアミン分泌
（アドレナリン
　ノルアドレナリン）

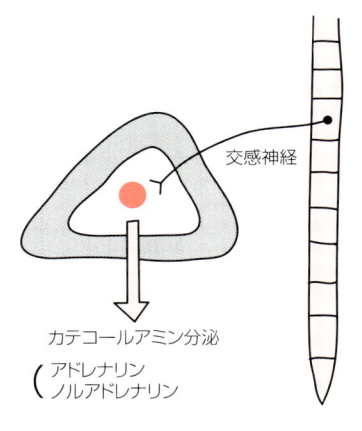

副腎随質の交感神経による

ノルアドレナリンアドレナリンの作用比較

指　標	ノルアドレナリン	アドレナリン
心拍出量	（反射性徐脈により）減少	増大
血圧	上昇（大）	変化（小）
末梢血管	収縮	拡張
血糖値	上昇（小）	上昇（大）
遊離脂肪酸	上昇（大）	上昇（大）
交感神経様作用	大	大
熱産生	大	大
気管支拡張作用	小	大
胃腸運動抑制作用	小	大

ナリンを放出しますが、副腎髄質ではノルアドレナリンをアドレナリンに変換する酵素が存在しているため、カテコールアミンの約80％はアドレナリンで、他は大部分がノルアドレナリン、わずかにドーパミンを含んでいます。ドーパミンは、ノルアドレナリンが生合成される時の中間生成物で、神経伝達物質として重要です。黒質でのドーパミンの減少によりパーキンソン病が起こります。

ノルアドレナリンとアドレナリンの作用の違いとして、次のようなことがあげられます。ノルアドレナリンは、α受容体を介して血管を収縮させ血圧を上昇させますが、アドレナリンは、β受容体を介して血管を拡張させます。また、アドレナリン・ノルアドレナリンはともにβ受容体を介して心筋に作用し、心筋の収縮力を増強し、心拍数を増加させます。ノルアドレナリン投与では、末梢血管抵抗の急激な増大に伴う血圧上昇が起こり、圧受容体を介する反射性徐脈により心拍出量は逆に減少してしまいます。

10－17　心臓－心房性Na$^+$利尿ペプチド

心房性Na$^+$利尿ペプチドは、心臓より分泌され、腎臓の遠位尿細管でのNa$^+$の再吸収を抑制し、Na$^+$の排泄を促します。Na$^+$の排泄には、水の排泄を伴うので尿量も増加します。電解質コルチコイドと反対の作用を持っています。

10－18　膵臓

膵臓の内分泌腺の集団をランゲルハンス島といいます。ランゲルハンス島にはA（α）細胞、B（β）細胞、D（δ）細胞、F（PP）細胞が存在し、それぞ

れグルカゴン、インスリン、ソマトスタチン、膵ポリペプチドを分泌します。

インスリンは、血糖値が上昇した場合に分泌されます。インスリンが血糖値を下げるメカニズムは、グルコース担体の数を増加することにより、グルコース取り込みが促進された結果、血糖値が下がるのです。インスリンが不足すると血糖値が低下しなくなります。

食後は糖質、アミノ酸、脂肪酸の血中濃度上昇や迷走神経(副交感神経)の作用により、インスリン分泌量は、増加します。

インスリンの分泌が不足した状態が糖尿病で、グルコースは細胞内に取り込まれず、血液中に高濃度となります。この結果、グルコースは利用されず、そのまま尿中に排泄されてしまいます。通常でもグルコースは腎臓の糸球体よりろ過されるので原尿中にも存在していますが、近位尿細管で能動輸送により再吸収されているため、尿中には存在しません。血糖値が170mg／dℓを越えると、能動輸送で再吸収できる量を超えてしまうので、再吸収しきれない分が尿糖として出現します。糖尿病ではグルコースをエネルギー源として利用することができなくなり、脂質をエネルギー源として利用するようになります。この際、脂質代謝によりケトン体を生じますが、ケトン体は酸性を示すのでケトン体によるケトアシドーシスを生じてしまいます。その結果、pHを7.4に保つための呼吸性代償として過呼吸を生じ、極端な場合には、クスマウル呼吸が起

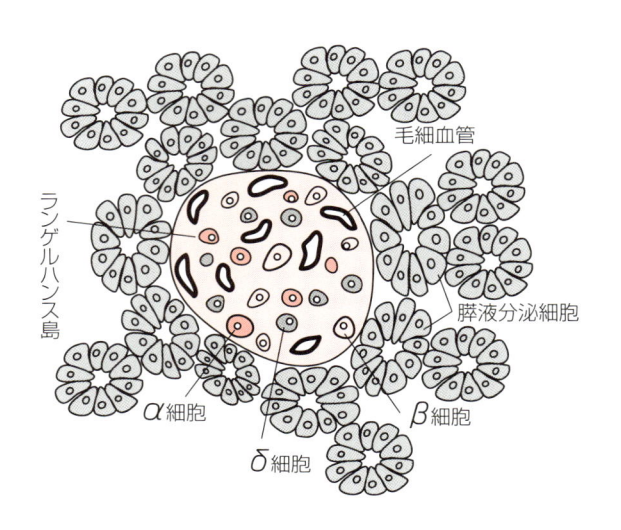

こる場合もあります。

インスリンのその他の作用として、肝細胞・筋細胞・脂肪細胞でのグリコーゲン合成に関与する酵素の活性を高めることにより、グリコーゲン合成の促進や、筋組織での蛋白質合成、アミノ酸の取り込みの促進、トリグリセリド合成の促進、ホルモン感受性リパーゼ活性の抑制による脂肪分解の抑制による脂肪貯蔵の増加が起こります。

グルカゴンは、肝細胞、筋細胞、脂肪細胞でのグリコーゲンの分解を促進し、またアミノ酸からの糖新生を促進させ、血糖値を上昇させます。グルカゴンは、低血糖により分泌が促進され、高血糖により分泌が抑制されます。低血糖時には、グルカゴンの他、カテコールアミンの分泌も促進され、血糖値を上昇させます。また、ホルモン感受性リパーゼを活性化し、脂肪分解を促進して遊離脂肪酸の放出を増加させます。

ソマトスタチンは、膵臓のランゲルハンス島のD（δ）細胞から分泌されますが、その作用は、隣接するA細胞、B細胞、F細胞からそれぞれ分泌されるインスリン、グルカゴン、膵ポリペプチドの分泌を抑制します。ソマトスタチンは、交感神経のβ受容体を介する作用により分泌が促進され、副交感神経のムスカリン受容体を介する作用（ムスカリン様作用）により、分泌が抑制されます。

膵ポリペプチドは、酵素を含む膵液の分泌と胆嚢の収縮を抑制し、消化した食物の吸収を遅くする作用があります。食物の吸収を一定に保ち、体内環境の急激な変化を抑制しています。

STEP 11　生殖

私たちは性分化により男性と女性とにわかれており、生殖腺で成熟した精子、卵子の受精により次の世代へと生命を受け渡しています。また、受精卵は子宮の中で胎児まで育てられ、出生をもって外界に出てきます。生まれた子も男性または女性として成長していきます。ここでは、このような生命の次の世代へのバトンタッチがどのようなしくみによって行われているのか、男性と女性の性機能のしくみについて理解していきましょう。

11-1　細胞分裂

細胞分裂に際し、遺伝子の内容は、すべて伝えられます。遺伝子は、DNAの中の4つの塩基、アデニン、チミン、シトシン、グアニンによって決められており、DNAの2本の鎖はらせん状に存在しています。これを2重らせん構造といいます。2本の鎖は、それぞれの鎖の塩基と塩基とが水素結合することによって引き付けあっていますが、遺伝子の内容を複製する時に備えて、ペアとなる塩基の組み合わせが決まっており、アデニンに対してはチミンが、水素結合し、シトシンに対してはグアニンが水素結合します。これを相補的関係と

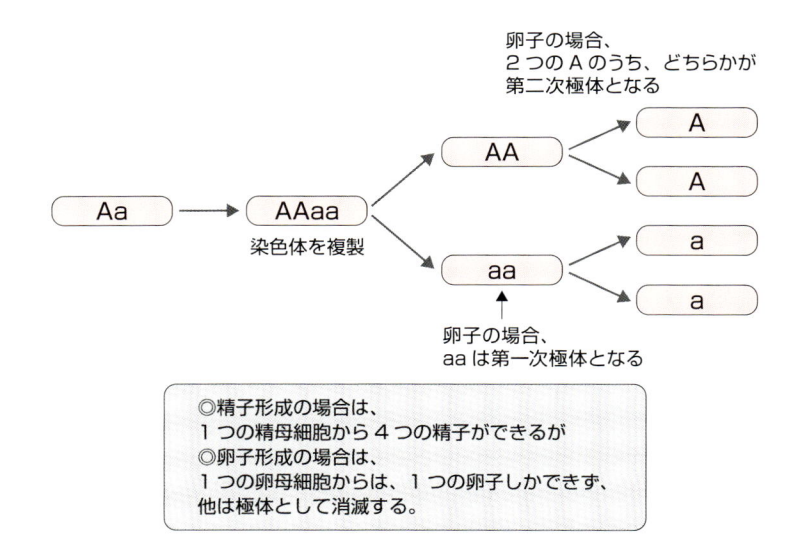

Aa → AAaa（染色体を複製） → AA → A, A
　　　　　　　　　　　　　 → aa → a, a

卵子の場合、2つのAのうち、どちらかが第二次極体となる
卵子の場合、aaは第一次極体となる

◎精子形成の場合は、
1つの精母細胞から4つの精子ができるが
◎卵子形成の場合は、
1つの卵母細胞からは、1つの卵子しかできず、他は極体として消滅する。

いいます。この相補的関係により、遺伝子の内容を複製することができます。

◎細胞分裂の方法（体細胞の場合）◎
①ペアを分ける
②それぞれのペアが、相補的関係によりもとの相手と同じ新しい相手をつくる
③すると、1つの遺伝子が2倍に複製されたことになる
④これを、2つの細胞にそれぞれ分ける

◎細胞分裂の方法（生殖細胞の場合）◎
　精子と卵子を生殖細胞といい、細胞分裂に際し染色体の数を2つにわけてしまいます。この時点では、遺伝子の量は、半分になっています。このような分裂を減数分裂といいます。精子と卵子が受精すれば、遺伝子の量は、通常量に戻ります。

性決定と性染色体の数

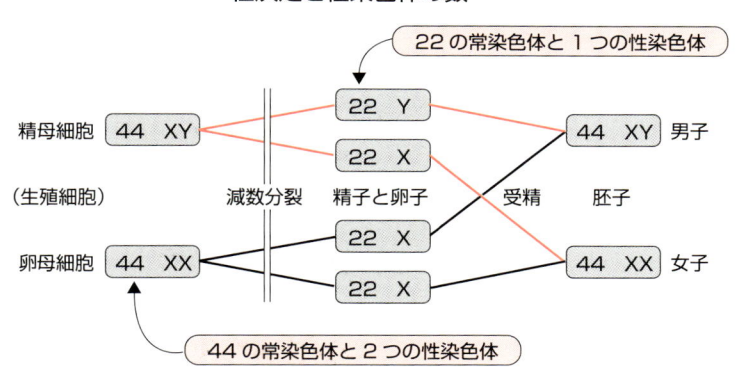

```
                    ┌─ 22の常染色体と1つの性染色体 ─┐
                         ┌──────┐
                         │ 22  Y │
精母細胞  ┌──────┐       ├──────┤       ┌──────┐
         │44  XY│───────│ 22  X │───────│44  XY│ 男子
         └──────┘       ├──────┤       └──────┘
(生殖細胞)  減数分裂    │ 22  X │  受精    胚子
         ┌──────┐       ├──────┤       ┌──────┐
卵母細胞 │44  XX│───────│ 22  X │───────│44  XX│ 女子
         └──────┘       └──────┘       └──────┘
              └─ 44の常染色体と2つの性染色体 ─┘
          精子と卵子
```

11-2　遺伝子

　遺伝子はDNAであり、核に存在しています。
　遺伝子であるDNAは、通常、光学顕微鏡では確認できませんが、細胞分裂の際には遺伝子がより集まり、染色体として確認することができます。
　染色体は、ヒトは46本（23対）あり、この染色体は、常染色体と性染色体とにわけられます。

173

常染色体とは、男女両方に存在するもので44本（22対）存在します。
　性染色体とは、男女で異なって存在するもので2本（1対）存在し、性を決定しています。性染色体には、X染色体とY染色体の2つのタイプがあり、男性はX染色体とY染色体を1本ずつ持っています。女性はX染色体を2本持っています。すなわち、男性はXYの組み合わせの場合、女性はXXの組み合わせの場合に発現します。減数分裂の結果、女性はX染色体を持つ卵子が2つできますが、男性ではX染色体を持つ精子1つとY染色体を持つ精子1つができます。受精によって生まれる新しい細胞の遺伝子は、卵子由来（母親由来）の遺伝子と、精子由来（父親由来）の遺伝子が結合して生まれます。よって、X染色体を持つ卵子にX染色体を持つ精子が受精すればXXの遺伝型を持つ女性が生まれ、X染色体を持つ卵子にY染色体を持つ精子が受精すればXYの遺伝型を持つ男性が生まれます。よって、男性を決定する精巣決定遺伝子はY染色体に存在しており、この精巣決定遺伝子から精巣分化因子（TDF）が生成され、精巣が生成されます。精巣は腹腔内にありますが、胎生7～8ヵ月に腹壁を下り陰嚢の中に入ります。これを精巣下降といい、体温より低い適性な温度環境で精子を成熟させることができます。
　染色体が多かったり欠損していたりする場合があり、これを染色体異常といいます。XOを持つものはターナー症候群、XXYを持つものはクラインフェルター症候群、XXXを持つものはトリプルX症候群（超女性）と言われます。モザイク体とよばれる性染色体の構成がXXとXYの細胞を持つものもあり、両性の生殖腺（精巣と卵巣）とを持つものを真性半陰陽といいます。真性に対して、外性器が反対のものを仮性半陰陽といい、XYを持つにもかかわらず外性器が女性の男性仮性半陰陽と、XXを持つにもかかわらず外性器が男性を示す女性仮性半陰陽があります。

11－3　劣性遺伝と優性遺伝

　遺伝子には、父親由来の遺伝子と母親由来の遺伝子の2つがあることは、既に学びました。2つのうちのどちらかの遺伝子に情報があれば、その蛋白質の合成は可能ですが、2つの遺伝子の両方に情報がなければ、その蛋白質をつくることは不可能です。遺伝病の中には、男性のみに発現するものがあります。女性の場合には、性染色体がXXであり、父親由来の遺伝子Xと母親由来の遺

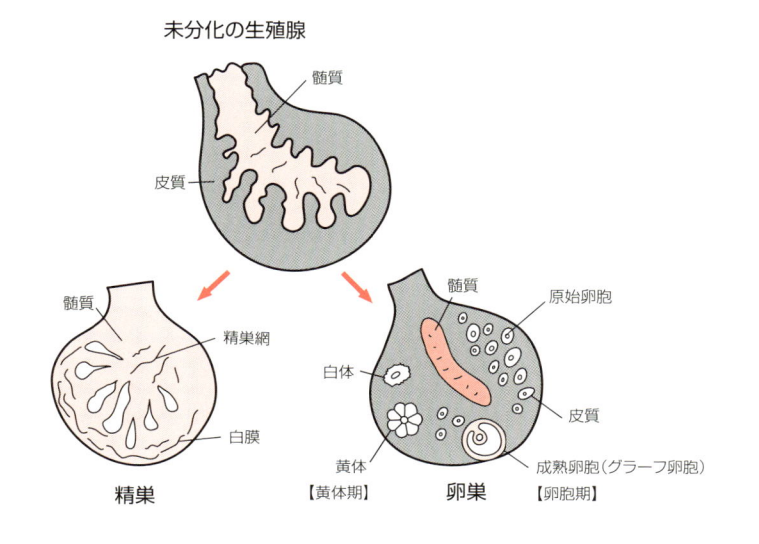

伝子Xの2つがあるため、2つのうちの1つが正常に機能して蛋白質をつくることができれば、遺伝子に異常があっても遺伝病が発現しないで済みます。1つのほうの遺伝子だけが欠損しているだけで発現には異常が認められない場合を、保因といいます。

　ある蛋白質をつくることができないという遺伝の形式を劣性遺伝といいます。劣勢とは、それが発現する確率が低いということを意味しています。遺伝子欠損で劣性遺伝するものは、常染色体を介したものならば、対になったペアが遺伝情報を担うことができますが、性染色体を介したものの場合、男性ではXもYも1つしかないので発現してしまいます。このような染色体に伴う劣性遺伝のことを、伴性劣性遺伝といいます。血友病、色覚異常は男性では発現しますが、女性では発現しません。

　ある蛋白質をつくることができるという遺伝の形式を優性遺伝といいます。優性とは、発現する確率が高いということを意味しています。これらの典型例として、メンデルの法則があてはまります。

11-4　生殖腺の性分化

　性染色体のY染色体には、精巣決定遺伝子があります。XYの性染色体を持つ場合、妊娠7週ごろから生殖腺隆起の髄質が発達し精巣に分化しライディッ

ヒ細胞（間質細胞）が現れ、アンドロゲンを分泌するようになります。また、精巣は、胎生7〜8ヵ月に陰嚢内に下降してきます。これを精巣下降といいます。XXの性染色体を持つ場合、生殖腺隆起の皮質が発達し、卵巣になります。

11−5　副生殖腺の性分化

妊娠7週までは、ウォルフ管、ミュラー管の両方が存在していますが、XYの性染色体を持つ場合、精巣のライディッヒ細胞から分泌されるアンドロゲンの作用によりウォルフ管が発達し、精管、精嚢、射精管に分化します。また、精巣の支持細胞から分泌される抗ミュラー管ホルモンによりミュラー管は消失します。XXの場合、精巣がないためウォルフ管は消失に向かい、ミュラー管が発達し、卵管、子宮に分化します。

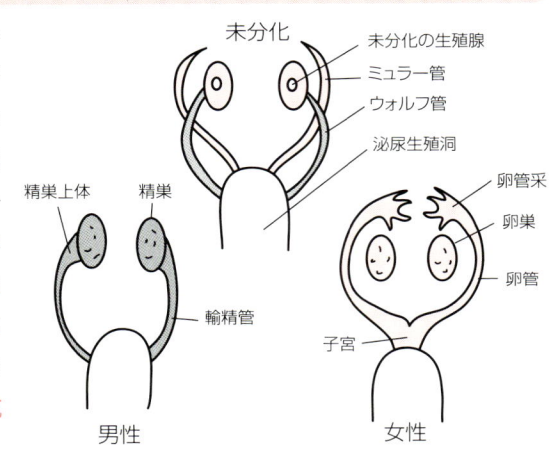

11−6　外生殖器の性分化

妊娠8週より始まり、生殖結節は、XYでは陰茎に、XXでは陰核に、陰唇陰嚢隆起は、XYでは陰嚢に、XXでは陰唇に、尿道ひだは、XYでは尿道海綿体に、XXでは小陰唇に分化します。これらは、XYは男性ホルモンであるアンドロゲンの作用により、XXでは、アンドロゲンの作用を受けないことによります。

11−7　男性ホルモン

精巣のライディッヒ細胞は、下垂体前葉から分泌されるICSHの作用によりアンドロゲンの分泌を促進させます。アンドロゲンは、男性化作用を持つホルモンの総称であり、アンドロゲンの90％以上はテストステロンで構成されています。

脳の男性分化は、胎生期に大量のアンドロゲンの作用を受けることにより起こります。すなわち、脳の基本型は女性型であり、アンドロゲン・シャワーにより男性型に変化すると考えられています。

11−8　アンドロゲンの作用

アンドロゲンは男性の二次性徴を発現し、男性の生殖器を発達させ、蛋白同化作用（蛋白質合成の促進作用）により骨格や体型を男性的にします。また、骨端閉鎖を促し、骨の発育を停止させます。アンドロゲンは性欲を高め、性行動を促進します。また、闘争本能を高めます。アンドロゲンとFSHは共にセルトリ細胞に作用し、精子形成を促進します。精細胞から精子が生成されますが、曲精細管の上皮で精子になるまで栄養を与えているのがセルトリ細胞です。セルトリ細胞間は、血液−精巣関門となっており、血液中の有害物質と精子が直接接触せず、また減数分裂をした精子に対する抗体ができないようになっています。精細胞は、精原細胞（精粗細胞）、精母細胞、精子細胞、精子の順に変化していきます。また、精巣上体に作用し、精子の成熟も促進します。精巣上体は精巣の上部にあり、精上皮で生成された精子は約2週間、精巣上体に蓄えられ、成熟し、運動能を獲得します。精巣でのICSHに対する受容体はライディッヒ細胞に、FSHに対する受容体は精細管のセルトリ細胞にのみ存在します。したがって、ICSHはライディッヒ細胞に作用し、アンドロゲンの合成・分泌を促進します。アンドロゲンは、視床下部、下錐体に作用してICSH分泌を抑制するという負のフィードバック機構が存在します。FSHは、セルトリ細胞に作用し、精子の形成に作用しています。また、セルトリ細胞は、ペプチドホ

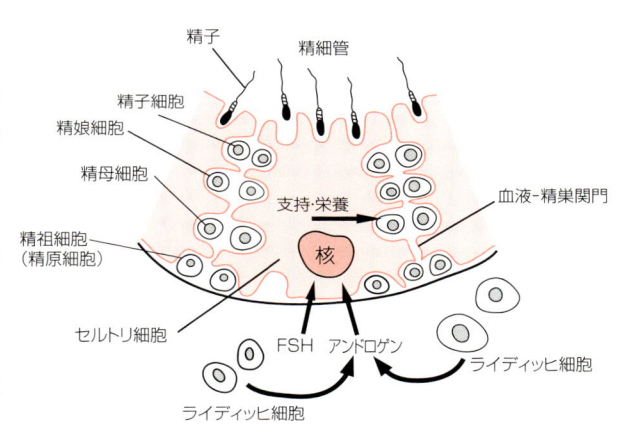

ルモンであるインヒビンを合成・分泌促進します。インヒビンは、下垂体に作用して、FSHの産生と分泌を抑制します。ICSH、FSHの分泌は、視床下部のGnRHにより促進されます。プロラクチンは、射精後の生殖機能を抑制します。

11－9　精子形成

　精子形成は、精巣の精細管の精上皮で行われます。FSHの作用により、精粗細胞が体細胞分裂を行い、第一次精母細胞となります。男性ホルモンの総称をアンドロゲンといいますが、その成分の90％以上はテストステロンです。精母細胞はテストステロンの影響を受け、減数分裂を行い、精娘細胞(第二次精母細胞)を経て精子となります。下垂体前葉ホルモンであるICSHはライディッヒ細胞からテストステロンを分泌させ、テストステロンはセルトリ細胞において、より強力なアンドロゲンである5α-ジヒドロテストステロンに変換されて精子形成を促すように働きます。精原細胞の分化増殖には、初めはアンドロゲンの作用、後には、FSHの作用を必要とすると考えられています。セルトリ細胞は、精巣網液（精細管内液）を分泌しており、形成された精子は、精巣上体へと運ばれます。

　精巣上体において、精子はアンドロゲンの存在下でさらに成熟を続け、運動能を獲得します。このような精子の形成には、約60～75日を要します。精子の形成には、温度が体温よりも約1℃程度低いことが必要であるため、精巣は体部から離れ陰嚢の中に存在し、精巣挙筋により、精巣と体部との距離を調節し、体温から適度な熱を受け温度の調節をしています。

11－10　勃起

　性的な興奮が起こると、骨盤神経（勃起神経）による副交感神経作用により、陰茎海綿体に入る直前の動脈のらせん動脈の拡張が起こり、陰茎深動脈の血流が増え陰茎海綿体に血液が充満し、陰茎の勃起が起こります。勃起の消失は、陰茎深動脈への血流の流入量の減少によります。

11－11　射精

　陰茎からの感覚情報は陰部神経を介して脊髄に伝えられます。射精は、2段階の脊髄反射によって起こります。

第1段階は、尿道への射出です。尿道への射出は、精管を通じて精子を精巣上体から精管膨大部まで運ぶことから始まります。精管は精巣上体の後方端から、陰嚢を出て、さらに膀胱の上を通過して骨盤内の精嚢につながっています。

男性生殖器

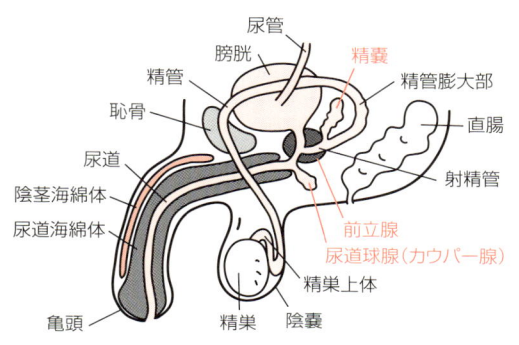

精管と精嚢の導管が合流して射精管となる際に、精嚢からの黄色味を帯びた粘稠な分泌物と混ざります。精嚢は、骨盤内の膀胱の後ろに左右に2つある組織です。精嚢からの分泌物は精液の大部分を占め、含まれているクエン酸、アミノ酸、フルクトースなどの栄養が精子の運動エネルギーとなり運動能を高めます。

射精管は、尿道前立腺部に開口します。ここには、前立腺の開口部も存在しており、前立腺からの分泌物と混合されます。前立腺からの分泌物は弱アルカリ性の乳白色をしており、栗の花のような特有の臭いを有します。男性の尿道や女性の膣内は酸性の環境にありますが、前立腺からのアルカリ成分が酸に対する中和作用を有し、酸による精子への影響を防いでいます。尿道への射出は、腰髄からの命令を下腹神経が伝えることにより起こる交感神経反射であり、精管平滑筋、精嚢平滑筋を収縮させることにより起こります。尿道に射出された精液には、尿生殖隔膜に存在している尿道球腺（カウパー腺）からのアルカリ性の透明な粘稠な分泌物が、外尿道括約筋を過ぎた尿道海綿体の部位にて加わります。

第2段階の脊髄反射は、腰髄から仙髄に存在する射精中枢からの命令を陰部神経が伝えることによって起こる副交感神経反射であり、球海綿体筋の収縮によって起こります。射精には強い快感を伴い、これをオルガスムスといいます。射精直後の精子には受精能はなく、一定時間女性生殖器内で、Ca^{2+}依存性による代謝を始め種々の変化を生じ、初めて受精能を獲得し卵子に侵入できるようになります。受精は、卵管の卵管膨大部で行われます。

11-12　女性の性周期

　女性における生殖腺は、卵巣であり、卵管、子宮、膣などの内生殖器と、恥丘、大・小陰唇、膣前庭、陰核などの外生殖器からなります。授乳は、生殖機能の一部であるので、女性の二次性徴には、乳腺も含めます。女性には、28日を1周期とする性周期があり、この周期は卵巣・子宮において、認められます。この、性周期の第1日目は、月経の第1日目としています。女性の性周期のうち、卵巣の卵胞の周期を卵巣周期といい、子宮内膜の周期的変化を月経周期といいます。

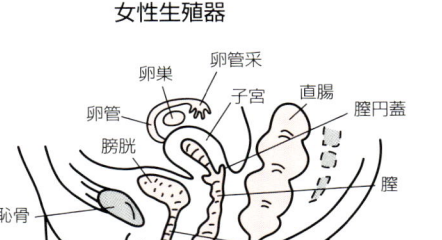

女性生殖器
卵巣／卵管采／子宮／直腸／膣円蓋／卵管／膀胱／膣／恥骨／尿道／陰核／小陰唇／大陰唇

11-13　卵巣周期

　卵巣には、卵子を産生する機能と、卵巣ホルモンを分泌する機能があります。
①卵胞期（卵巣周期の第1日〜第14日以前）
　卵巣の皮質には、原始卵胞が存在しています。卵胞期には、下垂体前葉からのFSHの分泌により15〜20個の原始卵胞が発育を始めますが、卵巣周期の6日頃には、片側の卵巣の、特に1個の卵胞のみが急速に成長し始め、他は退化していきます。この退化していく卵胞を閉鎖卵胞といいます。卵胞の成熟が進み、一次卵胞、二次卵胞、胞状卵胞、成熟卵胞（グラーフ卵胞）まで発育（成熟）します。LHの分泌により、内卵胞膜が形成され、少量のエストロゲンの分泌が認められます。卵胞の発育に伴い、卵胞からのエストロゲンの分泌量が急増し、子宮内膜の肥厚が始まります。
②排卵期（卵巣周期の第14日ごろ）
　排卵期の直前にエストロゲン濃度が急激に上昇し、分泌のピークを迎えます。エストロゲン濃度が高値で維持されると、視床下部に正のフィードバックが作用してGnRHの分泌を増加させ、階層的支配によるLHの急激な分泌を増加させます。これを、LHサージといいます。このとき、FSHの分泌量はLHと同様にピークでありながら、エストロゲンの負のフィードバック作用により、

LHよりも少なくなっています。周期の14日ごろに、**LH**の作用によりグラーフ卵胞が破れて、卵子が腹腔内に放出されます。これを**排卵**といいます。卵子は**卵管采**に拾いあげられ、卵管内壁の線毛運動により子宮のほうへと運ばれます。受精していない場合は膣から外へ排出されます。また、エストロゲンの作用により子宮内膜は**肥厚**し、受精卵の着床に備えています。

③**黄体期**（卵巣周期の排卵期後〜第28日）

排卵の後、残された卵胞は顆粒細胞とよばれ、**LH（黄体形成ホルモン）**の作用により細胞間に血管が入り込んで毛細血管網が形成され、黄体が形成されます。**黄体**からは、**プロゲステロン（黄体ホルモン）**が分泌され、子宮内膜から粘液を分泌させます。エストロゲンの分泌も再び起こり、**第二のピーク**を迎えます。黄体期になり、急激に分泌量が増加したプロゲステロン、エストロゲンによる負のフィードバック作用により、下垂体前葉からのLH、FSHの分泌量は、減少していきます。

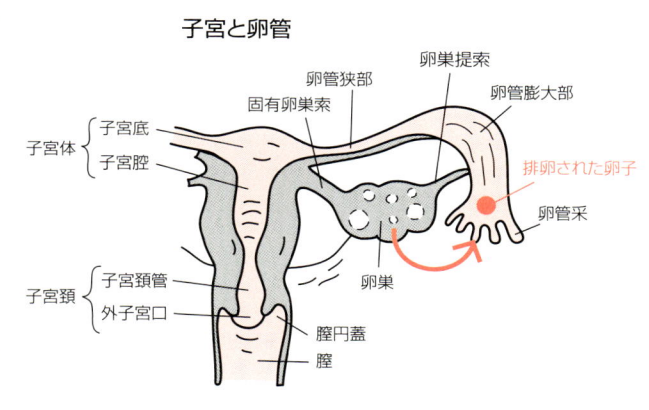

子宮と卵管

黄体は、受精しない場合には退縮し、**白体**となり消失します。卵子が受精して着床すると**妊娠黄体**として分娩まで維持され、**プロゲステロン**を分泌し続けます。

11-14　月経周期

月経周期は、**月経期**、**増殖期**、**分泌期**にわかれます。月経期と増殖期は、卵巣周期の**卵胞期**に、分泌期は、卵巣周期の**黄体期**に一致しています。

①**月経期**（月経周期の第1日〜第5日）

黄体からのプロゲステロンとエストロゲンの分泌が減少し、子宮内膜のらせん状動脈の**収縮**により子宮内膜**機能層**の壊死を招き、脱落を起こし出血します。

これを月経といい、平均5日程度続きます。妊娠が成立していれば黄体は維持されるため、プロゲステロンの分泌は続き、月経は起こりません。
②増殖期（月経周期の第6日～第14日）
　エストロゲンの作用により子宮内膜が再生増殖し、子宮内膜の分泌腺が形成されます。
③分泌期（月経周期の第14日～第28日）
　排卵後、黄体から分泌されるプロゲステロンとエストロゲンの作用により、子宮内膜の分泌腺から粘液の分泌がさかんになり、受精卵が着床しやすい状態をつくります。この子宮内膜が、子宮以外の内臓臓器に存在している場合にでる症状を子宮内膜症といいます。子宮内膜症では、子宮内膜と同じように月経がおき、内膜は剥がれますが、出口がないため、剥がれた内膜や血液が、チョコレート状になり、貯留してしまいます。これをチョコレート嚢腫といいます。《＊子宮内膜症は妊娠すると、内膜が増殖することがなくなるため症状がなくなります》

11－15　女性ホルモン

　卵巣から分泌されるホルモンは、エストロゲン、プロゲステロン、少量のアンドロゲンがあり、いずれもステロイドホルモンです。エストロゲンには、エストラジオール、エストロン、エストリオールなどがあります。エストロゲンは卵胞ホルモンともいい、卵胞と黄体のいずれも分泌しています。プロゲステロンは黄体ホルモンといい、黄体から分泌されます。生殖機能は、エストロゲンとプロゲステロンの作用によります。女性の性周期のうち卵巣周期は、下垂体前葉ホルモンのFSH、LHによりコントロールされています。また、これらのホルモンは視床下部のGnRH（ゴナドトロピン放出ホルモン）によりコントロールされています。エストロゲンとプロゲステロンは、負のフィードバックにより視床下部のGnRH、下垂体前葉のFSH、LHの分泌を抑制します。エストロゲンとプロゲステロンの成分が入っている薬が、避妊目的に用いられているピルです。ピルを服用すると負のフィードバック機構により、視床下部からのゴナドトロピン放出ホルモンや下垂体前葉からのFSHやLHの分泌量が減少し、卵巣の機能を抑制するため排卵は起こりません。ピルの中には、エストロゲンの含有量が少ないタイプがあり、これを低用量ピルといいます。エストロ

ゲンの作用がないため、子宮内膜の肥厚を抑え、月経量が減り、生理痛も軽減するという作用もあります。

11-16　女性ホルモンの分泌は、卵巣周期に伴って変化している

卵胞の発育に伴い、エストロゲンを産生する細胞（莢膜細胞→顆粒細胞）の増殖が起こり、エストロゲンの分泌が急上昇します。これを**エストロゲンサージ**といいます。エストロゲンの分泌量の増加に伴なう負のフィードバックがFSHに作用しているため、FSHの分泌量はLHよりも少なくなっていきます。

エストロゲンサージによりエストロゲンの濃度が高値で維持されると、GnRH、FSH、LHに対する負のフィードバックが**正のフィードバック**に切り替わり、LHの急激な分泌の増大が起こります。これを**LHサージ**といいます。

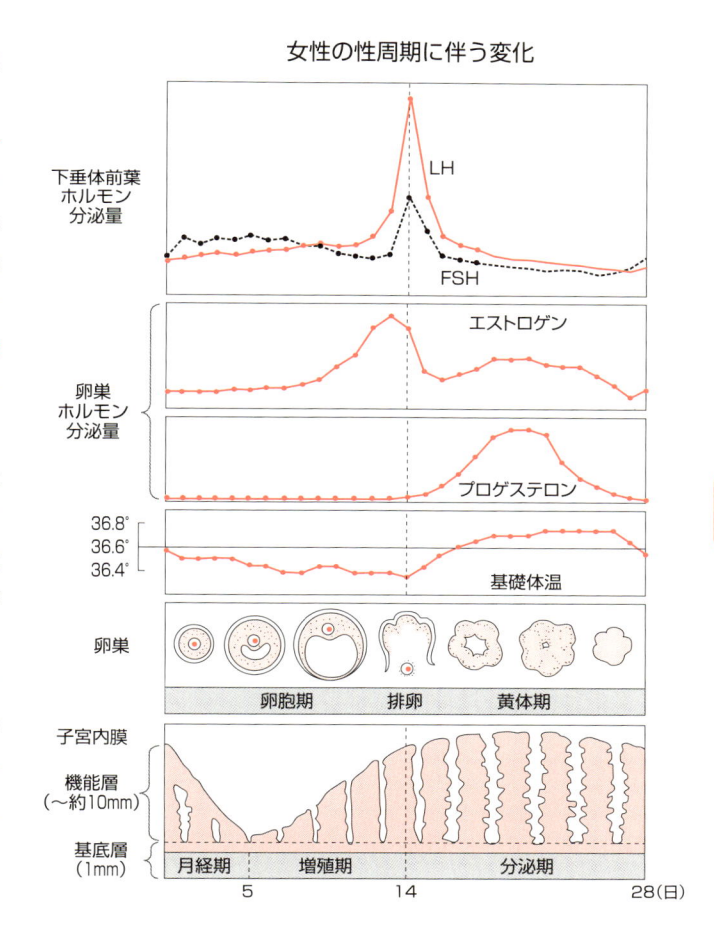

分泌量が増大した**LH**の作用により卵胞が破裂され、**排卵**が起こります。よって、エストロゲンの分泌は排卵の直前にピークがあり、排卵後は急激に低下していきます。

女性の性周期に伴う変化

《＊月経周期における子宮内膜の増殖と、エストロゲンの分泌の増加とを関連づけて覚えましょう》

　排卵は、生理的には左右にある卵巣から交互に起きていると考えられていますが、実際には必ずしも交互に排卵しているわけではないといわれています。排卵の周期も、生理的に正確な周期で規則的に起きているとは限りません。卵巣より体腔へ排卵された卵子は、卵管の先端にある卵管采で受け取られ、卵管に入っていきます。排卵の後、残った莢膜細胞、顆粒細胞は、急速に増大・増殖します。これらの細胞が脂質に富み黄色く見えるので黄体と呼ばれ、エストロゲンと大量のプロゲステロンを産生・分泌します。よって、プロゲステロンの分泌は排卵後、黄体が形成されるのに伴い増加しています。エストロゲン分泌の第二番目のピークは、プロゲステロンの分泌のピークと一致しています。黄体は、妊娠が成立しなければ約14日を過ぎると退行し、白体となっていきます。黄体からのエストロゲン・プロゲステロンの分泌量も減少し、増殖した子宮内膜中のらせん動脈が収縮し増殖した子宮内膜の壊死を引き起こします。これが月経です。妊娠が成立した場合は妊娠黄体として、エストロゲンとプロゲステロンの分泌を続けます。

11－17　エストロゲンの作用

　エストロゲンは、FSH の分泌により促進されています。エストロゲンは、女性の二次性徴を発現させ、女性らしい体型をつくり妊娠に備えさせるホルモンです。二次性徴とは、生殖器以外の男女の特徴です。女性の場合、乳房発育→陰毛発生→腋窩毛発生→初経→骨端線閉鎖の順序で生じます。

　エストロゲンの作用は多いですが、女性が妊娠するためにはどうであったら都合がいいかな？　と考えてみると理解しやすいと思います。

◎二次性徴の発現
◎皮膚の弾力性・保湿性の維持
◎子宮内膜を肥厚させる
◎膣粘膜上皮を増殖、角化させる
◎子宮頸部の頸管膜の粘液の分泌促進
◎乳腺の間質と乳腺管を発育させる

◎妊娠時に、乳頭・乳輪・外陰部に色素沈着させる
◎骨端線を閉鎖して、骨の成長を止める
◎骨芽細胞の活動を促進し、骨形成を促進・骨吸収を抑制
◎血管を拡張し、血圧を低下させる
◎脂質代謝に作用→HDLコレステロール増加、中性脂肪（トリグリセリド）を減少
　　　　　　　→ＬＤＬコレステロール減少
◎抗動脈硬化作用
◎卵胞の発育を促進
◎卵管運動を促進→卵子の子宮腔への輸送を促進
◎神経機能を亢進→喜怒哀楽の感情を増加させる。記憶、学習能力を高める
◎性欲を高める
◎食欲を抑制させる

11－18　プロゲステロンの作用

プロゲステロンはLHにより分泌が促進されます。

プロゲステロンは、受精卵が子宮に着床して妊娠成立してから出産するまで、赤ちゃんを子宮でスクスク育てるたまのホルモンで、そのはたらきも多岐にわたっています。

◎乳腺組織を発育
◎オキシトシンの感受性を低下させ、妊娠を維持させる
◎代謝を亢進させる→その結果、体温も上昇させる
　《＊性周期における基礎体温の上昇とプロゲステロンの増加とを変化を関連づけておく！》
◎排卵を抑制する
◎睡眠を促進する

プロゲステロンは、妊娠を維持させるためにあるホルモンですから、分泌のピークは排卵の後になっています。

黄体は、妊娠がなければ2週間しか維持されません。黄体からのエストロゲンとプロゲステロンの分泌が低下すると、増殖した子宮内膜中のらせん動脈が収縮し、月経を引き起こします。妊娠が成立すると胎盤からのhCG（ヒト絨毛性ゴナドトロピン）の作用により妊娠黄体としてホルモンを分泌し続けるので、基礎体温も高く、また月経もおこりません。

11-19　受精

排卵された卵子の生存期間は、2～3日で、女性生殖器内での精子の生存期間は2日程度です。排卵時には、卵管の先端にある卵管采が卵巣の表面移動してきて密着し、卵子は卵管腹腔口より卵管に入っていきます。受精は卵管膨大部で起こり、細胞分裂しながら卵管の律動運動と線毛運動により受精後約1週間で子宮内膜に着床します。卵管膨大部で受精した受精卵が、子宮まで到達する前に卵管で着床してしまったものを子宮外妊娠といいます。

受精卵は着床後、内胚葉の細胞層と外胚葉の細胞層に分かれ、その間に、中胚葉の細胞層が現れます。

主な組織の発生

内 胚 葉	呼吸器	肺・気管支・気管
	消化器	胃・腸・膵臓・肝臓
	排尿器	膀胱・尿道
中 胚 葉	骨格系	骨・軟骨・結合組織
	筋系	骨格筋・平滑筋
	血液循環器系	血管・心臓・血球・腎臓
	生殖器系	生殖器・生殖腺
外 胚 葉	神経系	中枢神経・末梢神経
	感覚器	感覚器官・感覚受容器
	皮膚組織	皮膚腺・毛根・爪

内胚葉からは、将来の主な内臓系である呼吸器・消化器・排尿路が、中胚葉からは、将来の主な運動系に関与するである骨格系・筋系・血液循環に関与する循環系と腎臓・生殖器が、外胚葉からは、将来の神経の情報伝導に関与する神経系・感覚器・皮膚などが発生してきます。

11-20 胎盤の形成～胎盤の機能

受精卵が子宮内膜に着床すると、子宮内膜の脱落膜（基底側脱落膜）と胎児側の絨毛膜有毛部とが胎盤を形成します。胎盤の機能には、母体との物質交換、ホルモンの産生があります。胎盤の絨毛を介して母体との血液物質交換をしており、絨毛の血液と母体の血液は直接触れない構造になっています。胎盤は、IgGが通過でき、胎児の健康を守っています。胎盤から分泌されるホルモンとして、hCG、hCS、エストロゲン、プロゲステロンがあります。妊娠初期の胎盤はhCG（ヒト絨毛性ゴナドトロピン）を分泌します。よって、妊娠初期にhCGが認められれば、胎盤が成立していると考えることができるので、尿中のhCGの有無を検査することにより妊娠の有無を判定できます。hCGは、LHに似た強い黄体刺激作用を持ち、hCGの作用により、卵巣の妊娠黄体は、エストロゲンとプロゲステロンを分泌し続けます。またhCGは排卵誘発剤

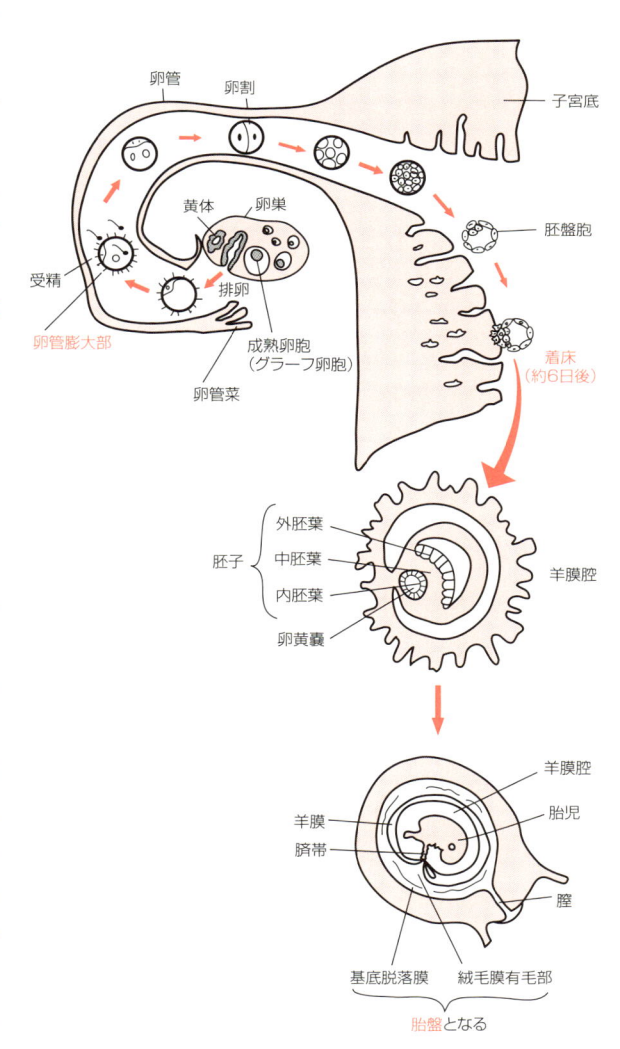

としても使用されます。妊娠開始後約70日頃より、hCGの分泌が減少し、ヒト絨毛性乳腺刺激ホルモン（hCS）の分泌が増加します。hCSの作用により、母体の遊離脂肪酸とグルコースの胎盤への移送や、授乳作用などが促進され、胎児には生成（成長ホルモン様作用）、母体に対しては授乳の準備（プロラクチン様作用）を促進します。

妊娠中期以降は、胎盤からもエストロゲン、プロゲステロンが分泌されます。このエストロゲンは、胎児副腎皮質由来のデヒドロエピアンドロステロンを材料として胎盤で生成されますが、デヒドロエピアンドロステロンは、

正常妊娠時の胎盤ホルモン
（＊分泌の変化の傾向を示す）

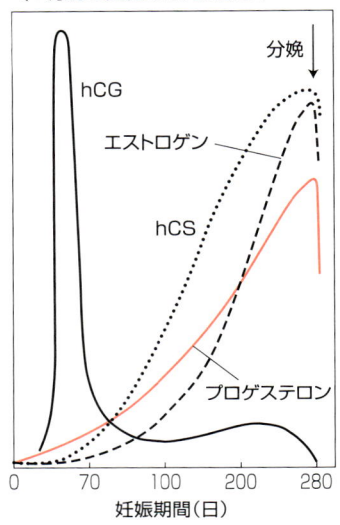

母体由来のプレグネノロンを材料としています。つまり、母親、胎児、胎盤の状態が健全でなければこのホルモンを正常に分泌できないことから、これを胎児・胎盤単位とよび、健全な発育の指標の１つとされています。妊娠期間における胎盤からのエストロゲンの作用として、血管拡張作用による胎児の発育作用と、子宮に対するオキシトシンの感受性の増強作用があります。オキシトシンには、子宮収縮作用があり、子宮が収縮することにより子宮内の胎児が押し出されます。これが分娩（出産）です。

一方、胎盤から分泌されるプロゲステロンは、代謝を促進させ、胎児に栄養が充分にいきわたるようにする作用のほか、子宮に対するオキシトシンの感受性を弱め早産を防ぐ作用があります。

11－21　胎盤ホルモンの分泌のピーク

胎盤からのエストロゲン、プロゲステロンは、妊娠後期に分泌が高まってきます。プロゲステロンは、初期からだんだんと分泌を高め、オキシトシンの感受性を減弱させ妊娠を維持させるように作用し代謝を活発にし、胎児に栄養を届けようと作用します。エストロゲンは、プロゲステロンに遅れ妊娠中期頃よ

りだんだんと分泌を高め、胎児に対する蛋白同化作用により胎児の成長を促します。エストロゲンは出産直前には、プロゲステロンよりも分泌量が増加して、オキシトシンの感受性を増強させ、出産を促進するように作用しています。なお、分泌のピークはエストロゲン、プロゲステロンともに出産時です。

11-22 出産

月経の第1日より約280日後に、分娩が起こります。分娩は子宮の突然の律動的収縮により開始され、子宮の激しい収縮により陣痛が発生します。子宮の収縮にともない、子宮頸が拡張を起こしますが、膣や子宮頸部の拡張は視床下部に伝えられ、オキシトシンの産生を増加させます。これをファーガソン反射とよびます。このオキシトシンは下垂体後葉から分泌され、縦走筋、輪走筋、縦走筋の3層構造の子宮平滑筋の収縮を強めます。オキシトシンは分娩の促進にも使われています。また、子宮は重い胎児を保持できるように、前傾前屈の状態で、子宮広間膜、子宮頸横靱帯、仙骨頸靱帯、恥骨頸靱帯、子宮円索、肛門挙筋により固定されています。

11-23 授乳

女性の乳房の発育には、エストロゲン、プロゲステロン、糖質コルチコイドの作用が必要です。エストロゲンは、下垂体前葉からプロラクチンの分泌を促します。乳汁の産生には、プロラクチン、hCS、糖質コルチコイドの作用が必要です。エストロゲン、プロゲステロンは、乳汁産生抑制作用を持ちます。よって、本格的に乳汁分泌が起こるのは、分娩の後、エストロゲン、プロゲステロンの分泌が低下した後です。分娩後は、エストロゲンの分泌が低下しているためプロラクチン分泌も低下し、そのままでは乳汁分泌が維持できません。乳頭への吸引刺激が視床下部のPRH分泌を促進、PIF分泌を抑制し、プロラクチンの分泌が増加します。《＊PRH……プロラクチン放出ホルモン、＊PIF

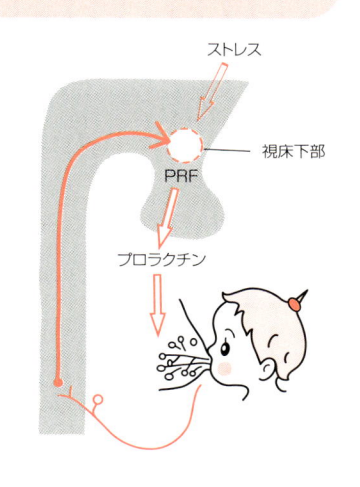

……プロラクチン抑制因子》

プロラクチンは、視床下部からの階層的支配により下垂体前葉から分泌され、成人では睡眠中に、女性だけでなく男性も分泌が増加します。プロラクチンは、女性の場合、乳腺に作用し乳腺の発育を促進し、乳汁産生を促進します。また、プロラクチンはプロゲステロンの分泌を促進し、プロゲステロンの作用により生殖腺機能を抑制させます。よって、授乳中は、乳頭吸引刺激により、プロラクチンが分泌されるため排卵は起こりません。また、プロラクチンは女性の母性本能を呼び起こしているとも考えられています。一方、男性の場合は射精後にプロラクチンの分泌レベルは高くなり、その作用により性欲は減少し、勃起を抑制すると考えられています。

乳汁射出反射の経路

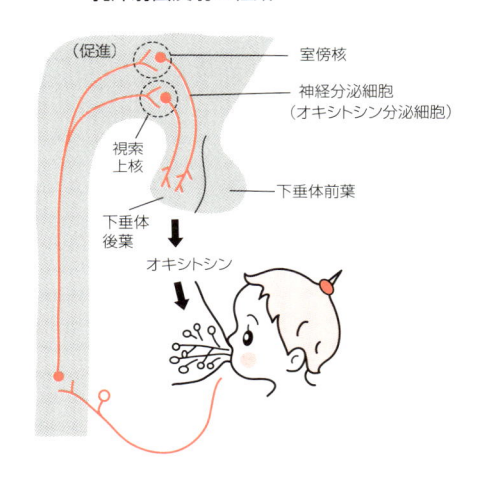

(促進) 室傍核
神経分泌細胞
(オキシトシン分泌細胞)
視索上核
下垂体前葉
下垂体後葉
オキシトシン

◎乳汁射出反射◎

乳頭の吸引刺激は、下垂体後葉からのオキシトシンを分泌させ、乳腺の平滑筋を収縮させ、乳汁が射出してきます。これを乳汁射出反射(射乳反射)といいます。

11-24　成長

成長とは、身体各器官が発達し、機能的に成熟する現象をいいます。身体各器官の成長は、成長曲線で表されます。人の発育段階は、次のように区分されます。
新生児期(誕生～28日頃まで)／乳児期(～16ヵ月頃まで)／幼児期(～6歳頃まで)／児童期(～13歳頃まで)／青年期(～24歳頃まで)／成人期(～65歳頃まで)／老年期(65歳以降)

また、10歳～18歳頃までを思春期といいます。身長、体重の増加が高いのは、新生児期と思春期です。脳は、出生後に急激に成長し、神経細胞数は数年で成人の数に近づきますが、神経細胞間のシナプスの連絡が発達するのには青

年期が終わる頃までの長い時間を必要とします。生殖器官の成長は、思春期に急激に成長が起こり、1～2年で成人のレベルに達します。胸腺は、思春期に最大となり、成人に至る間に退縮します。副腎は、出生後、一時的に重量が減少しますが、8歳頃から急激に成長します。

11-25 生理的老化

老化の原因として、あらかじめ遺伝子にプログラムされているという説と、環境による細胞傷害や老廃物の蓄積などによるという説などがあります。生理機能は、加齢とともに低下していく傾向がありますが、加齢変化は、各機能ごとに異なる速度で進んでいきます。一般に、神経の活動電位の伝導速度の低下は少なく、腎血流量、最大換気能力は低下が多く認められる傾向があります。

生理機能の多くは、20代前半に全盛を迎えますが、機能の低下は個体差が非常に大きく、年齢を重ねても、機能の低下を認めない人もいます。これらは、遺伝的要素、栄養的要素、生活習慣的要素などが影響しているものと考えられます。

老化に伴いホメオスタシス機能が低下した場合、環境の激変や、激しい運動に対する適応能力の低下となって表れます。

STEP 12　骨

骨は、身体を支持するだけでなく、体内で必要なカルシウムを貯蔵する場所として大きな役割を担っています。まずは、骨の構造から覚えましょう。骨膜と骨質を結合している線維をシャーピー線維といいます。

12-1　骨質

骨質には、緻密質（皮質骨）と海綿質（海綿骨）とがあります。緻密質は、層板構造を持つため硬くなっています。この層板の中をハバース管が長軸方向に走行しています、このハバース管を横に連絡しているのがフォルクマン管です。そして、これらの管の中を血管や神経が走行しています。海綿質は、網目構造の骨梁からなり、その中に骨髄組織があります。

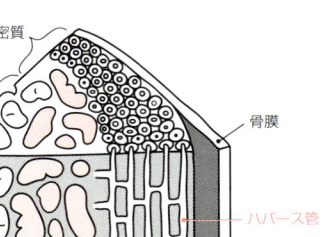

骨の構造

緻密質
海綿質
骨膜
ハバース管
フォルクマン管
骨梁　骨髄

12-2　軟骨

軟骨には、関節面でのクッションの役割をしている関節軟骨と、長管骨の成長に関与する骨端軟骨とがあります。この骨端軟骨が骨化した痕を骨端線といいます。

12-3　骨髄

骨髄は、海綿質の骨梁の内腔を満たしている軟組織です。造血作用に富んでいる骨髄は赤色をしており、赤色骨髄といわれます。一方、造血作用を失った骨髄は脂肪化により黄色をしていて、黄色骨髄といわれます。小児期には、すべての骨髄が赤色骨髄であるが、成人では、長骨は黄色骨髄となり、扁平骨や

体幹部の骨の小骨のみが赤色骨髄です。

12-4 骨膜

骨膜は、骨の表面を覆っている結合組織の膜であり、関節面には存在しません。骨を太くしたり、骨折時での骨の形成など、造骨能を有します。骨膜と骨質は、シャーピー線維によって結合しています。

12-5 骨の形成

骨の形成は2種類あります。1つは、中胚葉由来の骨芽細胞がコラーゲンでできた骨基質を基に形成し、さらにカルシウム、リン酸塩などが沈着する石灰化が起こり骨となっていく骨化で、膜性骨化(結合組織性骨化:膜内骨化)といいます。骨芽細胞は、自ら周囲につくった骨により閉じ込められてしまい骨細胞とよばれるようになります。膜性骨化は、頭蓋骨や下顎骨、鎖骨などで起こります。このようにつくられる骨を付加骨といいます。

一方、骨端部では、まず軟骨が形成されます。形成された骨端軟骨は、その軟骨部が両端に押されるように成長しながら中央部から石灰化が起こり、骨に置換していきます。この骨化を軟骨性骨化(軟骨内骨化)といいます。さらに、骨が置換によって成長していきます。この骨化を軟骨性骨化といいます。軟骨性骨化は、四肢の長骨の骨端板などで起こります。この骨化に成長ホルモンが大きく作用しています。軟骨性骨化は、四肢の長骨のほか骨盤、椎骨、頭蓋底の骨などで起こります。このようにつくられる骨を置換骨といいます。

12-6 血中 Ca^{2+} 濃度の維持

Ca^{2+} は、血液凝固因子の1つでしたが、ほかに神経伝達や筋の収縮など、生命を維持する上で大切な働きもしています。したがって、血中の Ca^{2+} 濃度を一定に維持することは極めて大切なのです。正常な血漿カルシウム濃度は、10mg／dℓです。血中 Ca^{2+} 濃度が下がった場合、上皮小体からパラソルモンが分泌され、破骨細胞を増加させて骨から Ca^{2+} を遊離させ、血中 Ca^{2+} 濃度を上昇させます。Ca^{2+} 濃度の低下により、低カルシウム血性テタニーが起こります。低カルシウム血性テタニーは、全身の骨格筋、とくに、四肢と咽頭の筋肉に痙攣が起こります。これは、Ca^{2+} 濃度低下による神経筋伝達の抑制より

も Ca^{2+} 濃度低下による神経や筋の異常な興奮性の上昇が上回ることによります。テタニーの徴候として、クボスティック徴候やトルーソー徴候があります。《＊クボステック徴候では、軽くたたいて顔面神経を刺激すると、同側の顔面の筋肉が痙攣します。＊トルーソー徴候では、上肢をマンシェットで圧迫すると、上肢の筋の痙攣によって手を伸ばし、手首と親指が屈曲します》 血中 Ca^{2+} 濃度が上昇した場合は、甲状腺の傍ろ胞細胞からカルシトニンを分泌させ、血中 Ca^{2+} 濃度を下降させます。骨中への Ca^{2+} 取り込みは、生理的には30歳前後で、非活性化してしまうといわれています。したがって、骨粗鬆症の予防には、若年時の Ca^2 の摂取が極めて大切といえます。

12-7　ビタミンDとカルシウム

　ビタミンDは、Ca^{2+} の吸収を促進させる作用を持つ大切なビタミンです。皮膚に存在するプロビタミン D$_3$ に紫外線が作用してできたビタミン D$_3$ は、さらに肝臓や腎臓で代謝（水酸化）され、活性化されます。よって、血中 Ca^{2+} 濃度の維持には、適度な日光浴は必要だといえます。

　ビタミンDの欠乏症として、くる病や骨軟化症があげられます。くる病は成長期の子供に起こり、骨軟化症は成人に起こります。ビタミンDは、腸からの Ca^{2+} の吸収を促進します。くる病は、ビタミンDの不足により小腸からの Ca^{2+} の吸収ができなくなることによって起こります。

　上皮小体ホルモンの分泌調節は、血中 Ca^{2+} 濃度により調節されています。血中 Ca^{2+} の濃度が高いと分泌は抑制され、Ca^{2+} の濃度が低いと分泌は促進します。上皮小体ホルモン（PTH）は、骨からの Ca^{2+} の再吸収と腸からの Ca^{2+} の吸収を促進して、血中 Ca^{2+} 濃度を上昇させます。上皮小体ホルモンと反対の作用を示すのがカルシトニンです。カルシトニンは、血中 Ca^{2+} 濃度が上昇すると分泌が増加し、濃度が低下すると分泌が減少します。カルシトニンは、甲状腺の傍ろ胞細胞から分泌されます。カルシトニンは、骨の再吸収を抑制し、血中 Ca^{2+} の濃度を下降させます。

12-8　骨粗鬆症（オステオポローシス）

　骨粗鬆症とは、骨芽細胞の活動の低下により、骨基質の形成が低下して、骨密度が低下してしまう病気です。女性では、閉経によりエストロゲンの分泌が

低下してしまいます。骨芽細胞の表面にはエストロゲンの受容体があり、閉経後にエストロゲンが低下すると、その細胞の活動が減少することにより骨粗鬆症が急激に発症する傾向があります。

12－9　骨学についてのまとめ

脳頭蓋は、後頭骨、蝶形骨、側頭骨、頭頂骨、前頭骨や篩骨から構成されています。眼窩は、篩骨、前頭骨、涙骨、上顎骨、口蓋骨、蝶形骨（大翼）、頬骨から構成されています。トルコ鞍（下垂体窩）には下垂体が存在し、ホルモンや自律神経系の最高中枢として機能しています。トルコ鞍の中心点はSella Turcicaといい、顎顔面の形態分析や成長の分析において、重要な基準点になっています。斜台の上には、橋と延髄が位置しています。

12－10　頭蓋骨の孔を抜けるもの

視神経管には、視神経や眼動脈が通っています。上眼窩裂には、動眼神経、滑車神経、外転神経、眼神経、上眼窩裂が通り、下眼窩列には、眼窩下神経、頬骨神経、下眼静脈が通っています。眼窩上孔には、眼窩上神経や眼窩上動脈が通り、眼窩下孔には、眼窩下神経、眼窩下動脈、眼窩下静脈が通っています。オトガイ孔には、オトガイ神経、オトガイ動脈、オトガイ静脈が通っています。下顎孔には、下歯槽神経、下歯槽動脈、下歯槽静脈が通り、これらは下顎骨の中の下顎管によりオトガイ孔につながっています。内耳孔には、顔面神経、内耳神経、迷路動脈が通っています。頸静脈孔には、内頸静脈、舌咽神経、迷走神経、副神経が通っています。大後頭孔には、延髄、椎骨動脈が通っています。舌下神経管には、舌下神経が通っています。茎乳突孔には、顔面神経が通っています。破裂孔は、蝶形骨、側頭骨、後頭骨の境界の隙間で、線維軟骨が存在します。頸動脈管には、内頸動脈が通っています。顆管は、大後頭孔の左右にあり、顆導出静脈が通っています。口蓋には、切歯管、大口蓋孔、小口蓋孔があります。切歯孔には、鼻口蓋神経・鼻口蓋神経・鼻口蓋静脈が通っています。大口蓋孔には、大口蓋神経・大口蓋動脈・大口蓋静脈が通っています。小口蓋孔には、小口蓋神経・小口蓋動脈・小口蓋静脈が通っています。

頭頂孔は、矢状縫合をはさんで、左右の頭頂骨にそれぞれ1孔、左右計1対（2孔）が存在し、頭頂導出静脈が通っています。蝶形骨には、正円孔、卵円孔、

棘孔があります。正円孔には上顎動脈が、卵円孔には下顎動脈が、棘孔には中硬膜動脈が通っています。頚動脈管には、内頚動脈が通ります。

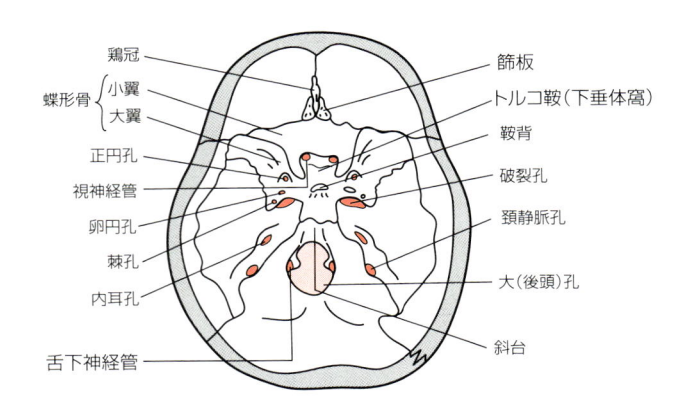

内頭蓋底

12-11 縫合

　脳頭蓋骨は多数の骨で構成されています。

　この骨と骨との間を、縫合といいます。前頭骨と左右の頭頂骨の間を冠状縫合といいます。左右の頭頂骨の間を矢状縫合といいます。後頭骨と左右の頭頂骨の間をラムダ縫合といいます。頭頂骨と側頭骨の間を鱗状縫合といいます。

　新生児期には左右の前頭骨の間には前頭縫合があります。成長につれ左右の前頭骨は完全に1つとなるので、成人では通常は認められません。

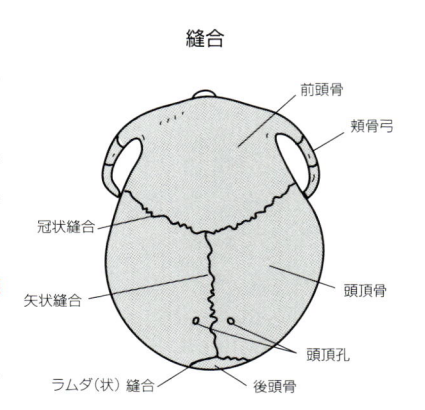

12-12 泉門

　新生児期には縫合の交点部は骨と骨とが離れ、結合組織性の膜で覆われているだけであり、この部分を泉門とよび、冠状縫合と矢状縫合、さらに前頭骨中央に存在する前頭縫合の交点部を大泉門といいます。ラムダ縫合、矢状縫合の交点部を小泉門といいます。冠状縫合と鱗状縫合との交点部を前側頭泉門といいます。ラムダ縫合と鱗状縫合との交点部を後側頭泉門といいます。

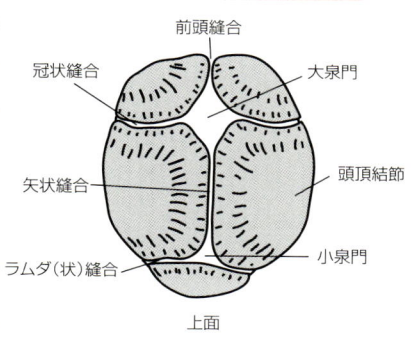

新生児の頭蓋（泉門を示す）

12-13 脊柱

　脊柱は、7個の頸椎、12個の胸椎、5個の腰椎、5個の仙椎が癒合した仙骨、3〜5個の尾椎が癒合した尾骨とから構成されています。第1頸椎は環椎、第2頸椎は軸椎とよばれ、軸椎に癒合した歯状突起を軸に環椎の回旋運動が起きています。上下の椎切痕で構成された椎間孔からは脊髄神経が出ています。頸椎は7個ですが、頸神経は8対あり、第1頸神経（C_1）は第1頸椎の上方から出ています。上下の椎骨は、平面関節である椎間関節で接しています。また、第2頸椎から仙骨までの上下の椎骨の間には、椎間円板が存在し、クッションの役割をしています。上下の椎弓間を結ぶ靭帯は黄色靭帯、棘突起間を結ぶ靭帯は棘間靭帯といいます。頸椎の横突起には横突孔があり、脳につながる椎骨動脈はC_1〜C_6の横突孔を通り、大後頭孔から頭蓋骨の中に入ります。

12-14 仙骨と尾骨

　仙骨は、5個の仙椎が癒合してできており、癒合部は横線として確認できます。横線の外側には、4対の前仙骨孔と後仙骨孔とがあり、それぞれ、仙骨神経の前枝と後枝が通ります。尾骨は、3〜5個の尾椎から癒合しています。

12-15 骨盤

　骨盤は、腸骨、坐骨、恥骨から構成されており、男女の性差が存在し、女

性の骨盤は出産に適した形態となっています。骨盤上口は、男性ではハート型ですが、女性では楕円型です。骨盤腔は、男性では漏斗形ですが、女性では円筒型です。恥骨下角は、男性では小さい（50〜60°）ですが、女性では大きく（70〜90°）なっています。

女性の骨盤は出産を行いやすくするために、骨盤腔は円筒形に近く、仙骨は幅広く短く、寛骨は左右に拡げられたようになっています。その結果、恥骨下角も大きく、閉鎖孔も三角形に近い形態となっています。

恥骨と坐骨で取り囲まれた孔を閉鎖孔といい、大部分は閉鎖膜によって閉ざされていますが、一部は閉鎖動脈、閉鎖静脈、閉鎖神経が通るようになっており、この通路を閉鎖管といいます。坐骨の後面には坐骨棘とよばれる突起があり、この突起の上の窪みを大坐骨切痕、下の窪みを小坐骨切痕といい、それぞれ、坐骨棘から起こる仙棘靭帯や坐骨結節から起こる仙結節靭帯により囲まれた大坐骨孔、小坐骨孔を形成しています。

大坐骨孔は、梨状筋によって梨状筋上孔と梨状筋下孔とに分けられ、梨状筋上孔からは、上殿動脈、上殿静脈、上殿神経が通っており、梨状筋下孔からは、坐骨神経、下殿神経、下殿動脈、下殿静脈、陰部神経、内陰部動脈、内陰部静脈が通っています。陰部神経は、梨状筋下孔から出た後、小坐骨孔を通り、坐骨腸骨窩から下直腸神経、会陰神経、陰茎（陰核）背神経に分枝します。また、骨盤は分界線により、骨盤内臓を含む小骨盤と、腹腔内臓を含む大骨盤とに分けられています。分界線は、岬角から恥骨結合の上面を結んだ稜線に一致します。

12－16　胸郭

胸部の内臓を入れるスペースを胸郭といい、胸骨と12対の肋骨、12個の胸椎よりなっています。胸骨は、上から、胸骨柄、胸骨体、剣状突起、の3部からなっています。胸骨柄には、鎖骨が接続する左右一対の鎖骨切痕と、第1肋軟骨が接続する左右一対の肋骨切痕があります。胸骨体には、第2〜第7肋軟骨が接続する肋骨切痕が6対あります。剣状突起は、胸骨の下端にあります。

第1〜7肋骨の肋軟骨は、胸肋間接で胸骨と直接につながり、真肋と呼ばれます。第8〜10肋軟骨は、上位の肋軟骨と軟骨間関節でつながり、第11〜12肋軟骨は、胸骨とはつながらない浮遊肋（浮肋骨）として存在しています。

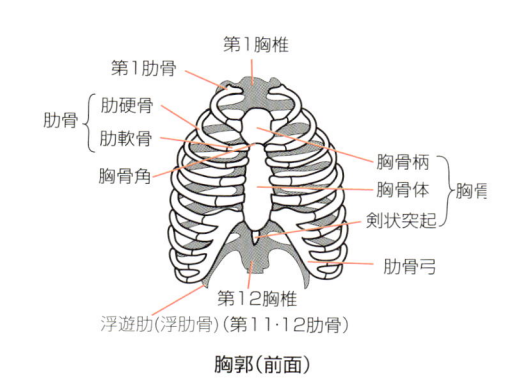

第8〜12肋骨は、その軟骨が胸骨につながっていないため、仮肋といわれます。

12-17　上肢骨

上肢骨には、体幹とつながっている肩甲骨・鎖骨、自由に可動する上腕骨、橈骨、尺骨、手根骨、中手骨、指骨があります。前腕の骨のうち、橈骨は親指側ですね。親からもらった時計（橈骨、脛骨）と覚えます。

12-18　手根骨と足根骨

手根骨を構成しているものは8骨あり、近位列は、舟状骨、月状骨、三角骨、豆状骨からなり、遠位列は、大菱形骨、小菱形骨、有頭骨、有鈎骨からなります。大菱形骨、小菱形骨、有頭骨、有鈎骨は屈筋支帯（横走手根靭帯）とともに手根管を形成し、その中を浅・深屈筋腱8本、長母指屈筋腱、正中神経が通過しています。また、橈側手根屈筋腱は屈筋支帯の中を通過し、尺骨神経は手根管の外を通過しています。

足根骨を構成しているものは、7骨あり、近位列は、距骨と踵骨からなり、遠位列は、舟状骨、内側楔状骨、中間楔状骨、外側楔状骨、立方骨からなります。

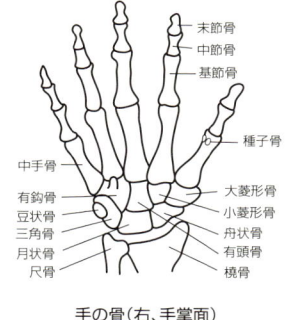

１２－１９　下肢骨

　下肢骨には、体幹とつながっている寛骨、自由に可動する、大腿骨、膝蓋骨、脛骨、腓骨、足根骨、中足骨、指骨があります。寛骨は腸骨、恥骨、坐骨の３つの骨からなり、仙骨と尾骨とともに骨盤を形成する。下腿の骨のうち、脛骨は親指側ですね。親からもらった時計（橈骨、脛骨）と覚えます。

１２－２０　関節と靱帯

　顎関節は下顎骨と側頭骨からなり、楕円関節に分類され、関節円板が存在し、上下運動、前後運動、臼磨運動の３種類の運動が行われます。また、外側靱帯、蝶下顎靱帯、茎突下顎靱帯で補強されます。肩関節は肩甲骨と上腕骨で構成され、球関節に分類され、肩甲骨関節窩には関節唇が存在し、運動軸は多軸性です。

　肘関節は上腕骨、橈骨、尺骨からなり、腕尺関節、腕橈関節、上橈尺関節を含んでいます。腕尺関節は上腕骨と尺骨からなる蝶番関節に、腕橈関節は上腕骨と橈骨からなる球関節に、上橈尺関節は橈骨と尺骨からなる車軸関節に分類されます。また、内側側副靱帯、外側側副靱帯、橈骨輪状靱帯で補強されます。股関節は、寛骨と大腿骨で構成され、臼状関節に分類され、関節唇が存在します。運動軸は多軸性です。また、腸骨大腿靱帯、恥骨大腿靱帯、坐骨大腿靱帯、大腿骨頭靱帯で補強されます。膝関節は、大腿骨、脛骨、膝蓋骨からなり、大腿骨、脛骨の蝶番関節に分類され、関節半月が介在します。靱帯による運動制限を受けるので、顆状関節に分類されることがあります。また、前十字靱帯、後十字靱帯、内側側副靱帯、外側側副靱帯、膝横靱帯、膝蓋靱帯で補強されます。

１２－２１　関節の分類

　関節には、２個の骨からなる単関節と、３個以上の骨からなる複関節といいます。複関節には、肘関節、膝関節の他、橈骨手根関節、手根中央関節、手根中手関節などがあります。肘関節は、蝶番関節である腕尺関節と、球関節である腕橈関節と車軸関節である上橈尺関節の３つの関節からなりたっています。運動の軸が２つあるものを二軸性関節といい、橈骨手根関節、母指の手根中手関節などがあります。運動の軸が３つ以上あるものを多軸性関節といい、肩関節や股関節などがあります。

12-22 関節の形態

関節の形態では、関節頭と関節窩により分類されます。関節頭と関節窩が半球状で自由に動く多軸性関節を球（状）関節といい肩関節が分類され、特に関節窩が深く臼状になっているものを臼状関節といい股関節が分類されます。肩関節も股関節も関節唇をもちます。関節頭が車輪のように一軸性の回転をするものを車軸関節といい、上・下橈尺関節や、正中環軸関節などが分類されます。一軸性の蝶番運動を行う関節を蝶番関節といい手足の指節間関節、腕尺関節、距腿関節などが分類され、特に腕尺関節や距腿関節はラセン運動をするためラセン関節と分類されます。また、膝関節は蝶番関節が主体で、衝撃の緩衝の役割を担う関節半月をもちます。関節頭と関節窩が馬の鞍を直交させたように対向し、直交させた２軸性の運動をする鞍関節といい母指の手根中手関節、胸鎖関節が分類されます。関節頭、関節窩が、楕円形であり長軸、短軸による２軸性の運動を行うものを楕円関節といい、顎関節、橈骨手根関節が分類されます。また、靭帯などにより、１方向または２方向に運動が制限されている関節を顆状関節といい、膝関節、中手指節関節（ＭＰ関節）、中足指節関節がこれに相当します。関節が骨の平面で向き合うように構成されており、すべり運動を行う関節を平面関節といい、椎間関節、手根間関節、脛腓関節、肩鎖関節が分類されます。また肩鎖関節は関節円板をもちます。また、手根骨と足根骨で構成される関節の多くは、ほぼ横一直線上にあり平面関節に分類されます。平面関節であるが関節面に隆起があるためほとんど動かない関節を半関節といい、手根間関節、仙腸関節などがこれに分類されます。

12-23 関節小板

関節には、補助的に機能する線維軟骨性の関節小板を持つものがあります。関節小板には、関節円板、関節半月、関節唇などがあります。関節円板は、完全な板状で関節腔を２分し、顎関節、橈骨手根関節、胸鎖関節に存在しますが、肩鎖関節にも不完全な形の関節円板が存在します。関節半月は、中心部に欠損があり半月状をなし、膝関節に存在します。関節唇は、関節下窩縁に存在し関節窩の深さを補い、股関節と肩関節に存在します。

STEP 13　神経

　私たちの体では、さまざまな器官が協調して生命を営んでいます。この統制を執っているのが神経系です。私たちの体は、中枢神経系により常にホメオスタシスを維持するように調節されています。また、中枢神経では常に状況を判断し、命令を下しています。この命令を体の各部に伝えたり、周囲の状況を中枢神経に伝えているのが末梢神経系です。ここでは、これら神経系のしくみについて理解を深めていきましょう。

１３－１　神経の基本

　神経細胞はニューロンともいい、細胞体、樹状突起、軸索からなります。軸索のことを神経線維ともいいます。興奮は細胞体で起こり、電位が上昇することにより確認できます。この興奮をしめす電位を活動電位といいます。ニューロンには、完

神経細胞（ニューロン）の形態

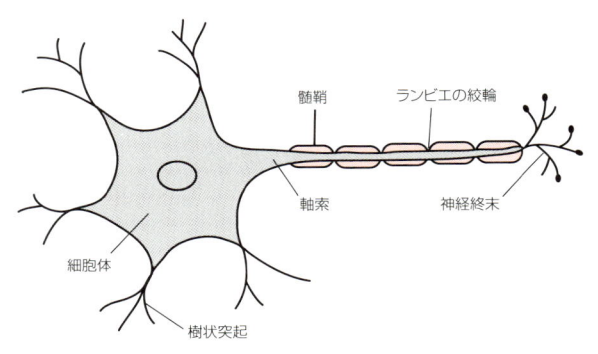

髄鞘　ランビエの絞輪
軸索　神経終末
細胞体
樹状突起

全な興奮状態か、静止状態しかありません。これを全か無かの法則といいます。興奮を起こさせる最小限の刺激を閾刺激といいます。

　細胞内にある細胞内液にはK^+が多く存在し、細胞外にある細胞外液にはNa^+が多く存在しています。

　静止膜電位は、主にK^+の平衡電位により発生します。神経細胞の細胞膜は、K^+は通しやすいが、Na^+は通しにくい性質を持っています。また、細胞内液には、－イオンである蛋白質イオンが多く存在しているため、K^+を細胞内に引きつけようとしていますが、K^+は細胞内と細胞外の濃度が同じになるように細胞外に拡がっていきます。K^+は＋イオンであるため、細胞膜外が＋に帯電していくにつれ、電気的な反発が強まり、逆向きの力が増大してきます。こ

静止膜電位での細胞内外のイオン分布

うして、拡がろうとする力と、電気的な力とが平衡して、K^+の動きが停止します。この時の、細胞膜の両側の電位差を平衡電位といいます。実際には、わずかに Na+ が細胞内に流入してくるので、これをナトリウムポンプにより、3つのNa^+細胞外に汲み出すと同時に、2つのK^+を細胞内に汲み込んでいます。電位的にナトリウムポンプにより3つの＋を外に出し、2つの＋を中に取り込んでいることになり、細胞内の電位はさらに下がることがわかります。こうして、静止膜電位が形成され、約 –70m V の値を示します。

興奮では、活動電位が発生します。活動電位は、Na^+ チャンネルが通りやすくなり、Na^+ が細胞内に流入し細胞膜の内部が＋になることで起こり、それに引き続いて、K^+チャンネルが通りやすくなり、K^+ が細胞内から外に流出する

静止膜電位と活動電位

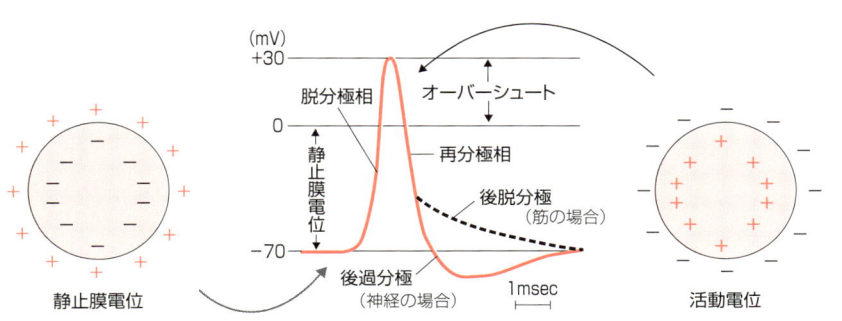

ことにより、静止膜電位に戻っていきます。

　細胞膜の内部の電位（膜電位）が、静止膜電位から＋の方向に変化することを脱分極、－の方向に変化し静止膜電位に戻ることを再分極といいます。静止膜電位に戻る際、静止膜電位より－の状態になりますが、これを過分極といいます。

　興奮は、まず細胞体で生じ、そして軸索に伝わっていきます。興奮の伝導のしくみは、脱分極している部位がつぎつぎと隣接する部位に移動していくことによります。このことから興奮の伝導について両側性伝導、絶縁性伝導、不減衰伝導の３つの性質があります。両側性伝導は、活動電位は神経線維の両方向に伝導していく性質をいいます。絶縁性伝導は、活動電位は別の神経線維には影響を与えない性質をいいます。不減衰伝導は、活動電位は次第に小さくなって消滅したりしない性質をいいます。これを興奮伝導の三原則といいます。また、有髄神経の場合、髄鞘は絶縁性であり活動電位は生じません。そのため、髄鞘を飛び越えてランビエの絞輪のみ、活動電位が生じることになりますが、髄鞘部を飛び越えた分だけ興奮は速く伝導することになります。この伝導のことを跳躍伝導といいます。末梢神経の髄鞘を形成しているのは、支持細胞であるシュワン細胞です。

　興奮したニューロンは、神経線維末端のシナプス小胞から化学伝達物質を出しますが、化学伝達物質の種類は、ニューロンの種類によって異なります。この化学伝達物質により、情報を次の細胞に伝えています。シナプスでは化学伝達物質により、情報を伝達していることから、一方向性伝達、シナプス遅延、易疲労性などの性質が起こります。化学伝達物質の貯蔵と受容体の位置関係により、情報の伝えられる方向は一方向のみで、逆方向にはいきません。また、

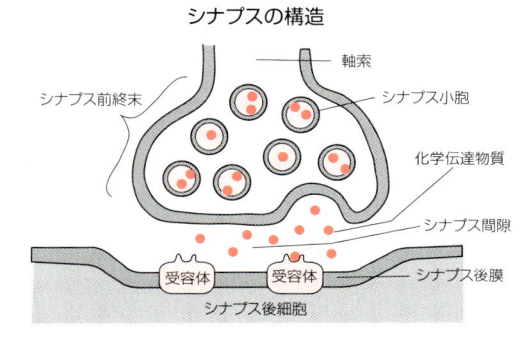

シナプスの構造

化学伝達物質のキャッチボールにより、情報伝達が行われますので、その伝達速度は遅く、またくり返し情報を伝えているうちに、化学伝達物質の貯蔵や、受容体での化学伝達物質分解酵素の貯蔵が減ってしまうのです。

1つのニューロンの軸策が複数に分岐して、多数のニューロンにシナプス接続している場合を、発散といい、多くのニューロンに情報を伝達することができます。1つのニューロンに多数のニューロンからシナプス接続されている場合を収束といい、情報の統合が行われます。

シナプスでは、情報の統合をして、シナプス後ニューロンに興奮性シナプス後電位を生じさせています。化学伝達物質が、次の神経の脱分極を起こす場合、発生する膜電位をEPSP（興奮性シナプス後電位）といいます。次の神経の過分極を促す場合の、膜電位をIPSP（抑制性シナプス後電位）といいます。IPSPはCl⁻チャネルが開きCl⁻が細胞膜の中に流入することによって起こります。シナプス後膜に生じる1回のEPSPのみでは、閾電位より小さいため、シナプス後ニューロンには、活動電位を生じることができません。EPSPが重なりあって、大きな電位になることを加重といいます。シナプス後膜に生じる電位の総和が、閾電位に達した場合のみ、シナプス後ニューロンに活動電位を生じます。

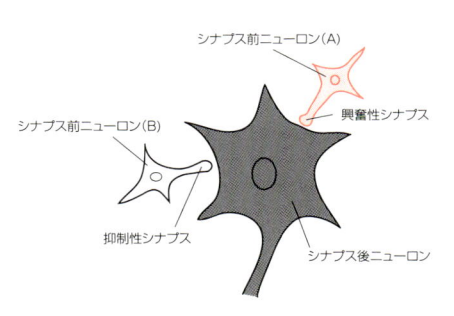

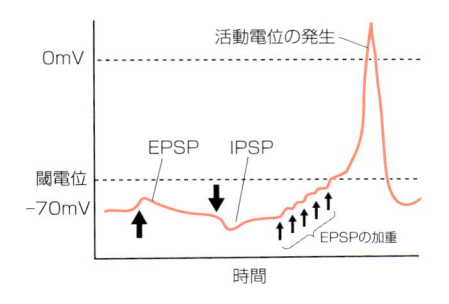

◎興奮のしやすさと時値（クロナキシー）◎

　神経細胞を電流で刺激し続ける場合に、活動電位を起こす最低限の刺激電流値の2倍の電流値で刺激した場合、活動電位を発生させるに必要な時間を時値（クロナキシー）といい、神経細胞の興奮のしやすさを表す指標となっています。

１３－２　中枢神経の性質

　神経系は、中枢神経系と末梢神経系とがあります。このうち、中枢神経系とは、脳と脊髄とをあわせていいます。中枢神経系は、生理的には再生することはなく、また、心臓から拍出される血液の約20％は、中枢神経を流れています。極めて大切な中枢神経を守るために、血液中の物質は自由にニューロンに到達できないしくみになっています。これを、血液脳関門（BBB）といいます。血液脳関門は視床下部にはなく、視床下部は血液の状態を感知することができます。

　脳と脊髄は、脳脊髄液という透明な液体に浸っています。この脳脊髄液は、脳室の脈絡叢でつくられ、クモ膜下腔に流れ、クモ膜顆粒から硬膜静脈洞に吸収されます。髄液圧は、側臥位で約100～150mmH$_2$O程度です。

　成長に伴い、ニューロンの樹状突起や軸索が伸び、シナプスは増加していきますが、ニューロンの数は増加しません。シナプスが増加すると機能は向上します。また、神経を繰り返し刺激していくことにより、シナプスの反応性が向上します。このように、シナプスの接続は固定的なものではなく、常に変化していきます。これをシナプスの可塑性といい、脳機能の変化に影響を及ぼしていると考えられています。

　中枢神経系の仕事は、判断をし、命令を下すことです。中脳、橋、延髄をあわせて脳幹といいます。脳幹には、生命維持に関する中枢が存在しています。呼吸の中枢や循環系の中枢は、延髄に存在します。延髄には、呼吸中枢、循環中枢のように生命を維持させる中枢やくしゃみ中枢、せき中枢、唾液分泌中枢、嚥下中枢、嘔吐中枢などが存在します。また、中脳には、縮瞳中枢（対向反射中枢）があります。

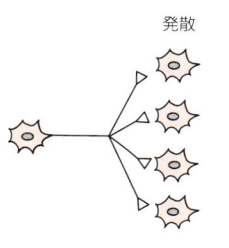

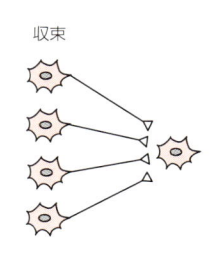

13-3 反射

反射とは、求心路・中枢神経・遠心路の反応を反射の経路を反射弓といいます。体性反射と反射中枢について、その名称、どのような刺激により、どのような反応が起こるのかを覚えましょう。

反射中枢が視床下部にあるものとして、体温調節中枢、摂食中枢、満腹中枢、飲水行動の中枢などがあります。

他方、反射の分類として、反射の原因となるものと、反射の結果としてどこに反応を引き起こすかで分類することができます。反射中枢が脊髄レベルにあるものを脊髄反射といい、代表的なものとして、伸張反射、屈曲反射、折りたたみナイフ反射、交叉伸展反射などが知られています。伸張反射とは、外力により筋が伸張すると、筋収縮が起こる反射で、筋の伸張の情報は筋紡錘から、Ia線維を通じて脊髄に伝わります。また伸張反射は反射経路にシナプスが1つしかないことにより、反射に要する時間が非常に短くなっています。よく知られている伸張反射として、膝蓋腱反射などの腱反射があります。シナプスは伝導速度が遅いため、反射経路にシナプスの数が少ないほど、反射に要する時間が少なくてすみます。反射経路に求心性神経から、遠心性神経への情報を伝達する経路にシナプスが1つしかないものを単シナプス反射といいます。伸張反射は唯一の単シナプス反射として知られています。それに対して、反射経路にシナプスが複数あるものを多シナプス反射といい、多くの反射が多シナプス反射として知られています。

屈曲反射とは、痛覚刺激により屈筋が収縮する反射で、侵害刺激から遠ざけるように機能していることから逃避反射ともよばれます。折りたたみナイフ反射とは、除脳固縮を起こしている四肢に対して、関節を曲げる力を加えていくと、腱に加わる力が腱紡錘からIb線維を通じて脊髄

伸張反射の反射弓

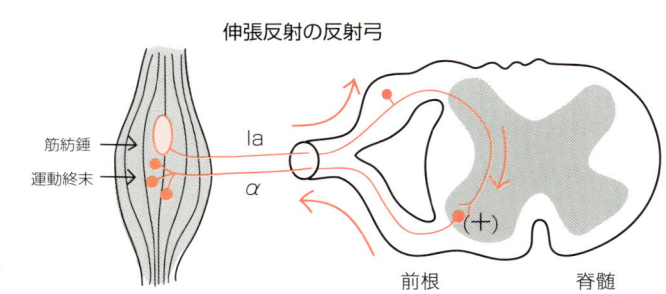

筋紡錘
運動終末
Ia
α
前根
脊髄

に伝わり、急に伸筋の収縮力が抑制され四肢の屈曲が起こる反射です。そのほか、脊髄には交感神経、副交感神経などによる作用の自律神経系の反射を起こす中枢が存在しています。体性感覚の刺激情報により内臓に反射を引き起こすものを、体性-内臓反射といい、マッサージや鍼灸の効果などはこの反射により説明できます。また、内臓感覚の刺激情報により内臓に反射を引き起こすものを、内臓-内臓反射といい、血圧、胃腸管運動、膀胱機能などがこの反射により、調節されています。また、内臓からの情報により、筋収縮を引き起こす反射を、内臓-体性反射といい、内臓を防御する作用としての筋性防御などがあげられます。

13-4 間脳

視床、視床下部を間脳といいます。間脳は、脳幹に含めるという分類もあります。左右の間脳の間には、第3脳室が存在しています。視床は、末梢からの知覚を大脳皮質の感覚野に送るときに通る中継核となっています。これらの中継核を特殊感覚中継核といいます。特に、聴覚の中継核は内側膝状体、視覚の中継核は外側膝状体とよばれます。視床下部には、体温調節中枢、摂食中枢、満腹中枢があります。また、特に飲水行動を起こさせる中枢を飲水中枢ともよばれます。また、視床下部は、ホルモン分泌における階層的支配で最上位に位置します。視床下部と辺縁系は共に、恒常性の維持、本能行動、情動行動に作用します。視床下部には血液脳関門は、欠けており、神経細胞は直接毛細血管と接し、血液の状態を把握することができるようになっています。

13-5 中脳・橋・延髄

中脳・橋・延髄を脳幹とよびます。解剖学的には間脳まで含めて脳幹とよぶ場合があります。脳幹網様体は、あらゆる感覚情報の中継路になっており、これらは非特殊感覚系とよばれています。

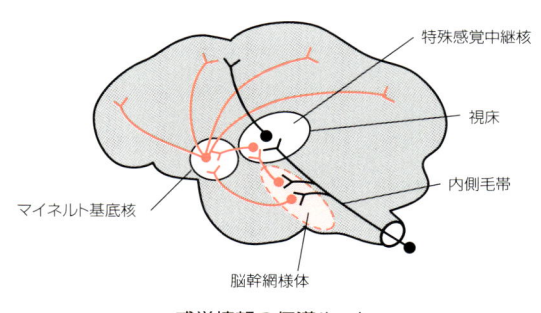

感覚情報の伝導ルート
（特殊感覚中継核、視床、内側毛帯、マイネルト基底核、脳幹網様体）

ここからの情報は、視床の非特殊感覚中継核で中継され、大脳皮質連合野に送られ、意識を覚醒させるように作用すると考えられています。そのほかにも、脳幹網様体からマイネルト基底核で中継され、大脳皮質連合野に送られる伝導路もあると考えられています。

　中脳には、脳神経の動眼神経核、滑車神経核が存在しています。また、対光反射中枢（縮瞳中枢）が存在し、副交感神経系の動眼神経を通じて瞳孔を収縮させます。大脳脚の部位には錐体路、錐体外路が通っています。四丘体のうち、上丘は視覚の反射中枢であり、視野の方向に眼球を向けさせ、下丘は聴覚の反射中枢であり、大きな音が内耳に伝導するのを防いでいます。また、上丘からは視蓋脊髄路を通じて、赤核からは赤核脊髄路を通じて、姿勢を制御する反射をしています。視蓋脊髄路や赤核脊髄路は錐体外路系に含まれています。中脳の中を貫いている中脳水道には、脳脊髄液が流れ、第3脳室と第4脳室が隔てられています。

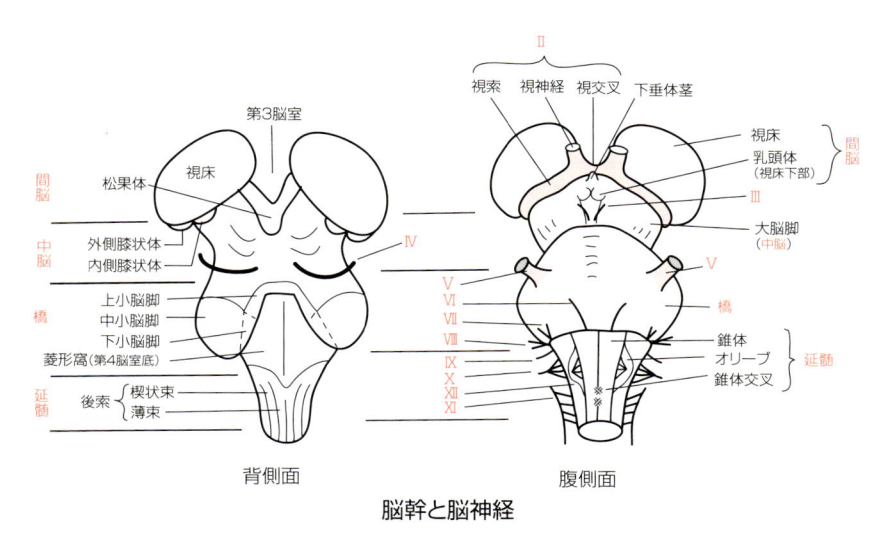

脳幹と脳神経

　橋には、脳神経の三叉神経、外転神経、顔面神経、内耳神経の神経核が存在しています。また、橋には、排尿中枢が存在し、仙髄の排尿中枢により行われる排尿反射を強化して、膀胱に残尿が起こらないようにしています。

　延髄には、脳神経の舌咽神経、迷走神経、副神経、舌下神経の神経核が存在しています。また、感覚神経の中継核である後索核や、中脳の赤核や小脳と神

経連絡して錐体外路系の機能に関与している**オリーブ核**などがあります。延髄には、**循環中枢**、**呼吸中枢**などの生命を維持するのに重要な中枢や、**唾液分泌中枢**、**嚥下中枢**、**嘔吐中枢**などの消化に関与する中枢が存在しています。また、**くしゃみ中枢**、**咳中枢**なども存在しています。第4脳室の底をつくっている**菱形窩**は橋から延髄にかけて存在しています。

13-6 小脳

中枢神経において神経細胞が存在しているところを**灰白質**といい、神経線維が存在しているところを**白質**といいます。小脳は、表層には**灰白質**である小脳皮質、深部には**白質**である小脳髄質が存在しており、小脳髄質の中に**灰白質**である**小脳核**が点在しています。小脳は、脳幹の後方、大脳の後頭葉の下方に存在し、大脳とは**小脳テント**といわれる**脳硬膜内葉**によって隔てられています。

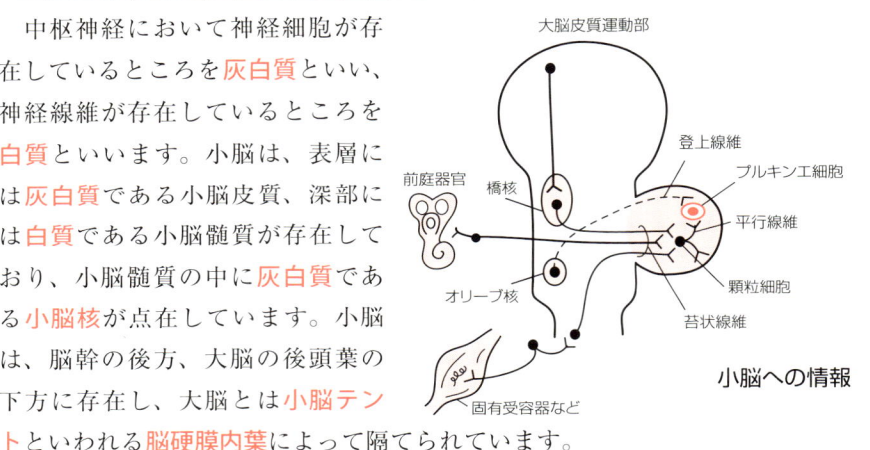

小脳への情報

小脳の機能は、**運動の統率（協調）**や**平衡バランスを保つ**ことなどがあります。運動の命令は、大脳皮質の**中心前回**の運動野で生み出されます。運動野からの伝導路には、頭部の筋に情報を伝えている**皮質核路**と、体幹四肢の筋に情報を伝えている**皮質脊髄路**とがあり、これらを総括して**錐体路**といいます。

大脳皮質からの随意運動の情報は、運動の協調や平衡バランスを保つ必要から**橋核**を介して**小脳皮質**のプルキンエ細胞にも伝えられます。

この情報は小脳において、前庭器官から小脳に送られてくる**平衡感覚**情報、延髄から**脊髄網様体小脳路**を介して小脳に送られてくる情報、筋紡錘から**脊髄小脳路**を介して小脳に送られてくる情報などと統合処理され、小脳で運動の細部を調節するための情報となっています。小脳からの情報は、**小脳核**で中継された後、視床で中継され**大脳皮質**に向かう経路と、脳幹の**延髄の前庭核**、**中脳の赤核**、**橋や延髄の網様体**に向かう経路にわかれます。ここから、筋に情報を伝えている伝導路は、それぞれ、**前庭脊髄路**、**赤核脊髄路**、**網様体脊髄路**とい

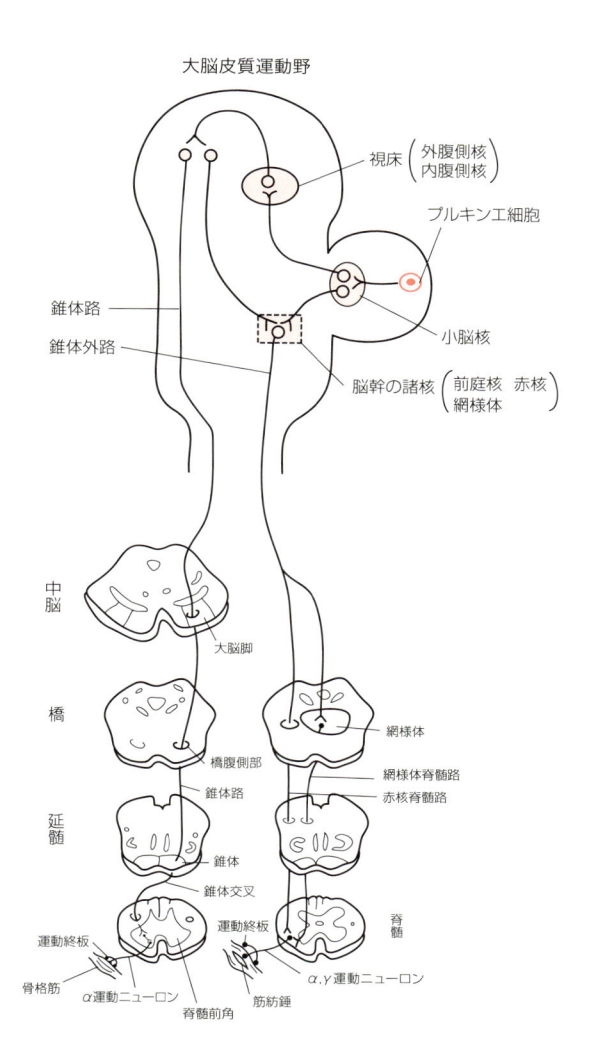

錐体路(左)と錐体外路(右)

い、これらを錐体外路といいます。錐体外路は、錐体路以外の運動路を統括しています。また小脳の運動学習機能により、熟練した運動、慣れた運動が発現します。小脳を損傷してしまうと、大脳で考えた通りの運動を行うことができなくなり、これを小脳性運動失調症といいます。例えば、運動が順序よく組み合わせられなくなる運動分解、目標との距離が合わなくなる推尺異常、運動開始時にふるえが起こる意図振戦（企図振戦）などが起こります。

13-7 大脳

　大脳は、表層には灰白質である大脳皮質、深部には白質である大脳髄質が存在しており、左右の大脳は、大脳鎌といわれる脳硬膜内葉により隔てられています。大脳髄質の中に灰白質である大脳核（大脳基底核）が点在しています。大脳基底核には、尾状核、被殻と淡蒼球を合わせたレンズ核、扁桃体、前障などがあり、機能的な面から間脳の視床下部、中脳の黒質や赤核も、大脳基底核に含める場合もあります。大脳基底核は、大脳皮質連合野でつくられた運動の意思の情報を、視床に送る中継核となっており、視床は大脳皮質運動野に情報を送り、骨格筋の収縮を命令しています。大脳髄質に存在する線維のうち、左右の大脳を連絡しているものを交連線維、同側の大脳を連絡しているものを連合線維、大脳と脳幹・脊髄を連絡しているものを投射線維といいます。投射線維が存在する視床とレンズ核の間は内包とよばれ、動脈出血が起こりやすい部位として知られています。

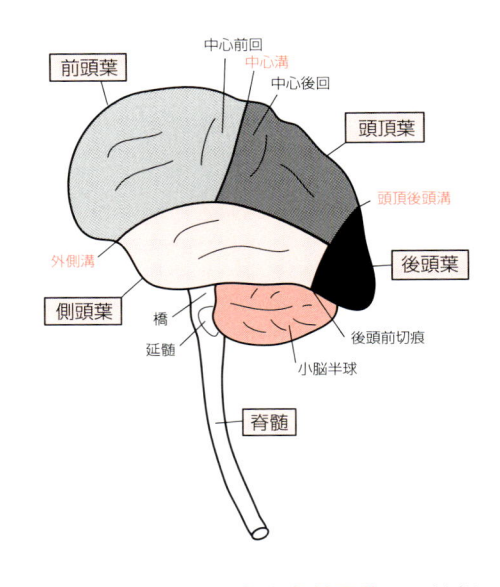

　大脳皮質は、新皮質と辺縁皮質にわけられます。辺縁皮質は辺縁系ともよばれ、脳幹を取り囲む領域にある大脳皮質です。辺縁皮質は、原始的な本能の中枢であり、視床下部と連携して原始的な本能を生み出します。辺縁皮質には、古皮質に分類される海馬傍回・梨状葉皮質、旧皮質に分類される海馬体・歯状回、辺縁系と新皮質の中間に分類される帯状回などが含まれます。大脳新皮質は、前頭葉、頭頂葉、側頭葉、後頭葉、の４つの部位にわかれています。前頭葉と頭頂葉をわけているのは中心溝、頭頂葉と後頭葉をわけているのは頭頂後頭溝、前頭葉と側頭葉をわけているのは外側溝です。

　知能は、大脳皮質連合野で生み出されています。特に前頭葉の連合野は広く

存在し、統合作用や創造作用など高度な知能に大きく作用しています。また、感覚野で受けた情報を記憶と照らして認知するのも連合野で行われています。

　大脳皮質は、部位により対応する機能が決まっています。これを大脳皮質の**機能局在**といいます。**大脳皮質運動野**は運動に対応する中枢で、**前頭葉**の**中心前回**に存在しており、ここから筋への随意運動の伝達経路を**錐体路**といいます。**大脳皮質感覚野**は感覚に対応する中枢で、情報が**大脳皮質感覚野**まで伝えられ

大脳皮質の機能局在

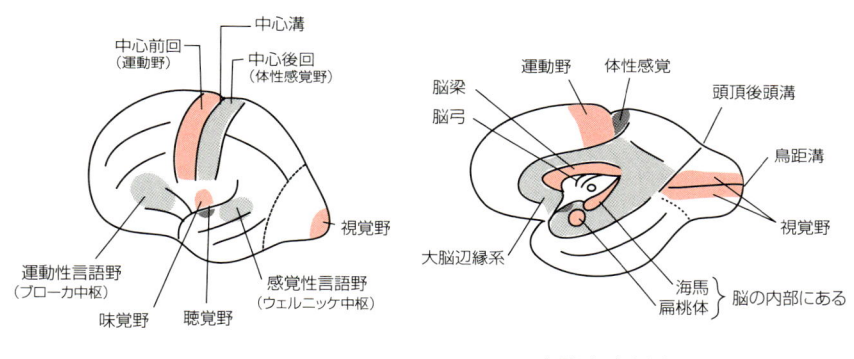

大脳半球外側面　　　　　　　　　大脳半球内側面

ると初めて**感知**できます。**大脳皮質感覚野**もその部位により、対応する体部が決まっています。体性感覚は、**頭頂葉**の**中心後回**に存在している**体性感覚野**で、視覚は**後頭葉**の視覚野で、聴覚は**側頭葉**の聴覚野で知覚します。味覚を感じる

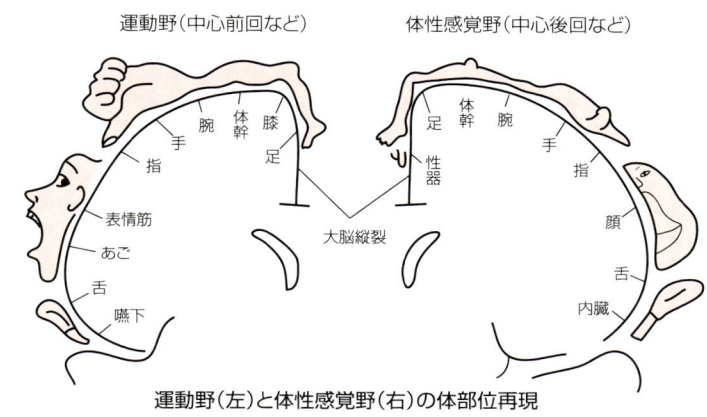

運動野（中心前回など）　　　　体性感覚野（中心後回など）

運動野（左）と体性感覚野（右）の体部位再現
（Penfield;Rasmussen原図）

味覚野は、体性感覚野の下部に存在します。さらに大脳皮質運動野や、体性感覚野も、部位ごとに対応する体部が決まっています。これを体部位再現といいます。言語中枢は、その90％が左大脳半球にあり、前頭葉には運動性言語中枢（ブローカ野）、側頭葉には感覚性言語中枢（ウェルニッケ野）が存在し、それぞれの機能に対応しています。さらに、最近の研究で、日本語と英語を使用している時では脳の働いている部位が異なることがわかってきています。

13-8 末梢神経

末梢神経系は、中枢神経と末梢の組織とを結ぶ神経線維の束です。末梢神経には、脳から出ている脳神経、脊髄から出ている脊髄神経とがあります。末梢神経の神経線維には、中枢からの情報を伝える神経線維と中枢への情報を伝える神経線維とがあります。これらをそれぞれ、遠心性（下行性）線維、求心性（上行性）線維といいます。

脳から出る神経を脳神経といい、12対が存在します。

脳神経のうち、運動神経線維のみを含んでいる神経には、滑車神経（Ⅳ）、外転神経（Ⅵ）、副神経（ⅩⅠ）、舌下神経（ⅩⅡ）があります。脳神経のうち、感覚神経線維のみを含んでいる神経には、嗅神経（Ⅰ）、視神経（Ⅱ）、内耳神

脳神経の名前と働き

番号	名称	構成	機能
Ⅰ	嗅神経	感覚線維	嗅覚
Ⅱ	視神経	感覚線維	視覚
Ⅲ	動眼神経	運動線維	上斜筋・外側直筋以外の眼筋による眼球の動きを制御、上眼瞼を挙上
		副交感神経線維	瞳孔の収縮、毛様体筋の収縮(近くを凝視)
Ⅳ	滑車神経	運動線維	上斜筋による眼球の動きを制御
Ⅴ	三叉神経	運動線維	咀嚼筋を支配
		感覚線維	顔面・頭部・耳部の触覚、痛覚、温度感覚。下顎神経は舌の前2/3の感覚
Ⅵ	外転神経	運動線維	外側直筋による眼球の動きを制御
Ⅶ	顔面神経	運動線維	顔面表情筋を支配
		感覚線維	舌の前2/3の味覚
		副交感神経線維	顎下腺・舌下腺の唾液分泌、涙腺による流涙
Ⅷ	内耳神経	感覚線維	聴覚／平衡感覚
Ⅸ	舌咽神経	運動線維	咽頭筋を支配
		感覚線維	舌の後1/3の味覚、感覚。咽頭・中耳の感覚
		副交感神経線維	耳下腺の唾液分泌、涙腺による流涙
Ⅹ	迷走神経	運動線維	反回神経は喉頭筋を支配
		感覚線維	喉頭蓋の味覚。咽頭・喉頭・気管・食道・外耳の感覚
		副交感神経線維	顎舌腺・舌下腺の唾液分泌、涙腺による流涙
ⅩⅠ	副神経	運動線維	胸鎖乳突筋による頸の回転、僧帽筋による肩の運動
ⅩⅡ	舌下神経	運動線維	舌筋の収縮

経（Ⅲ）があります。脳神経は、起始核が頭蓋骨の中に存在しており、嗅神経は篩骨篩板を抜け、視神経は視神経管を抜け、動眼神経・滑車神経・外転神経・三叉神経の第1枝である眼神経は上眼窩裂を抜け、さらに眼神経は眼窩上孔・前頭切痕を抜け眼窩上神経となります。三叉神経の第2枝である上顎神経は正円孔を抜け、さらに眼窩下孔を抜け眼窩下神経となります。三叉神経の第3枝である下顎神経は卵円孔を抜け、さらにオトガイ孔を抜けオトガイ神経となります。顔面神経と内耳神経は内耳孔を抜け、舌咽神経・迷走神経・副神経は頸静脈孔を抜け、舌下神経は舌下神経管を抜けて頭蓋骨の外に通じています。また、迷走神経は総頸動脈・内頸動脈とともに頸動脈三角を抜け、さらに横隔膜では食道と伴に食道裂孔を抜けて、胸部から腹部へと通じています。副神経は頸神経叢からの小後頭神経・大耳介神経・頸横神経・鎖骨上神経などとともに後頸三角を抜けています。舌下神経は、舌神経・顎下腺・顎下リンパ節・顔面動静脈とともに顎下三角を抜けています。

13-9 脊髄

脊髄は、頸髄、胸髄、腰髄、仙髄、尾髄にわけられています。脊髄のうち、上肢と下肢につながる脊髄神経が分岐する部位は太くなっており、それぞれ頸膨大、腰膨大といいます。

脊髄では灰白質は中心部分にH型をしており、その中心部には中心管が存在しており脳脊髄液が流れています。灰白質は、部位により前角、側角、後角にわけられます。前角には運動神経細胞が、側角には自律神経細胞が、後角には感覚神経からの情報を受容する細胞が存在しています。また、白質は、前索、側索、後索に区分されます。脊髄神経は、次のように存在します。

頸神経	胸神経	腰神経	仙骨神経	尾骨神経
8対	12対	5対	5対	1対

脊髄神経は31対が存在し、脊柱には椎間孔も31対が存在していますが、脊髄下端の位置は第1または第2腰椎下縁に相当し、脊髄と脊椎とは位置がずれています。子供の頃は両者に位置は一致していますが、脊柱のほうは後から大きく成長するので、位置のずれを生じてしまうのです。この位置のずれにより

椎体下部では髄腔内には脊髄は存在していないので、腰椎穿刺（ルンバール）では腰椎の髄腔内の針が脊髄を傷つける心配はありません。

神経の伝導路はその多くが中枢神経内で左右が交叉しています。運動神経の命令を伝えている錐体路は、延髄下端で左右が交差しています。これを錐体交叉（錐体交差）といいます。

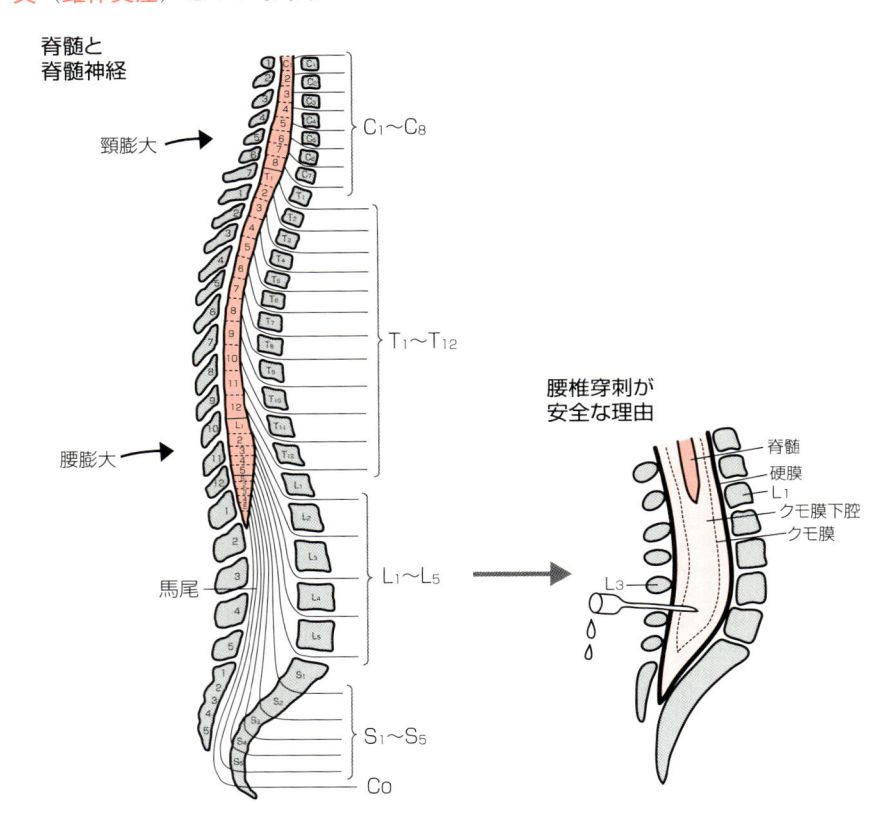

脊髄と脊髄神経

頸膨大
C_1～C_8
T_1～T_{12}
腰膨大
馬尾
L_1～L_5
S_1～S_5
Co

腰椎穿刺が安全な理由

脊髄
硬膜
L_1
クモ膜下腔
クモ膜
L_3

脊髄神経は、運動神経と感覚神経とを含む混合性神経です。

感覚を伝える神経を感覚神経といいます。骨格筋を動かす神経を運動神経といいます。感覚神経と運動神経を体性神経といいます。内臓に命令を送っている神経を自律神経といいます。

知覚神経は後方（後根）より脊髄に入ります。また、この神経の細胞体は後根につらなる脊髄神経節に存在しています。運動神経は前方（前根）より脊髄

図中ラベル:
- 後索
- 後根（感覚神経）
- 側索
- 脊髄神経節
- 後角
- 側角
- 前角
- 前索
- 前根（運動神経）
- 脊髄神経

ベル・マジャンディーの法則

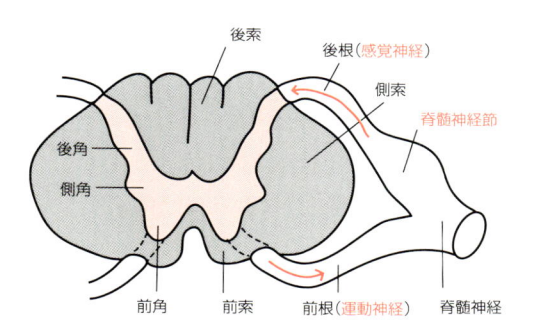

から出ます。これをベル・マジャンディーの法則といいます。脊髄神経のうち、第1頸神経〜第4頸神経の前枝は頸神経叢を構成し、第5頸神経〜第1胸神経の前枝は、腕神経叢を構成し、第12胸神経〜第4腰神経の前枝は腰神経叢を構成し、第4腰神経〜第4仙骨神経の前枝は仙骨神経叢を構成します。頸神経叢から出る神経には、横隔神経、鎖骨上神経、頸神経ワナ、小後頭神経、大耳介神経、頸横神経などがあります。大後頭神経は、頸神経の後枝からの神経であるので、頸神経叢には含まれていません。腕神経叢から出る神経には、肩甲背神経、肩甲上神経、肩甲下神経、長胸神経、胸背神経、腋窩神経、筋皮神経、正中神経、尺骨神経、橈骨神経、鎖骨下筋神経、内側胸筋神経、外側胸筋神経、内側上腕皮神経、内側前腕皮神経などがあります。筋皮神経からは、外側前腕皮神経へと続いています。腰神経叢から出る神経には、腸骨下腹神経、大腿神経、腸骨鼠径神経、閉鎖神経、陰部大腿神経、外側大腿皮神経などがあります。仙骨神経叢から出る神経には、上殿神経、下殿神経、後大腿皮神経、坐骨神経、陰部神経などがあります。このうち陰部神経については、陰部神経叢として区分する分類もあります。

　大坐骨孔は、中を通る梨状筋によって大部分が占められ、わずかに梨状筋上孔と梨状筋下孔の空隙が存在するのみです。上殿神経は、上殿動静脈とともに梨状筋上孔を通り、下殿神経、坐骨神経、陰部神経は、下殿動静脈、内陰部動静脈とともに、梨状筋下孔を通ります。坐骨神経は、膝窩で脛骨神経と総腓骨神経に分枝します。陰部神経は、梨状筋下孔を通った後、小坐骨孔を通り陰部に分布します。

　自律神経には、交感神経と副交感神経とがあります。交感神経は、胸髄T_1〜T_{12}から出る胸神経、腰髄L_1〜L_2またはL_3から出る腰神経があり、体を活

発にします。副交感神経は、脳から出る脳神経Ⅲ・Ⅶ・Ⅸ・Ⅹに含まれているものと、仙髄S_2・S_3・S_4からでる仙骨神経に含まれているものがあり、体を鎮静にします。胸腹部の内臓を支配している副交感神経は迷走神経です。骨盤部にある臓器を支配している副交感神経は骨盤神経です。

13-10　自律神経の機能

　交感神経の個々の作用は、スポーツの試合中に自分を想像して、体が活動的であるためには、どのようであれば都合がいいかを考えてみるとよいでしょう。
　スポーツの試合では、相手の動きをよく見る必要がありますね。
　瞳孔は、拡大するのと縮小するのとでは、どちらがいいでしょうか？
　肺に酸素をたくさん送らなくてはなりません。気管支は、拡張するのと縮小のときでは、どちらがいいでしょうか？
　筋肉にも大量の血液を送らなくてはなりません。心拍数や血圧はどうなるでしょうか？
　しっかり血液を送るためには、心拍数を増やし、血圧も上昇させています。血圧を上昇させるためには、末消血管は縮小したほうがいいでしょう。ただし、筋肉への動脈は、大量の血液を送るために拡張させています。
　また、血液量を確保するためには、レニン-アンジオデシシン系により、尿の再吸収を促進し、試合中にトイレに行かないで済むように膀胱は尿をため、消化活動も抑制しています。また、試合中の体温を放散させるように発汗を促進したり、顔を大きく見せて相手を威圧するために立毛させたりします。

column「食後の昼寝は細胞たちの栄養補給タイム」

　副交感神経の個々の作用は、昼食を食べて満足した午後のやわらかな日差しの中、ついウトウトと気持ちのいい昼寝をしている自分の姿を想像してみてください。このとき、体の中ではどんなことが起こっているのでしょうか？　体が休んでいる間に、消化活動や吸収期の中間代謝により細胞たちは栄養補給をしているわけです。
　このように私たちは、自律神経の働きにより、絶妙にコントロールされています。

13−11　自律神経線維

　自律神経は途中で1回、ニューロンを変えます。そこを自律神経節といいます。自律神経の節前神経は有髄神経であり B 線維に分類され、節後神経は無髄神経で α 受容体があり、C 線維に分類されています。

　自律神経節において、節前神経線維から放出される伝達物質は、交感神経、副交感神経ともにアセチルコリンであるが、節後神経線維から放出される伝達物質は、交感神経はノルアドレナリンであり、副交感神経はアセチルコリンです。ただし、汗腺と骨格筋の血管拡張は、交感神経の作用ですが、節後線維からアセチルコリンを放出しています。アセチルコリンを放出する線維をコリン作動性線維といいます。放出されたアセチルコリンを受け取る受容体については、分泌腺や平滑筋など節後神経からの情報を受け取る効果器にあるものはムスカリン受容体とよばれ、自律神経節で節前神経からの情報を受け取る節後神経細胞にあるものはニコチン受容体とよばれます。骨格筋にある運動神経から放出されたアセチルコリンを受け取る受容体もニコチン受容体です。また、ノルアドレナリンを放出する線維をアドレナリン作動性線維、放出されたノルアドレナリンの受容体には、α と β の2種類が存在し、α受容体と β受容体の存在部位は p220 ～ p221 の表の通りです。

13−12　交感神経と副腎髄質ホルモン

　ストレスや緊張時には、交感神経が興奮するとともに、副腎髄質からノルアドレナリンやアドレナリンがホルモンとして分泌されています。副腎髄質は発生的には、交感神経節後神経に相当するとみなされ、染色の性質からクロム親和性組織といわれています。

　ノルアドレナリンは、α受容体を介して全身の血管を収縮させ、血圧を上昇させます。これに対して、アドレナリンは、β受容体を介して骨格筋や肝臓の血管を拡張させ、血圧を下げ、肝臓ではグリコーゲンを分解させ、血糖値を大きく上昇させます。また、アドレナリン・ノルアドレナリンはともに β受容体を介して心臓に働きかけて、心拍数や収縮力を高めますが、ノルアドレナリンは末梢血管を収縮させ、強い血圧上昇作用を伴うので、反射的に心機能が抑制され、心拍出量は低下します。これを、反射性除脈といいます。このほか、血

交感神経

交感神経の作用		交感神経からの化学伝達物質を受け取る受容体のタイプ
瞳孔散大筋	収縮（散瞳）	α
毛様体筋	弛緩（遠視時）	β
唾液	分泌（粘液性）	α
心拍数	増加	β
心収縮力	増加	β
気管支平滑筋	弛緩	β
肝臓	グリコーゲン分解（糖新生）	α
消化管平滑筋	弛緩（消化管運動低下）	α、β
消化管括約筋	収縮	α
消化液分泌	低下	α
膵臓	インスリン分泌抑制	α
副腎髄質	カテコールアミン分泌	ニコチン受容体
腎臓	レニン分泌	β
膀胱平滑筋	弛緩	β
男性生殖器		
精嚢	収縮（射精）	α
精管	収縮（射精）	α
汗腺		
アポクリン腺	分泌	α
エクリン腺	分泌	ムスカリン受容体
動脈血管	収縮	α
立毛筋	収縮	α

※骨格筋の動脈には、交感神経により収縮するタイプのほか、交感神経によりβ受容体を介して拡張するタイプとムスカリン受容体を介して拡張するタイプのものが存在する。

副交感神経

副交感神経の作用	
瞳孔括約筋	収縮（縮瞳）
毛様体筋	収縮（近視時）
唾液	分泌（漿液性）
心拍数	低下
心収縮力	低下
気管支平滑筋	収縮
肝臓	グリコーゲン合成
消化管平滑筋	収縮（消化管運動増加）
消化管括約筋	弛緩
消化液分泌	上昇
膵臓	インスリン分泌促進
副腎髄質	——
腎臓	——
膀胱平滑筋	収縮（排尿）
男性生殖器	勃起（陰茎の動脈拡張）
汗腺	——
	——
動脈血管	——（脳・心臓・陰茎の動脈は拡張）
立毛筋	——

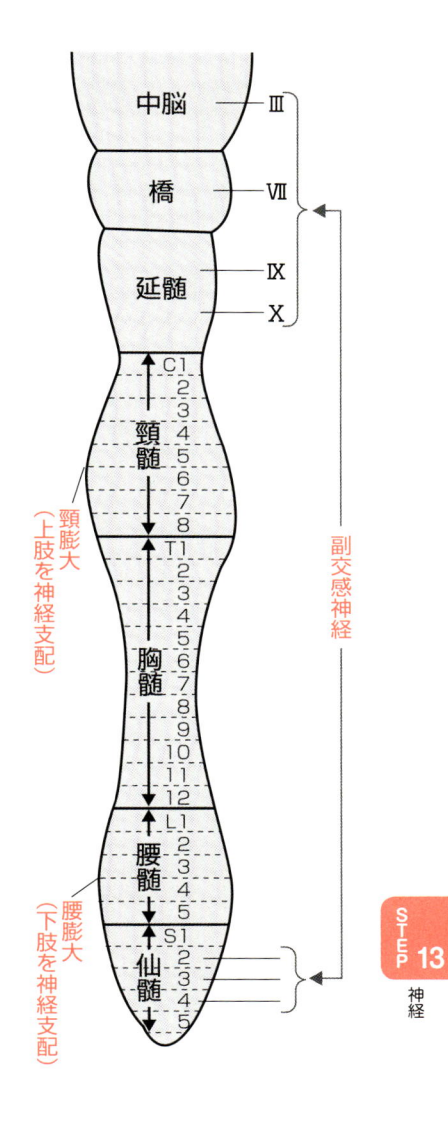

中脳 — Ⅲ
橋 — Ⅶ
延髄 — Ⅸ, Ⅹ

頸髄 C1–8（頸膨大：上肢を神経支配）
胸髄 T1–12
腰髄 L1–5（腰膨大：下肢を神経支配）
仙髄 S1–5

副交感神経

中への遊離脂肪酸の放出促進、熱産生促進などに作用しています。局所麻酔薬は、副腎皮質ホルモンが添加されている場合があり、血管収縮作用による麻酔効果の持続、出血の抑制などが期待でき、また心拍数が上昇させ不整脈を予防します。

13-13 神経線維の分離

　神経線維はその太さにより分類されています。太い線維からAα、Aβ、Aγ、Aδ、B、Cと分類されており、これを文字式分類といいます。Aαは、筋紡錘からの求心性情報を伝え、また、骨格筋への命令を伝えています。Aα線維のことをα運動ニューロンともいいます。Aβは、触覚、圧覚の情報を中枢に伝えています。Aγは、Aαによって骨格筋が収縮するのと同時に、筋紡錘を収縮させることによって、筋紡錘の感度を維持させています。Aγ線維をγ運動ニューロンともいい、このような、α運動ニューロンと、γ運動ニューロンの関係をα-γ連関といいます。Aδ線維は、痛覚、温覚、冷覚を中枢に伝えています。B線維は、自律神経の節前神経線維であり、C線維は自律神経節後神経です。また、C線維は、痛覚を伝えています。これらの神経線維のうち、C線維は無髄神経であり、他は有髄神経です。痛覚は、Aδ線維とC線維の2つで伝えられています。Aδは有髄神経であるため、Aδ線維によって伝わる

神経線維の分類

A　文字分類

種　類		役　割	直径	伝導速度
A	α	筋紡錘からの情報	↑太	↑速
	β	骨格筋の収縮 触覚、圧覚		
	γ	筋紡錘の収縮		
	δ	痛覚、温覚、冷覚		
B		交感神経節前線維		
C		痛覚、交感神経節後線維	↓細	↓遅

B　数字分類（感覚性ニューロンの分類に用いられる）

種　類		役　割	直径	伝導速度
Ⅰ	a	筋紡錘からの情報	↑太	↑速
	b	腱紡錘からの情報		
Ⅱ		触覚、圧覚		
Ⅲ		痛覚、温覚、冷覚		
Ⅳ		痛覚	↓細	↓遅

痛覚は、はっきりとした、鋭い、局在の明確な痛みであり、跳躍伝導により速く伝わるため、一次痛、または、早い痛みといいます。C線維によって伝わる痛覚は、鈍い、うずくような、局在のはっきりしない痛みであり、遅く伝わるため、二次痛、または遅い痛みといいます。これにより、鋭い痛みの後に尾を引く鈍い痛みが続く現象が説明されます。

神経線維の太さは、麻酔の効き方にも影響を及ぼします。麻酔は細い線維のほうが効きやすく、また、圧迫による麻痺は、太い神経のほうが起こしやすくなっています。神経線維のうち感覚性繊維については、Ia、Ib、Ⅱ、Ⅲ、Ⅳと分類されており数字式分類とよばれます。Ⅰには、IaとIbとがあり、Iaは筋紡錘からの情報を伝え、Ibは腱からの情報を伝えています。また、IaはAαの求心性線維に相当し、ⅡはAβの求心性線維に相当し、ⅢはAδの求心性線維に相当し、ⅣはCの求心性線維に相当します。

13-14 脳波

脳波（EEG）は、脳の活動電位を表し、脳の活動状況を知ることができます。α波は、安静時に見られます。成人の脳波の大部分はα波であり、これを基礎律動といいます。緊張時・興奮時には、α波は見られなくなりますが、これをα波阻止とよびます。緊張時・興奮時には、β波が見られるようになります。これを覚醒反応とよびます。θ波は、睡眠時に多く見られます。小児の脳波の大部分はθ波であり、小児の基礎律動はθ波です。δ波は、深睡眠時に見られます。

ヒト脳波の各種成分

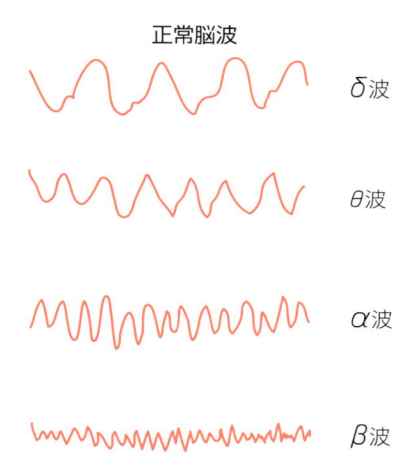

正常脳波

δ波
θ波
α波
β波

13-15 睡眠

睡眠にはレム睡眠、ノンレム睡眠の2種類があり、睡眠中には、約90分のサイクルで周期的に数回繰り返しています。安静状態から睡眠状態に移行する

と、α波が消失し、θ波やδ波などの徐波見られるようになります。この状態はノンレム睡眠または徐波睡眠とよばれ、睡眠の深さによりStage1〜Stage4にわけられています。レム睡眠時には、姿勢を維持する筋も含め全身が完全に脱力し、時々、筋の収縮が起こります。特に動眼筋の収縮により、急速眼球運動（Rapid Eye Movement）が見られることから、レム（REM）睡眠とよばれます。また、心拍、血圧、呼吸に大きく変動が見られます。レム睡眠時には、体は休息していますが、脳波を調べてみると覚醒時と同様な波形が見られるので、逆説睡眠ともよばれます。これらのことから、ノンレム睡眠は脳の休息状態、レム睡眠は体の休息の状態といえます。特にレム睡眠時には、夢を見ていることが多く、子どもは、全睡眠に対するレム睡眠の割合は多くなっています。

13−16　学習

　経験に基づき、それ以降の行動をより合理的なものへと変化させる能力を学習といいます。大脳は、新しいものに対して興味を持ちますが、しばらくすると興味を失っていきます。これを慣れとよび、大脳の順応によるものです。もともとは無意味であった刺激を、生まれつき持っている反射（無条件反射）を起こす刺激が連想されるように学習させると、無意味であった刺激により反射が起こるようになります。これを古典的条件づけといいます。よく知られているものとして「パブロフの犬」があります。また、このような古典的条件づけにより獲得された一連の反応を条件反射といいます。また、ある行動と快・報酬を連想するように学習させると、その行動を繰り返すようになります。また、ある行動と不快・罰を連想するように学習させると、その行動を避けるようになります。これをオペラント条件づけといいます。

13−17　記憶

　経験を覚え、これを活用するために記憶というメカニズムが作用しています。記憶には、覚える機能（記銘）、覚えている機能（保持）、覚えている内容を思い出す機能（想起）があります。感覚野で感じた経験の記憶は、感覚記憶とよばれますが、これは1秒〜数秒以内で忘却してしまいます。このうち、印象の強いものは海馬に移行し、一時的に保持されます。海馬では、情報を短期記憶として忘却させるものと、長期記憶として間脳に送り出すものを選別すると考

えられています。特に睡眠中に、このような情報の整理が行っていると考えられます。このうち、繰り返し送られてきた情報は、間脳から大脳皮質前頭葉に伝わり、長期記憶として固定されていきます。

１３－１８　脳脊髄液

　脳・脊髄を保護する膜は３層構造となっており、外側から硬膜、クモ膜、軟膜とよばれます。硬膜は、２葉構造となっており、外葉は骨膜となり、外葉と内葉の間には、内頸静脈につながる硬膜静脈洞が存在します。

　脳室を循環している細胞外液は脳脊髄液といわれ、側脳室、第３脳室、第４脳室の脈絡叢で分泌されています。脳脊髄液の循環は、側脳室から室間孔を経て第３脳室に至り、第３脳室から中脳水道を経て第４脳室に至り、第４脳室から左右の第４脳室正中口・外側口を経てクモ膜下腔に至ります。クモ膜下腔はクモ膜と軟膜の間に存在し、クモ膜顆粒にて上矢状静脈洞などの硬膜静脈洞に吸収されます。硬膜静脈洞は、内頸静脈につながり、上大静脈へ戻っていきます。内頸動脈は、頸静脈孔で頭蓋骨より出て、静脈角にて鎖骨下静脈と合流し腕頭静脈となり、左右の腕頭静脈が合流し上大静脈となり、右心房に戻ります。

　脳脊髄液の機能として、脳組織に伝わる衝撃・振動を和らげる作用があります。また、この脳脊髄液は、血液と血液脳関門により隔てられており、脳脊髄液の組成を一定に保っています。よって、脳脊髄液の中に、確実に薬剤を作用させたい場合には、腰椎穿刺により、脳脊髄液に直接注入させています。

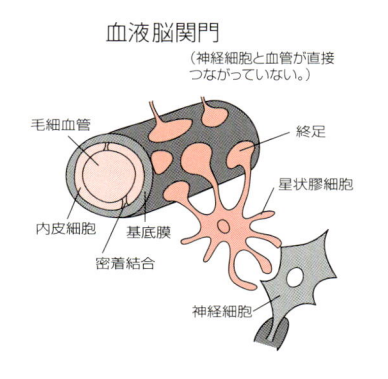

STEP 14　感覚

　私たちを取り巻いている環境がどのようであるか、私たちの活動がどのようであるのかを感じているのが感覚器です。感覚器で受け取られた感覚の刺激は、中枢神経まで伝えられ新たな判断や命令を下す情報となっています。ここでは、感覚の分類や性質、それぞれの感覚器の構造について学び、さらにどのようなしくみにより感覚刺激を受け取り、伝えているのかについて理解を深めていきましょう。

14-1　刺激と感覚

　感覚には、**特殊感覚**と**一般感覚**があります。目・耳・鼻などの感覚受容専用の器官からの情報を**特殊感覚**といいます。さらに一般感覚は、体性感覚と内臓感覚にわけられます。特殊感覚は**脳神経**により、体性感覚は**体性感覚**により、内臓感覚は**自律神経**により情報が伝達されます。体性感覚のうち、皮膚および粘膜との接触による感覚を**皮膚感覚**といい、皮膚と内臓との中間組織による感覚を**深部感覚**といいます。生体では、体の状態を**感覚受容器**で感じ、発生した受容器電位が閾値を越えると**活動電位**を生じます。このように感覚情報を、活動電位に変換することを**受容**といいます。感覚刺激が自覚できるかどうかは、感覚の刺激が、**大脳皮質**のそれぞれの感覚野まで伝わっているかどうかによります。感覚情報は、**視床**で中継され感覚野に投射されています。これを**特殊視床投射系**といい、視床の中継核(腹側基底核群(VPM・VPL)・内側膝状体・外側膝状体)を**特殊感覚中継核**といいます。一方、これらの感覚は**脳幹受容体**にも入り、視床で中継され大脳皮質の連合野に投射され、意識の保持に役立っています。これを、**非特殊視床投射系**といいます。視床の中継核(髄板内核、連合核)を**非特殊感覚中継核**といいます。

感覚の種類

感覚の種類		感覚器
A. 体性感覚	1. 皮膚感覚	皮膚
	2. 深部感覚	筋.腱.関節
B. 内臓感覚	1. 臓器感覚	内臓
	2. 内臓痛覚	内臓
C. 特殊感覚	1. 味覚	舌(味蕾)
	2. 嗅覚	鼻(嗅上皮)
	3. 聴覚	耳(コルチ器官)
	4. 平衡感覚	耳(前庭器官)
	5. 視覚	眼(網膜)

14-2 感覚受容器

　感覚受容器は、適刺激により興奮します。異なる強さの刺激を区別できる最小差を弁別閾といいます。この場合、元の刺激量を変化させてみると、弁別閾ともとの刺激量との間に比例関係が成り立ちます。これをウェーバーの法則といいます。また、刺激が加えられた場所の周囲での感覚情報は抑制され、刺激された部分の感覚情報を浮き出させるようになっています。感覚として感じることができる最小の刺激の強さを閾刺激といいます。一定の強さの刺激が続くと、感覚神経の活動電位の頻度が低下してきます。この現象を順応・慣れといいます。順応の程度は、感覚器によって異なります。順応の速い受容器を相動性受容器といい、触覚、嗅覚、パチニ小体、マイスネル小体、毛包受容器などがあります。順応の遅い受容器を持続性受容器といい、冷覚受容器、痛覚受容器、メルケル触覚盤、ルフィニ小体などがあります。

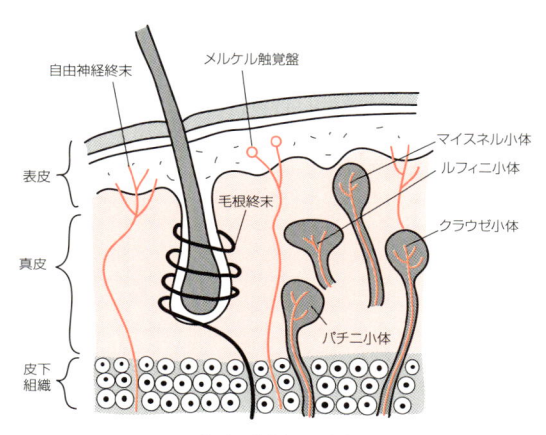

皮膚感覚の受容器

14-3 皮膚感覚と深部感覚

　皮膚感覚の鋭敏さは、部位により異なります。2点の区別を知覚できる最短距離を2点弁別閾といいます。2点弁別閾が、小さい部位は指尖、舌で、大きい部位は脚、腕、背中です。皮膚感覚には、触覚、圧覚、痛覚、温覚、冷覚があります。それぞれ触点、圧点、痛点、温点、冷点などの感覚点で感じ、その情報を伝えるために、これらの感覚点まで、知覚神経がきています。皮膚感覚の感覚点の数は、次のようです。［痛点＞触・圧点＞冷点＞温点］

　圧覚は、触覚の作用の強いものと考えられます。振動覚は、骨で感受性が高く、圧覚の一種です。感覚点には、ルフィニ小体（触覚）、メルケル触覚盤（触覚）、パチニ小体（圧覚・振動覚）、マイスネル小体（触覚）、クラウゼ小体（冷

覚）、自由神経終末（温覚・冷覚・痛覚）が存在しています。自由神経終末とは、C線維の神経終末であり、すべての侵害刺激に応じるポリモーダル受容線維です。また、侵害刺激は皮膚からヒスタミン、ブラジキニンなど化学物質を遊離させ、神経終末を刺激し続けます。これらの物質を内因性発痛物質といいます。

14-4　痛みの伝導路

痛みは、無髄神経のC線維と有髄神経のAδ線維によって伝えられます。C線維は無髄神経であるので、伝導速度の遅い二次痛として、鈍い、局在不明瞭、うずくという特徴のある痛みを伝えます。温覚、冷覚も激しいものは、痛覚として感じます。Aδは、強い圧迫などの機械的な侵害刺激に応じ、機械的侵害受容線維とよばれます。Aδは、有髄神経であるので、伝導速度の速い一次痛として、鋭い局在明瞭な痛みを伝えます。また、Aδは、温度感覚を伝えます。生体内でつくられて、鎮痛効果のある物質を内因性オピオイドといい、β-エンドルフィン、メチオニンエンケファリン、ロイシンエンケファリンなどがあります。痛覚は危険を知らせる極めて重要な感覚なので、閾値は低くなっています。痛みは、身体を防衛する重要な情報ですが、激しい痛みにより迷走神経反射を引き起こす場合もあり、有益でないこともあります。局所麻酔薬は、末梢神経の伝導を抑えます。鎮痛薬は、脳の痛覚神経を抑えているといわれています。

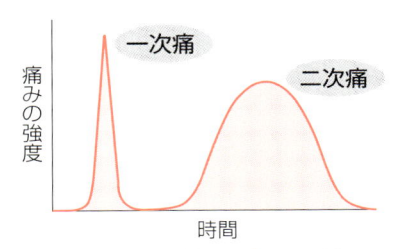

筋肉や、関節などの感覚を深部感覚といいます。深部感覚は、関節や靱帯に存在しているルフィニ小体、パチニ小体、骨格筋の腱に存在しているゴルジ腱紡錘、筋紡錘、痛覚を伝える自由神経終末などによります。深部痛覚は、鈍いうずくような痛みであり、局所は不明瞭です。筋組織の収縮により、遊離される乳酸、K^+、セロトニン、キニン、ヒスタミンなどが蓄積すると、筋痛が起こります。

14-5　体性感覚の伝導路

顔面の体性感覚は三叉神経により伝えられ、橋のシナプスを介した後、同側、

反対側の2次ニューロンを上行し、視床のシナプスにて3次ニューロンとなり体性感覚野に伝導されます。この経路を三叉神経視床路といいます。

　頸部より下部からの感覚は、伝えられる情報により脊髄での経路が異なります。触覚、圧覚は、脊髄に入ると、同側の後索を上行し、延髄の後索核にて2次ニューロンに伝えられて反対側に交叉し、視床のシナプスにて3次ニューロンとなり、体性感覚野に伝導する後索系(後索路)、脊髄に入ると、後角にて2次ニューロンに伝えられ、直ちに反対側に交叉して前側索から上行し、視床のシナプスにて3次ニューロンとなり、体性感覚野に伝導する前側索系という2つのルートがあります。

　痛覚、温覚、冷覚は、脊髄に入ると、後角にて2次ニューロンに伝えられ、直ちに反対側に交叉してから上行し、視床のシナプスにて3次ニューロンとなり、体性感覚野に伝導されます。この経路を脊髄視床路といいます。また、筋紡錘、腱紡錘からの深部感覚は、脊髄を上行し、2次ニューロンを介して小脳にも伝えられます。この経路を、脊髄小脳路といいます。

14-6　体性感覚野

　体性感覚の情報は、その大部分が反対側の体性感覚野に伝えられますが、体性感覚野の各部分も、体表の各部分に対応して存在しています。これを体部位再現といい、足の感覚野が上方に、頭部の感覚野が下方に再現されています。

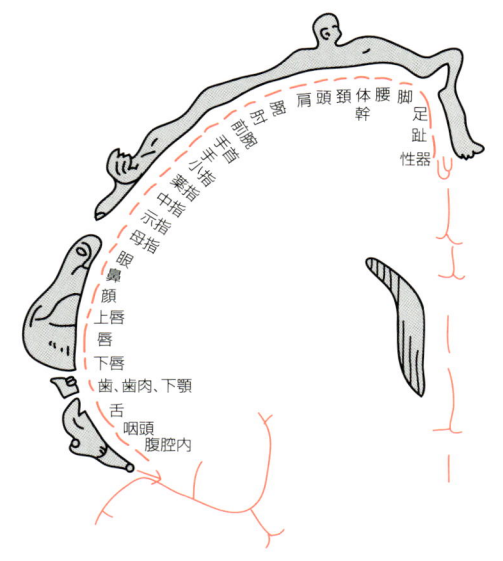

(Penfield,Rasmussen原図)

１４－７　痛覚と内臓感覚

　内臓感覚には、血圧、肺胞、CO_2・O_2分圧、浸透圧、血糖値などの意識できないものと、渇き、悪心、便意、尿意、性感覚、食欲などの意識できるものとがあります。内臓痛覚は、K^+、発痛イオン（物質）の増加などにより起き、痛覚受容器はＣ線維（無髄神経）の自由神経終末です。内臓痛覚が、脊髄に伝わるとその脊髄分節にある運動神経細胞を興奮させて骨格筋を収縮させる場合があります。これを、筋性防御といい、内臓を防御する内臓－体性反射です。内臓痛覚では、痛みの発現している部位と、異なる部位に痛みを感じることがあります。これを関連痛といいます。痛みの発生部位と発生学的に同一の脊髄分節に入力する神経線維は、脊髄後角にて同じ脊髄視床路（痛覚伝導路）への神経細胞に接続しています。よって、大脳皮質の感覚野は、送られてきた痛み情報の発生源を、通常、多く経験する体表面の痛みと解釈してしまうことにより、関連痛が起こると考えられています。

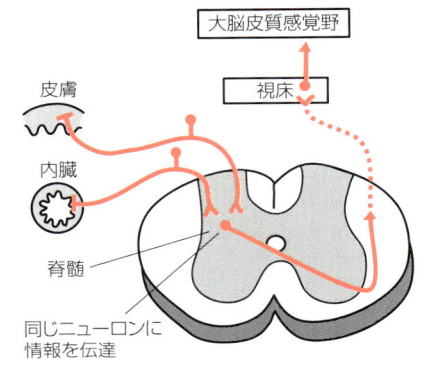

関連痛発生のメカニズム

１４－８　視覚と眼球

　光は、網膜の外側にある視細胞で感じ、その視覚情報は、双極細胞層を介して視神経細胞に伝わり、視神経を通じて視床へ送られます。視床では外側膝状体のシナプスを介して、視覚情報は後頭葉にある視覚野へ送られます。左右の目の視覚情報は、視交叉で半分は交叉し反対側の視覚野に通じ、もう半分は、そのまま同じ側の視覚野に通じます。この結果、視野の左半分の像は、左右の目の網膜の右側に写り、その情報は、左右ともに右の視覚野に伝えられます。同様に、視野の右半分の像は、網膜の左側の写り、その情報は、左右ともに、左の視覚野に伝えられます。視野の欠損の状況により、視覚路のどの部分に障害が生じているかを推定することができます。

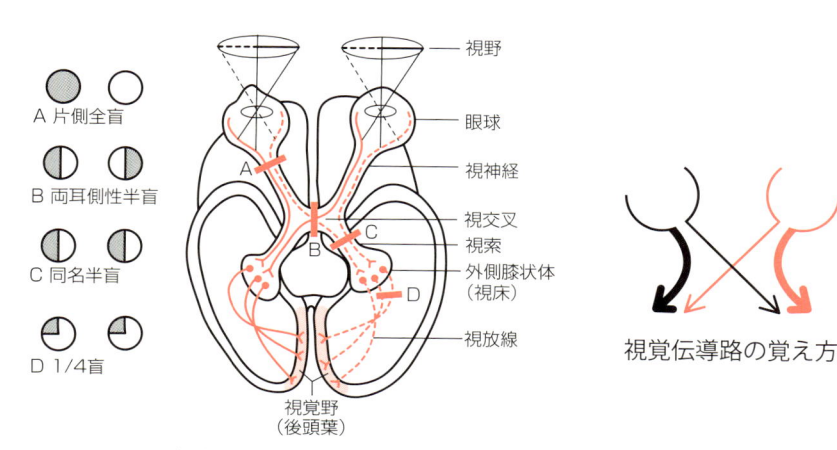

視覚情報の伝導路と視覚障害

A 片側全盲
B 両耳側性半盲
C 同名半盲
D 1/4盲

視野／眼球／視神経／視交叉／視索／外側膝状体（視床）／視放線／視覚野（後頭葉）

視覚伝導路の覚え方

　視交叉より後の伝導路に障害があると、半分だけの視野の欠損が生じます。これを半盲といいます。実際には、上部と下部も伝導路は別になっており、左右の上または下が欠けて見えます。このような症状を１／４盲といいます。《＊視覚伝導路とその障害により起こる症状の理由を理解しておくことが大切です。⇒視覚伝達路の覚え方の矢印の引き方を再現できるようにしておこう！》

　眼球からの視神経の出口を視神経円板といい、また、乳頭のように盛り上がったようにも見えるので、視神経乳頭ともいいます。視神経円板は、視神経の出口となっているので、網膜はありません。光を受容する視細胞は、網膜にある錐状体と杆状体です。よって、視神経円板には視細胞がないので、視野の欠損となっています。これをマリオットの盲点といいます。視野は光によっても異なり、黄色で広く、順に青、赤、緑、と狭くなっていきます。

　杆状体は、暗い場所でも明暗を感知できますが、色は感知できません。杆状体の視物質は、ロドプシンです。ロドプシンはビタミンAのアルデヒドの複合体です。よって、ビタミンAが欠乏すると夜盲症となります。

　錐状体は、明るい場所でないと対応できませんが、色を認知できます。錐状体は、黄斑部に存在します。黄斑部の中心を中心窩といい、錐状体細胞のみが存在し、最も視野が効くところとなっています。錐状体の視物質は、ヨドプシンといい、結合しているオプシンのアミノ酸配列に３種があります。

　虹彩には、瞳孔を調節する２種類の平滑筋が存在します。１つは放射状に走行している瞳孔散大筋で、交感神経からの命令により散瞳を起こし、もう１つ

STEP 14 感覚

眼球の構造と光の感受

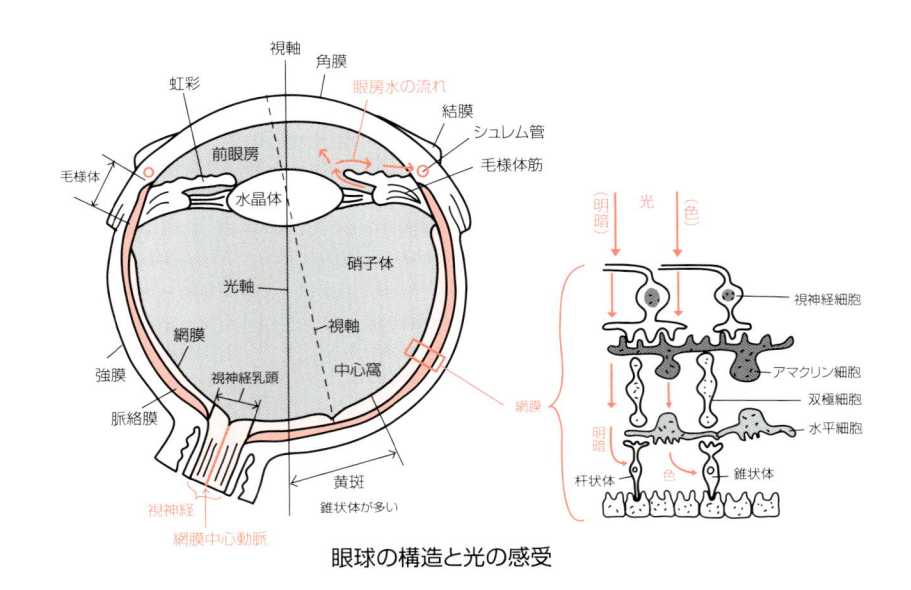

は、輪状に走行している瞳孔括約筋で、副交感神経からの命令により縮瞳を起こします。縮瞳は対光反射ともよばれ、反射中枢は中脳の上丘にある動眼神経副核にあります。

　遠近の像の焦点を網膜上に合わせる働きをしているのは、水晶体です。水晶体の厚みを調節しているのは、眼球の内部で輪状に走向する毛様体筋です。毛様体筋が収縮すると、水晶体の円周が小さくなる分、厚みは増すので屈折率は大きくなり、毛様体筋が弛緩すると、水晶体の厚みは減るので屈折率は小さくなります。レンズの屈折率は、1／f（主焦点距離）で表され、これをジオプトリー（D）といいます。近視とは、水晶体が厚くなったまま薄くなれない状態で、遠くの景色を網膜に焦点を合わせられなくなってしまっており、遠視は、水晶体が薄いまま厚くなれない状態で、近くの景色を網膜に焦点を合わせられなくなってしまっています。よって、近視の矯正には、凹レンズを、遠視の矯正には凸レンズを用いて網膜上に焦点を合わせています。乱視とは、角膜の曲率が一様でないため、縦方向と横方向の屈折率が違う状態です。

　明るいところから急に暗い所に入ると、次第に視覚が順応してきますが、これを暗順応といい、約20分かかります。これは網膜の感受性が高くなることにより起こります。逆に、暗いところから急に明るい所に入ると、視覚が順応

してくることを明順応といいます。これは、暗順応の消失によるもので、比較的短時間に起こります。

眼の遠近順応（ピントのあわせ方）

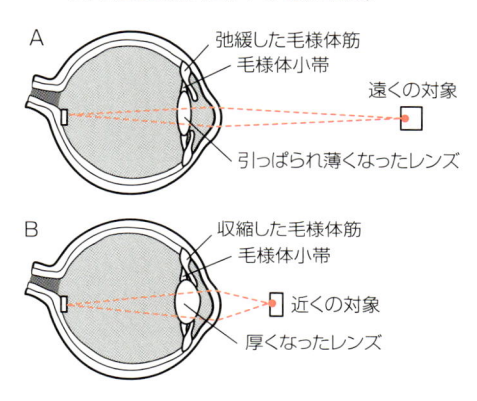

A
弛緩した毛様体筋
毛様体小帯
遠くの対象
引っぱられ薄くなったレンズ

B
収縮した毛様体筋
毛様体小帯
近くの対象
厚くなったレンズ

14-9 視力と網膜

涙には、IgA が含まれており、免疫作用を有しています。また、瞼板腺から脂腺が分泌され、涙の乾燥を防いでいます。瞼板腺に炎症が起きたものがものもらいです。涙は、顔面神経の作用により涙腺から分泌され、涙点から涙小管を抜けて涙嚢に入り、鼻涙管から、下鼻道に流れます。

まばたきはや角膜反射は、眼神経（三叉神経第１枝）により伝えられて起こる角膜刺激により起こります。目の開閉は、動眼神経の作用による上眼瞼挙筋により瞼を開き、顔面神経の作用による眼輪筋により瞼を閉じます。三叉神経核、顔面神経核とともに橋にあり、角膜反射は脳幹反射に分類されています。

眼球を圧迫すると反射的に心拍数と血圧が下降します。これは、三叉神経第１枝の眼神経により伝えられ

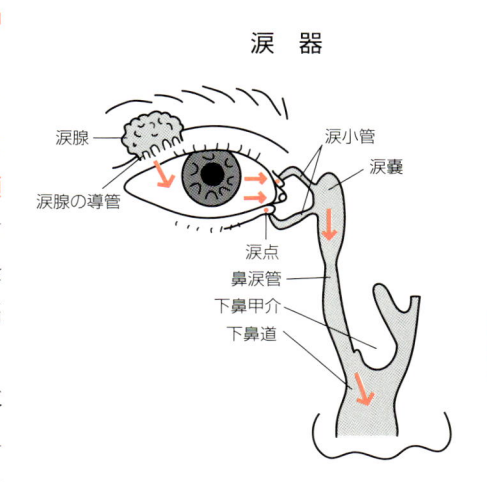

涙器

涙腺
涙腺の導管
涙小管
涙嚢
涙点
鼻涙管
下鼻甲介
下鼻道

た情報が副交感神経である<u>迷走神経</u>を興奮させておこる反射で<u>アシュネル反射</u>といいます。

角膜には血管がないため、その栄養は<u>眼房水</u>によって供給されています。眼房水は<u>毛様体</u>でつくられ、後眼房から前眼房へ循環して<u>シュレム管（強膜静脈洞）</u>から吸収され、眼静脈に入っていきます。この眼房水の循環に障害が起こると<u>眼圧</u>が高まり緑内障となります。

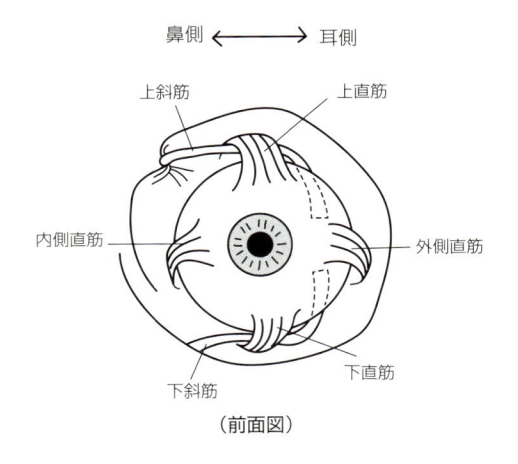

鼻側 ←→ 耳側
上斜筋　　上直筋
内側直筋　　　外側直筋
下斜筋　下直筋
（前面図）

眼球の外側には、6個の骨格筋がついていて、これにより眼球は動かされています。6個の骨格筋のうち、上斜筋は<u>滑車神経</u>により、外側直筋は<u>外転神経</u>により、それ以外は<u>動眼神経</u>により支配しています。この6個の骨格筋と上眼瞼挙筋をあわせて外眼筋といいます。

同じものを見たときの、左右の視覚情報の違いにより、<u>奥行き</u>を知覚することができます。これを応用したものが、3D立体映像です。近くのものを見るときは、左右の内側直筋が同時に収縮し縮瞳が起こります。これを<u>輻輳反射</u>といいます。輻輳反射では、内側直筋の収縮の情報が三叉神経中脳路核を経て、<u>中脳</u>の<u>上丘</u>にある動眼神経副核の中枢に伝わり、<u>縮瞳</u>もおこします。閉眼時には、眼球を保護するため、眼球は上転しています。眼底には、網膜や血管が見え、動脈の変化も観察することができます。硝子体の中で混濁がおこると、これが視界に写り、飛蚊症（ひぶんしょう）として感じることがあります。

14－10　聴覚

耳は、<u>外耳</u>、<u>中耳</u>、<u>内耳</u>にわかれており、外耳と中耳を<u>伝音系</u>、内耳から大脳までを<u>感音系</u>といいます。気体中の音は、外耳では<u>鼓膜</u>まで伝わり、中耳では<u>耳小骨</u>を介して、内耳では蝸牛内の<u>外リンパ液中</u>を伝わります。空気中の音は、振動として伝わっていますが、水面上では反射してしまうため、空気中の振動を直接、水中の振動に変えることができません。そこで、一度、耳小骨の

振動に変えてから、外リンパ液に伝えています。耳小骨には、ツチ骨、キヌタ骨、アブミ骨の3つがあります。これらの3つの耳小骨は、てこの作用により、鼓膜の振動を約26倍に増大して内耳に伝える作用をしています。

鼓膜で音を拾うためには、鼓膜が適切な張り具合を維持していなければいけません。これを調節しているのが鼓膜張筋です。突然の大きな音では、中脳の下丘が関与する聴覚反射が起きて、鼓膜の振動を抑えます。また、中耳の気圧が外耳の気圧と一致していなければ、鼓膜はやはり気圧の低いほうに引っ張られて、集音がうまくできなくなってしまいます。このために、中耳と咽頭には耳管が通じており、嚥下やあくびをした際に口蓋帆張筋により耳管は開き、気圧の調節をしています。咽頭における耳管の出入口のことを耳管咽頭口といいます。

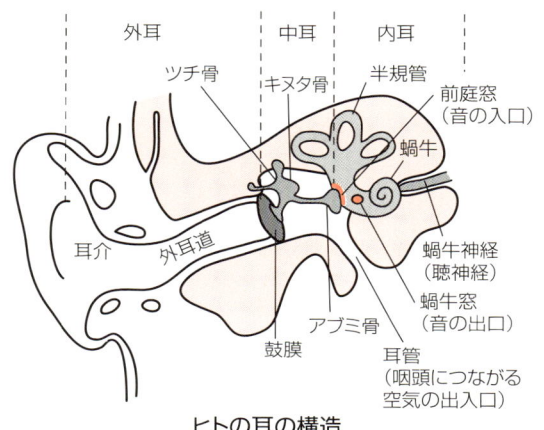

14-11 内耳での音の流れ

内耳に存在する蝸牛管内部は3層構造となっており、音はアブミ骨から前庭窓を通じて、前庭階内部の外リンパ液に伝えられます。内耳を守るため、アブミ骨にはアブミ骨筋が存在し、伝音をコントロールしています。前庭階内部の外リンパ液の振動は、蝸牛孔にて折り返し、鼓室階を下り、蝸牛窓から出て行きます。音を感知するコルチ器官の有毛細胞は、鼓室階の基底膜上にあり、蝸牛頂から蝸牛底まで存在しています。この間に、外リンパ液の振動が前庭階のライスネル膜を介して蝸牛管内部の内リンパ液に伝わり、また、蝸牛頂で折り返してきた外リンパ液の振動音が鼓室階の基底膜を振動させることにより、コルチ器官と蓋膜との位置関係が変化し、感覚毛が刺激され、活動電位を発生させます。この活動電位は、蝸牛神経により延髄から橋にかけて存在する蝸牛神

聴覚情報の伝導路

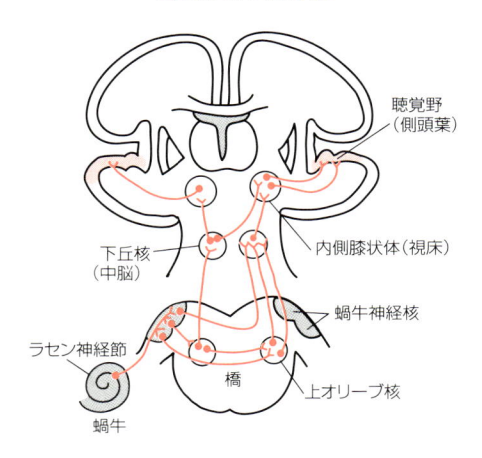

経核に伝達され、ニューロンを変えます。情報は視床まで伝達される間に、大部分は交叉して対側の内側膝状体に入りますが、同側の内側膝状体にも入ります。視床の内側膝状体にてニューロンを変えた後、それぞれの側の側頭葉にある聴覚部に情報が達し、知覚されます。人が聴くことができるのは20〜2万Hzであり、会話は500〜3000Hzの範囲で行われています。《＊Hz《ヘルツ》とは、音の周波数の単位であり、音の高低を表しています》

高い音は、年齢を重ねるにつれて、聴き取りにくくなることから、1万7千Hz以上のモスキート音を利用して、若者がたむろしないようにする試みがあ

音の感受

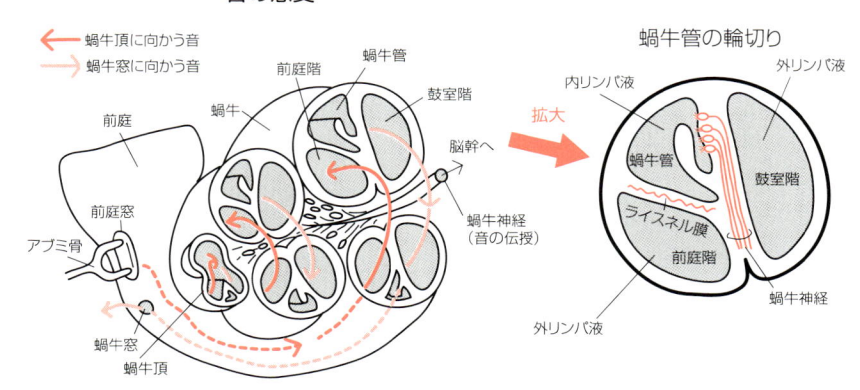

ります。

14−12　平衡感覚

　平衡感覚は、頭部の動き・傾斜を伝える前庭感覚、深部感覚、皮膚感覚、視覚などを統合して感じます。前庭感覚は、内耳にある三半規管、耳石器で受容しています。体の回転加速度は三半規管で、体の直線加速度は耳石器で受容しています。三半器官とは、U字形をした3つの半規管が、互いに直交する方向に配置しているもので、3つの半規管の情報により、すべての方向の回転加速度を3次元的にとらえることができます。半規管の内部には内リンパ液が満たされており、U字形の根元は膨大部となっています。膨大部内部に、膨大部稜（ぼうだいぶりょう）とよばれる有毛細胞が集まっている稜があります。膨大部稜には、クプラとよばれるゼラチン様物質が覆っており、内リンパ液の流れる内腔へ突出している構造になっています。回転加速度運動などにより、内リンパ液に流れが生じると、クプラの形が変わり、内部の感覚毛を屈曲させ、活動電位を発生させます。耳石器には、卵形嚢と球形嚢とがあり卵形嚢は水平面に近く、球形嚢は垂直面に近くに配置されて、内部には、平衡斑とよばれる感覚受容器が存在しています。平衡斑には、耳石膜とよばれるゼラチン様物質の中に、耳石（平衡石・平衡砂）とよばれる比重の重いおもりが存在しています。重力を含む直線加速度が加わり、耳石膜が変位させられると、有毛細胞の毛が屈曲させられて活動電位を発生させます。この情報は、前庭神経により延髄の前庭神経核に伝わり、

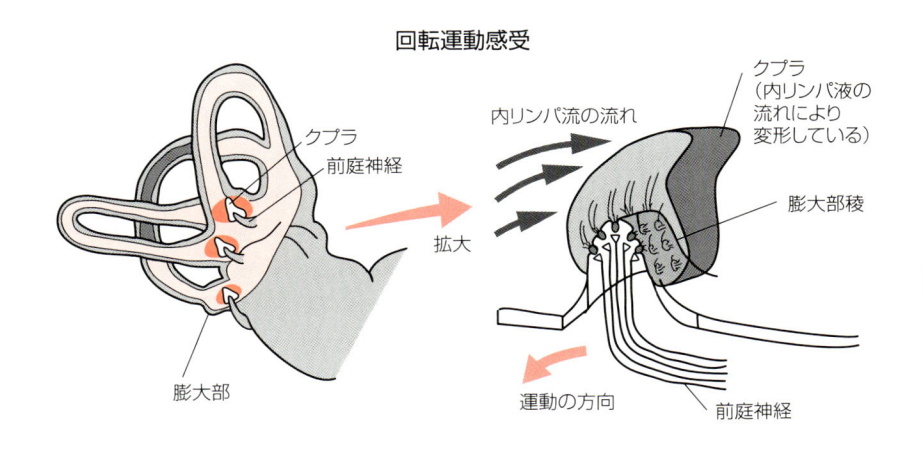

回転運動感受

身体の平衡や姿勢の保持に作用しています。

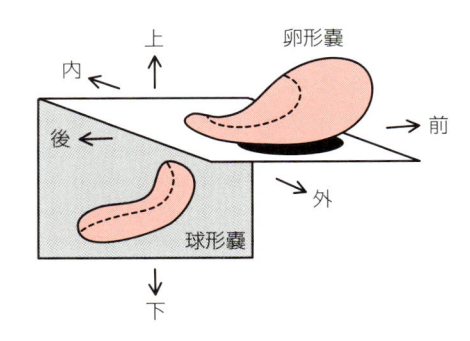

　前庭感覚の情報は、前庭－眼反射を起こし、体の姿勢が傾いても、常に目標物に視点を合わせつづけることができています。視床からの情報は、シナプスを介して二次ニューロンが前庭から小脳に情報を伝え、大脳皮質感覚野（体性感覚野の近傍）にも連絡して、平衡感覚を自覚させていると考えられています。めまいには、回転性めまいと非回転性めまいがあります。回転性めまいは、内耳の障害が疑われ、非回転性めまいは、中枢神経系の障害が疑われます。

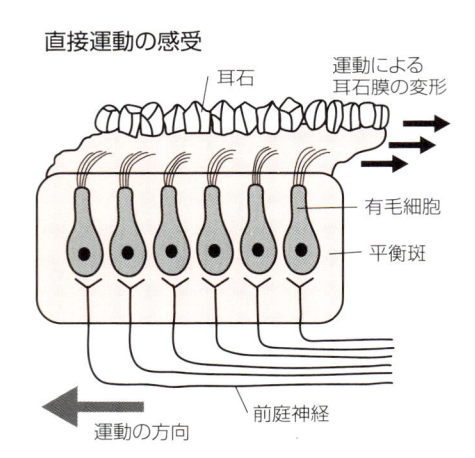

14－13　味覚

　基本的な味覚を基本味といい、甘味、塩味、酸味、苦味、旨味の5つがあります。この5つを基本味といいます。基本味により、食べ物は知覚されます。5つの基本味は、食物の摂取に重要な情報となっています。甘味は、グルコースの存在として、塩味は、Na^+などのイオンが示し、体に必要な無機物（ミネラル）の存在として、旨味は、アミノ酸の存在として、苦味は、毒性物の存在として

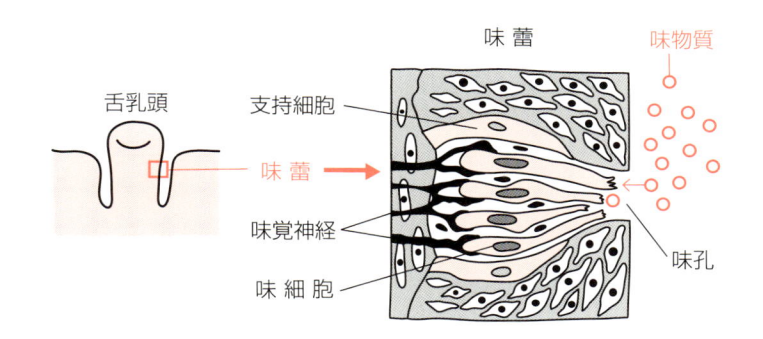

酸味は、H⁺ が示し、酸性物質や腐敗物の存在として知覚されます。甘み、旨味、苦味の味覚受容器は特定されています。旨味は、おいしい味という概念ではなく、生理学的に1つの味覚であることがわかっており、英語でも umami と表現されます。かつては、基本味に対する反応閾値は部位によって異なり、甘味に鋭いのは舌尖、塩味に鋭いのは舌尖から舌縁部、酸味に鋭いのは舌縁、苦味に鋭いのは舌根部といわれていましたが、現在の味覚生理学分野では否定されています。なお、辛味は、味覚ではなく、侵害受容器が受容する痛覚で、下顎神経が伝えています。

味覚は、主に舌表面の乳頭に存在する味蕾で感知します。味蕾は、有郭乳頭、葉状乳頭、茸状乳頭に存在していますが、糸状乳頭には存在しません。味蕾の中にある味細胞の寿命は短く約10日程度です。味孔に線毛を出している味細胞は、溶け込んだ味物質に反応し、閾値を越えれば活動電位を発生させます。舌前方2／3からの味覚情報は顔面神経の末梢の鼓索神経が伝え、舌後方1／3からの味覚情報は、舌咽神経が伝えます。また、舌以外の咽頭部などからの味覚情報は、迷走神経が伝えています。味覚情報は、延髄の孤束核

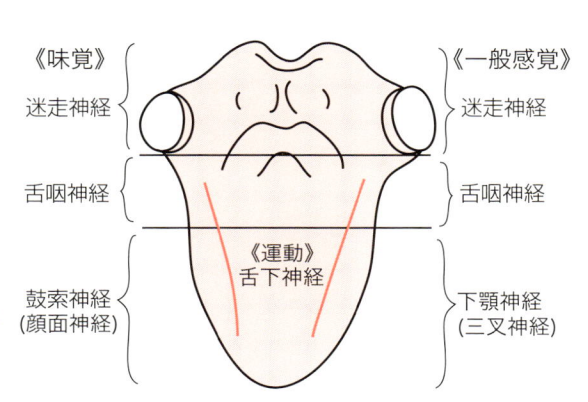

のシナプスで二次ニューロンに伝えた後、視床のシナプスで三次ニューロンに神経を伝え、大脳皮質の味覚野で知覚されます。味覚野は、中心後回の基底部、つまり体性感覚野の下方部に位置します。亜鉛が不足すると、味覚障害が発生します。

14-14 嗅覚

　嗅覚受容器である嗅細胞は、鼻腔最上部の嗅上皮に存在します。

　空気の臭いは嗅上皮の粘液に溶け、この粘液のにおいを嗅細胞は感じています。嗅細胞は神経細胞であり、嗅覚情報は、篩骨篩板を抜けて、嗅球のシナプスにて二次ニューロンに伝えられ、旧皮質の梨状葉皮質に伝えられまた視床を介して眼窩前頭皮質に伝えられます。また、梨状葉皮質から、三次ニューロンにより視床に情報が伝えられた前頭葉の眼窩前頭皮質にも投射されています。水中動物は、水中の臭いをそのまま嗅覚受容器で受容しています。

　また鼻腔には、外側より上鼻甲介、中鼻甲介、下鼻甲介が張り出し、それぞれの下部を上鼻道、中鼻道、下鼻道といいます。鼻腔を取り囲む上顎骨、蝶形骨、前頭骨、篩骨の4つ骨は、内部に副鼻腔とよばれる空洞を持ち、それぞれ上顎洞、蝶形骨洞、前頭洞、篩骨洞といわれます。上顎洞は中鼻道に開口し、蝶形骨洞は鼻腔の後上方に開口し、前頭洞は中鼻道に開口し、篩骨洞は前方群は中鼻道に、後方群は上鼻道に開口しています。特に上顎洞は、開口部が上方に位

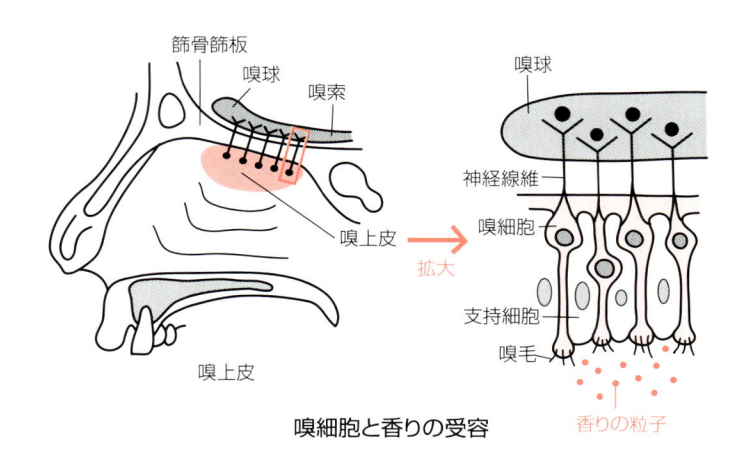

嗅細胞と香りの受容

置しているため炎症の際に膿が溜まりやすく、しばしば蓄膿症を引き起こします。

また、鼻涙管は下鼻道に開口し、涙を流通させています。嗅覚は、順応が早いため、体臭や口臭、他人の家の臭いなど、第三者が気が付く臭いも当人には気が付かないことが多いのです。

14−15　デルマトーム（皮膚分節）と脊髄神経

デルマトームは皮膚感覚がどの神経によって伝えられているか、またその神経がどの脊髄分節から出ているのかを示しています。

胸神経では、T_1から出る胸神経は腕神経叢を形成、T_{12}から出る胸神経は腰神経叢を形成していますが、T_2〜T_{11}から出る胸神経は神経叢を形成せずに肋骨に沿って走行しているため皮膚感覚は分節的領域として現れています。

デルマトームで示される皮膚感覚の分布領域は、脊髄からの感覚神経線維の分布によるため、正確には国境のように線できれいに分かれているものではありません。

デルマトームの図が、各書籍により異なって表示されているのはそのためです。

しかし、デルマトームを知っていれば、おおよその皮膚感覚と各神経、および脊髄とのつながりを知ることができ、臨床でも知覚異常から脊髄の損傷部位を知る手がかりとすることもできることでしょう。ですから、はじめからすべてを覚えようとするのではなく、まずは主なポイントの支配領域を覚えることからはじめましょう。

脊髄は、順にC_1〜C_8、T_1〜T_{12}、L_1〜L_5、S_1〜S_5、C_0と並んでいますので、主なポイントを覚えていれば、隣接する皮膚領域の脊髄分節を類推することはできるはずです。皮膚感覚を知覚したときに、どこの神経、どこの脊髄から出ているのかを意識するようにしていくうちに、自然に覚えてしまうのが理想ですね！！

前頭部……………………V_1	臍…………………………T_{10}
後頭部……………………C_2	鼠径部……………………L_1
頸…………………………C_3	手の母指、（第2指）………C_6
肩…………………………C_4	（第2指）第3指…………C_7
胸………………………T_4〜T_5	第4指・第5指…………C_8

STEP 15　筋肉

　私たちは、筋肉を収縮することによりさまざまな運動をしています。筋肉は大きくわけると、骨格を動かしている骨格筋、心臓を動かしている心筋、心臓以外の内臓を動かしている平滑筋とにわけられます。ここでは、筋肉がどのような構造をしていて、どのようなしくみにより収縮を起しているのかについて詳しく学びます。さらに骨格筋、心筋、平滑筋では どのような点が異なっているのかについても理解を深めていきましょう。

15-1　筋肉

　筋肉とは、筋線維の束であり、筋線維は筋原線維の束です。

　筋原線維には、太いフィラメントであるミオシンフィラメントと、細いフィラメントであるアクチンフィラメントがあり、筋が収縮して短くなる時は、これらのフィラメント同士が滑り込んでいます。フィラメントの配列により、名前がつけられています。

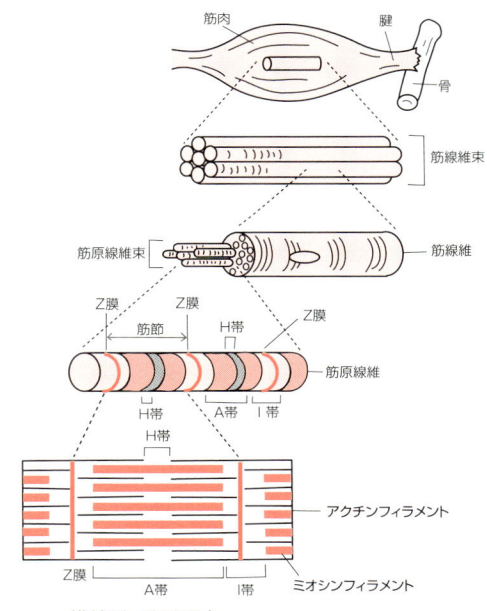

横紋ができる理由

Z膜とZ膜にはさまれた部分を筋節といい、筋収縮の機能的単位です。ミオシンフィラメントの部分をA帯といい、ミオシンフィラメントの部分から、アクチンフィラメントが重なっている部分を除いたところをH帯といい、アクチンフィラメントの部分から、ミオシンフィラメントが重なっている部分を除いたところをI帯といいます。

筋収縮を起こしたときに細いフィラメントが滑走して
筋原線維が短縮することを示す図

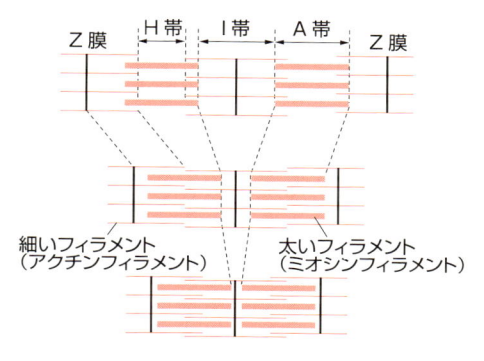

　よって筋の収縮にともなって、短くなるのは、I帯とH帯であり、長さが変わらないのは、A帯です。また、I帯は細いフィラメントからなるので、明るく見えます。また、A帯の中で、H帯を除いた部分は、フィラメントが重なっているので暗く見え、Z膜の部分も筋節のつなぎ目であり、暗く見えます。骨格筋と心筋では、各筋原線維が、同じ位置に規則正しく配列しており、明るく見える部分と暗く見える部分が一致しているので、横紋として観察されます。平滑筋では、各筋原線維の配列位置が一致していないので、横紋としては観察されません。アクチンフィラメントには、トロポニンやトロポミオシンという蛋白を持ち、アクチンフィラメントと、ミオシンフィラメントの架け橋との結合を抑制しています。

15−2　神経筋接合部

　運動の命令を伝える運動神経の終末にある神経筋接合部に接する骨格筋細胞膜を終板といい、ニコチン性のアセチルコリン受容体が存在しています。ニコチンはアセチルコチンと構造が似た物質であり、アセチルコリン受容体と結合し作用を及ぼします。ニコチン性とは、アセチルコリン受容体にアセチルコリンが結合して起こる反応が、ニコチンを投与した場合に起こる反応と同様であるということを意味しています。ニコチン性のアセチルコリン受容体には、神経筋接合部の筋細胞の他に、自律神経節の節後細胞に存在するアセチルコリン

受容体があります。

15-3　興奮-収縮連関

　骨格筋は、多核細胞で、疲労しやすいという特徴を持ちます。骨格筋の場合、運動神経により命令が神経筋接合部まで伝わると、運動神経終末よりアセチルコリンが放出されます。

　神経筋接合部において情報を伝えている化学伝達物質は、アセチルコリンです。筋細胞膜にあるニコチン受容体に結合すると、筋細胞膜のNa^+とK^+に対する透過性が同程度に亢進し、筋細胞膜に脱分極を生じます。化学伝達物質であるアセチルコリンが、受容体に結合することによりNa^+とK^+に対する透過性が亢進するチャネルをリガンド作動性チャネルといい、この脱分極を終板電位といいます。この終板電位が、周辺部の細胞膜に伝わり、この時周辺部の細胞膜の電位が閾電位に達すると、活動電位を発生します。この活動電位は、筋電図（EMG）として観察できます。活動電位は、横行小管を介して筋小胞体に伝えられます。

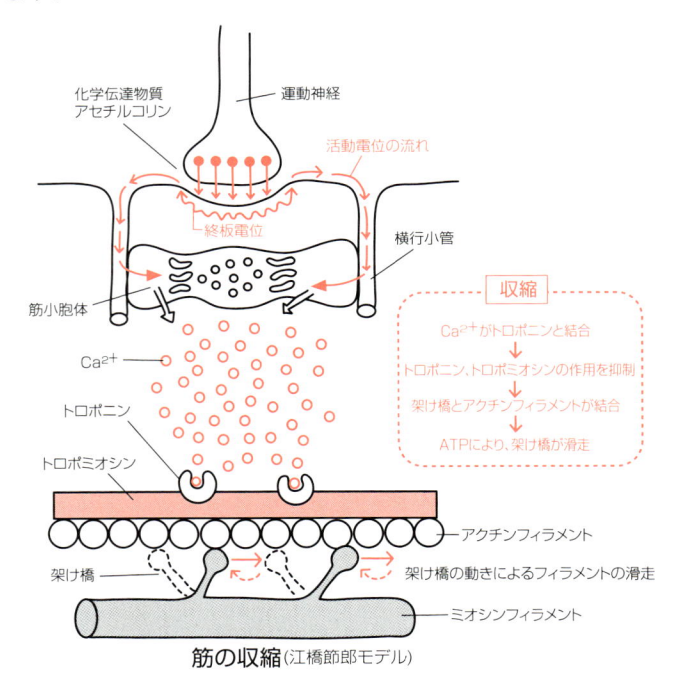

筋の収縮(江橋節郎モデル)

筋小胞体の横行小管に接した部分は、終末槽とよばれ、ここには Ca^{2+} を蓄えています。この活動電位が、横行小管を介して、筋小胞体へ伝えられると、終末槽に蓄えている Ca^{2+} を放出します。

筋細胞膜の活動電位の発生から、筋収縮までの過程を興奮−収縮連関といいます。

15−4 筋小胞体の働き

筋小胞体は、カルシウムポンプを持ち、能動輸送により Ca^{2+} を取り込んでいます。

筋細胞に興奮が起こると、筋小胞体は、Ca^{2+} を（筋細胞の）細胞質に放出します。アクチンフィラメントは、トロポニンやトロポミオシンという調節蛋白を含んでいます。ミオシンフィラメントは、架け橋を構成、ATPase という酵素を持ち、収縮に際して ATP を分解しエネルギーを供給します。Ca^{2+} の濃度が増加し、Ca^{2+} がトロポニンに結合すると、トロポニン・トロポミオシン間の作用により、アクチンフィラメントと架け橋が結合します。

架け橋は、ATP と結合すると、アクチンフィラメントから離れ位置を変え、ATP を分解すると、そこでアクチンフィラメントと結合し、元の位置に戻ります。この運動の繰り返しにより筋の収縮は起こります（滑走説）。

Ca^{2+} が、アクチンフィラメントのトロポニンに結合して、骨格筋の収縮を制御しているので、これをアクチン連関制御といいます。

15−5 筋肉の麻痺

終板には、アセチルコリンを分解するアセチルコリンエステラーゼという酵素があり、結合しているアセチルコリンをただちに分解し、次の情報に備えることができています。

アセチルコリンとよく似た化学構造をしているものとして、クラーレという物質があります。クラーレは、アセチルコリンと同様に、終板のアセチルコリン受容体と結合しますが、アセチルコリンエステラーゼで分解することができません。したがって、アセチルコリン受容体がクラーレによって占められると、アセチルコリンが結合できなくなってしまうことにより、筋肉が麻痺してしまいます。《＊これに対してテトロドトキシン（ふぐ毒）は、神経軸索のナトリ

ウムチャネルに作用し脱分極を抑制し、活動電位が発生できなくなるので、興奮の伝導が阻害されることにより神経麻痺が起こります》

興奮が伝導されない場合は、筋小胞体のカルシウムポンプの働きにより、トロポニンに結合したカルシウムも回収され、筋肉は弛緩します。

15-6　筋収縮の種類

収縮とは、筋肉に力を発生させている場合のことをいいます。収縮した場合には、筋肉の長さが変わらない場合と、短くなる場合があります。長さが変わらない場合を等尺性収縮といい、ものを持ち上げようとしたが、持ち上がらなかった場合がこれにあたります。

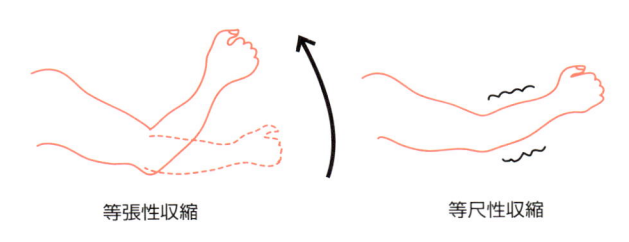

等張性収縮　　　　　　等尺性収縮

す。負荷とつりあった力で短くなる場合を等張性収縮といいます。ものを持ち上げようとして、持ち上がった場合がこれにあたります。

筋肉の収縮に伴い、熱が発生します。筋の収縮過程で発生する熱を初期熱といい、筋の弛緩した後に発生する熱を回復熱といいます。回復熱は、収縮の後に、消費したATP、クレアチンリン酸を元に戻すために必要な代謝により発生する熱です。よって筋の弛緩時にも、エネルギーを必要としています。骨格筋は、運動時には最大の熱産生器官となります。

1回1回の活動電位に対応して起こる収縮を単収縮といいます。単収縮が終わる前に、つぎの単収縮が起こると、2つの単収縮は重なり、より大きな力を

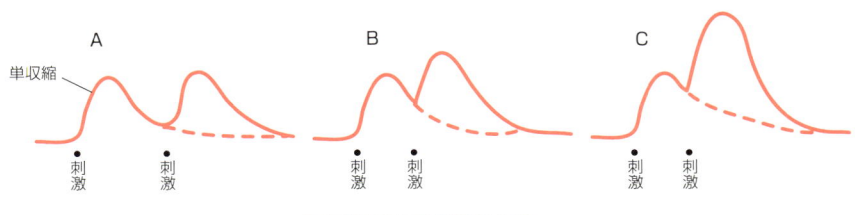

骨格筋における収縮の加重

発揮できます。このことを、収縮の加重といいます。

単収縮が、終わる前に次の単収縮が起こる加重が続けて起きた場合、融合して収縮が続くことになります。このことを強縮といいます。強縮には、不完全強縮と完全強縮があります。強縮の中で1つひとつの単収縮の形が確認できる場合を、不完全強縮といい、強縮の中で1つひとつの単収縮の形が確認できない場合を、完全強縮といいます。

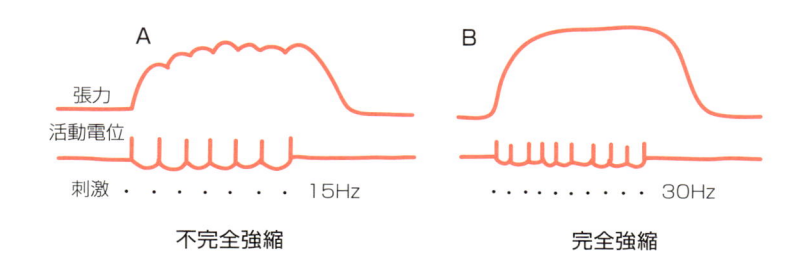

A　不完全強縮（15Hz）
B　完全強縮（30Hz）

張力／活動電位／刺激

15-7　静止張力とは

弛緩している筋を引き伸ばすと、筋の弾性力による張力が発生します。この張力を静止張力といいます。静止張力が発生しはじめる筋の長さを静止長といいます。ここで、等尺性に強縮を起こす場合に発生する張力は、静止長の場合

筋の長さと発生する活動張力（筋力）

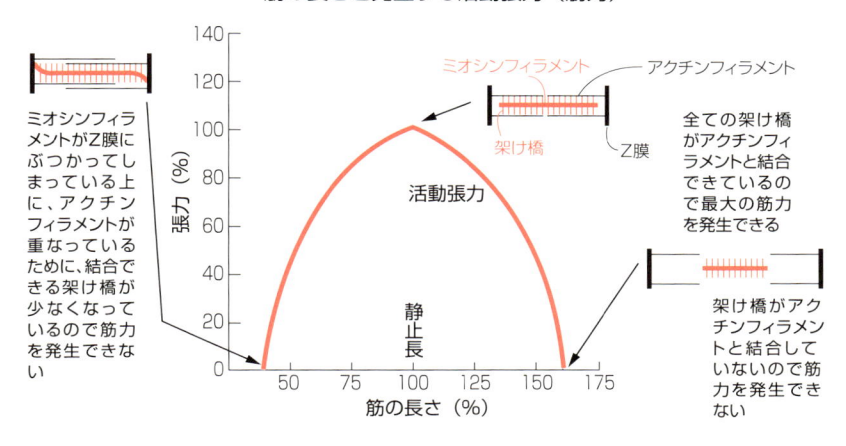

ミオシンフィラメントがZ膜にぶつかってしまっている上に、アクチンフィラメントが重なっているために、結合できる架け橋が少なくなっているので筋力を発生できない

全ての架け橋がアクチンフィラメントと結合できているので最大の筋力を発生できる

架け橋がアクチンフィラメントと結合していないので筋力を発生できない

張力（％）／筋の長さ（％）／活動張力／静止長

247

より長くても短くても、減少します。このことは、アクチンフィラメントとミオシンフィラメントの位置変化で説明されます。静止長よりも長くなった場合は、アクチンフィラメントとミオシンフィラメントとの重なる部分が減少し、結合できる架け橋の数が減少することにより、張力が減少すると考えられます。一方、静止長よりも短くなった場合には、アクチンフィラメント同士の重なりができ結合できる架け橋の数が減少したり、ミオシンフィラメントの端がZ膜にぶつかってしまうことなどにより、張力が減少すると考えられます。

15-8 筋収縮のエネルギー源

収縮では、ATPを分解することにより、必要なエネルギーを得ています。筋肉では、ATPは個々の筋細胞が合成して貯蔵しています。筋収縮の際、ミオシンフィラメントは、ATPaseという酵素を使い、1分子のATPより約8 kcalのエネルギーを放出します。筋の収縮は、ATPがミオシンフィラメントに結合し、加水分解によりADPとリン酸に分解する際に、ミオシンフィラメントの架け橋がアクチンフィラメントに沿って移動し、新しい部位に結合し、アクチンフィラメントと結合したまま、元の位置に戻ります。

このような移動を繰り返して、筋の収縮は起こります。筋肉の収縮が続く場合、貯蔵されていたATPは枯渇してしまうので、新たにATPを確保する必要があります。筋肉中には、クレアチンリン酸（CP）という高エネルギーリン酸化合物が存在しており、クレアチンリン酸（CP）がクレアチンとリン酸に分解する時に発生するエネルギーを使い、ADPをATPに戻しています。この反応をローマン反応といいます。なお、クレアチンは、クレアチニンとして腎臓から排泄されます。クレアチニンは、尿細管で再吸収されることなく排泄されるため、クレアチニン排泄量を血中クレアチニン濃度で割った比は、腎糸球体のろ過値（GFR）の指標となります。この値を、クレアチニンクリアランスといいます。しかし、さらに筋肉の収縮が持続する場合には、筋肉に貯蔵していたクレアチンリン酸（CP）も、枯渇してしまうので、ATPの供給を求めなくてはならな

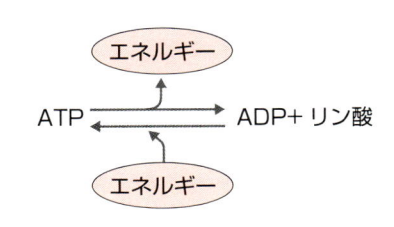

くなります。ATP の供給の他の方法として、解糖系とクエン酸回路・電子伝達系を使う場合と、解糖系のみの場合の2つがあります。

15−9 クエン酸回路

栄養素であるグルコース1分子から、解糖系により得られるATPは、2分子です。解糖系の代謝に続き、ミトコンドリアの中で行われるクエン酸回路・電子伝達系の代謝まで合計すると、最終的に1分子のグルコースから38分子または36分子のＡＴＰを得ることができます。解糖系により生じたピルビン酸をミトコンドリアに運ぶ道筋には2つあり、それぞれ運搬に消費されるATPの数に違いがあるため、どちらの道筋を通るかにより、最終的に得られるATPの数に違いが出ています。いずれにしても、解糖系に続き、クエン酸回路・電子伝達系を経れば、解糖系だけからATPを得ているよりも、多くのATPが得られることになります。しかし、ミトコンドリアのクエン酸回路・電子伝達系が機能するためには、十分な酸素の供給を必要とします。よって、

3大栄養素の代謝

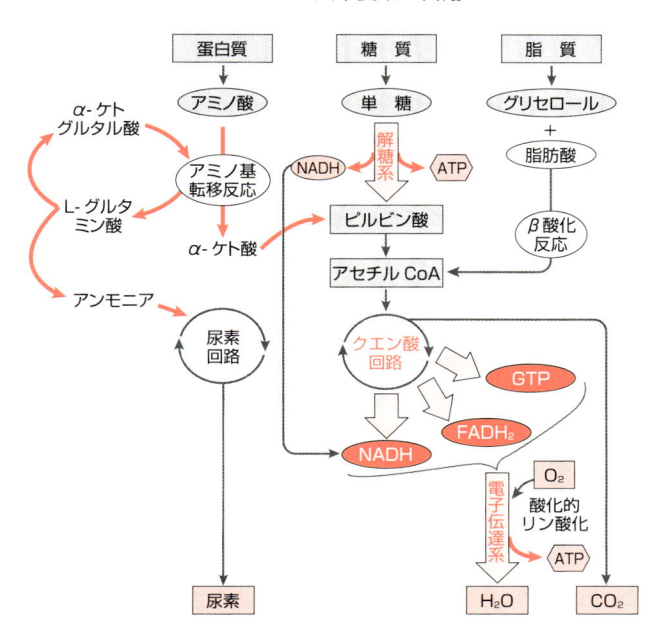

クエン酸回路、電子伝達系のことを、有酸素系とよぶことがあります。通常では解糖系に加えて十分な酸素と栄養をミトコンドリアに供給し、ミトコンドリアのクエン酸回路・電子伝達系を使い、十分なエネルギーの産生を行っています。

循環器と呼吸器の疲労により、十分な酸素と栄養の供給が行われなくなると、ミトコンドリアに十分な酸素が供給できなくなり、解糖系だけにエネルギーの供給を頼ることになります。しかし、解糖系の供給だけでは筋肉が要求するＡＴＰ量に不十分であるだけでなく、乳酸が生成されてしまいます。乳酸の蓄積により、筋線維内のpHは低下し、筋収縮に関与する酵素の活性は低下してしまうため、筋収縮能力は低下します。このように、乳酸は筋での疲労物質と考えられていますが、乳酸は脳神経系ではエネルギー源となる生体に重要な物質であるということや、乳酸は血管を拡張させ、血流を促進することにより、筋肉疲労の回復を促進しているという一面もあります。

15−10　骨格筋の種類

骨格筋の線維には、Ⅰ型筋線維とⅡ型筋線維とがあります。Ⅱ型筋繊維はさらにⅡＡ型筋線維とⅡＢ型筋線維に分類されます。Ⅰ型筋線維は、収縮力は弱く収縮速度も遅いですが、疲労しにくいという性質があり、ⅡＢ型筋線維は、収縮力は強く収縮速度も速いですが、疲労はしやすいという性質があります。ⅡＡ型筋線維は、その中間的な性質です。ⅡＡ型筋線維は、Ⅰ型筋線維とⅡＢ型筋線維の中間的な性質を持っているので、ⅡＡ型筋のことを中間筋ともいいます。Ⅰ型筋の筋線維は、SO線維（slow twitch oxidative）、ⅡＡ型筋の

	Ⅰ型筋（遅筋）	ⅡＡ型筋（中間筋）	ⅡＢ型筋（速筋）
筋収縮の速度	遅い	速い	速い
疲労	疲労しにくい	中等度	疲労しやすい
筋線維の太さ	細い	中等度	太い
色	赤い	赤い	白い
ミオグロビン含量	多い	多い	少ない
ミトコンドリア	多い	多い	少ない
解糖能	やや低い	中等度	高い
グリコーゲンの含有	少ない	多い	多い
ATPの供給源	クエン酸回路・電子伝達系	クエン酸回路・電子伝達系＋解糖系	解糖系

筋線維は、FOG線維（fast twitch oxidative‐glycolytic）、ⅡB型筋の筋線維は、FG線維（fast twitch glycolytic）ともいいます。これらの筋線維の割合は人によって異なり、この割合によって筋の性質が決まります。

Ⅰ型筋とⅡ型筋の割合は、遺伝的要因によって決まってしまいますが、Ⅱ型筋線維は運動等の環境要因により，その一部がⅡB型からⅡA型へ移行します。すなわち運動等のトレーニングなどにより、ⅡB型筋線維は、ⅡA型線維に移行、ミオグロビンやミトコンドリアが増加し、疲労はしにくくなります。

ⅡB型筋は、ミトコンドリアが少なく、筋肉への酸素の供給に関与するミオグロビンが少ないため、白く見えるので白筋ともよばれます。白筋は、ミトコンドリアが少ないため、解糖系によりATPを供給しているので、乳酸を生じてしまい疲労しやすいですが、筋線維が太く収縮速度も速いので、速筋ともよばれます。よって白筋は持久力はないが、瞬発力に優れているといえます。

Ⅰ型筋は、ミトコンドリアが多く、酸素の供給に関与するミオグロビンを多く含んで、赤色に見えるので赤筋ともよばれます。Ⅰ型筋は、有酸素系が発達しているため乳酸を蓄積させにくい性質をもっていますが、筋線維が細いので収縮速度は遅く遅筋ともよばれます。よって赤筋は、瞬発力はないが疲労しくいため、持久力が優れているといえます。白筋線維で発生した乳酸は、赤筋に運ばれ、赤筋線維がエネルギー源として利用していると考えられます。これを、乳酸シャトル説といいます。血液を介して、肝臓に運ばれた乳酸は、肝臓での代謝によりグルコースとなり、血液中にグルコースを供給しています。

死亡すると筋硬直が起こります。筋硬直の程度により、死亡時間を推定できます。ATPの供給が途絶えると、アクチンとミオシンからアクトミオシンという複合体を生じアクチンとミオシンの位置関係を変化することができなくなり硬化します。ATPが供給されていれば、アクトミオシンは解離されるので、筋硬直は起こりません。

15-11　筋の疲労

筋収縮を連続して行うと、収縮力が低下してきます。これを筋疲労といいます。

筋肉疲労の原因には、フィラメントの機能低下、筋小胞体におけるCa^{2+}の取り込みと放出機能の低下、ATPの枯渇、神経筋接合部におけるアセチルコ

リンやコリンエステラーゼの枯渇など、さまざまな要因によって起きているものと考えられ、疲労の原因が乳酸の蓄積だけにあるというわけではありません。

筋の種類として、次のようにわけられます。

骨格筋は、腱で骨に付き、骨を動かしています。顔面の表情筋は、『例外的に』骨以外に付いています。

骨格筋は、常にある程度の緊張を持っています。これをトーヌスといいます。

	骨格筋	心筋	平滑筋
筋細胞	多核の細胞 (多数の核をもつ)	単核の細胞	単核の細胞
横紋の有無	あり	あり	なし
絶対不応期	短い	非常に長い	長い
単収縮の持続	短い	中等度	長い
収縮の様式	強縮が多い	単収縮のみ	ほとんどが強縮
疲労	しやすい	しにくい	しにくい
ギャップ結合	なし	あり	単ユニット平滑筋：あり 多ユニット平滑筋：なし

これは、姿勢保持および産熱による体温調節に役立っています。骨格筋の収縮状態は、筋紡錘から小脳に伝えられます。筋紡錘は、筋肉中にある、筋の収縮状態を調べる感覚受容器です。骨格筋を瞬間的に引き伸ばすと、反射的に収縮が起こります。これを伸張反射といい、代表的な例として膝蓋腱反射などがあります。

膝蓋腱反射では、膝関節下部にある大腿四頭筋の腱をたたくことにより、筋紡錘から筋が伸びたとの情報が脊髄に伝わり、脊髄から大腿四頭筋を収縮させろと命令が下され膝が伸びます。

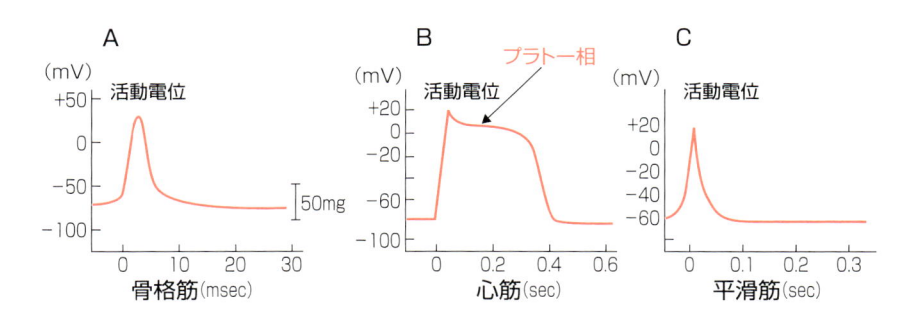

A　骨格筋(msec)　　B　心筋(sec)　プラトー相　　C　平滑筋(sec)

活動電位

伸張反射には、他にアキレス腱反射、上腕二頭筋反射、上腕三頭筋反射などがよく知られています。

15-12　骨格筋からの感覚情報・筋紡錘

骨格筋の伸展する速度や程度を感受する筋紡錘や、骨格筋が発生している張力を感受する腱紡錘などが、筋の状態を中枢神経に知らせています。

筋紡錘は、紡錘形をした錘内筋線維の束でできており、通常の筋線維と平行に位置しています。筋紡錘の機能は、収縮時の筋線維と錘内筋線維の長さの違いを感受して、その情報を中枢神経に送ることです。

通常の筋線維は、Aα線維とよばれる運動神経（α運動ニューロン）により収縮の命令が伝えられているのに対し、錘内筋線維は、Aγ線維とよばれる運動神経（γ運動ニューロン）により収縮の命令が伝えられています。α運動ニューロンと、γ運動ニューロンの活動は同時に起こります。これをα-γ連関といいます。

錘内筋線維の真中の部分では多くの核が存在し、その部分のアクチンフィラメントとミオシンフィラメントは少なくなっており、収縮は起こりません。筋紡錘の真中の部分には、感覚情報を伝えるＩa線維が筋紡錘をらせん状にとりまいており、筋紡錘からの情報を脊髄に伝えています。

このＩa線維からの情報は、脊髄で、同じ筋の筋線維に命令を伝えているAαとよばれる運動神経（α運動ニューロン）にシナプス接続しています。この経路により、筋に急激な張力が働いた場合、反射的に筋を収縮させて筋を守ります。これを伸張反射といいます（神経線維と神経線維とのつなぎ目をシナプスといいます）。

筋紡錘の構造

骨格筋線維（錘外筋線維）
筋紡錘（錘内筋線維）
核鎖線維　核袋線維　らせん終末（一次終末）　散形終末（二次終末）

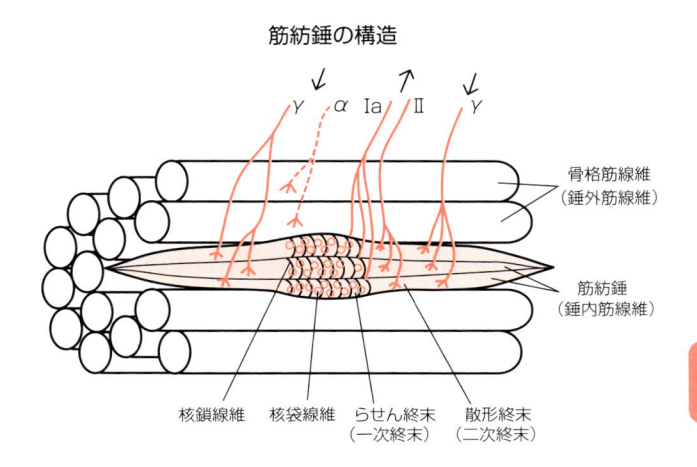

伸張反射では、Ⅰa線維からの情報は、1つのシナプスを介してAα（α運動ニューロン）に接続され反射が起きているので、これを単シナプス反射といいます。

また、同時に拮抗筋のAα（α運動ニューロン）を抑制させる抑制性介在ニューロンを興奮させ、拮抗筋を弛緩させます。

15−13　筋の伸張反射

筋または腱をたたくと、筋は瞬間的に伸展されるので、これが筋紡錘により伝えられ、筋の伸張反射が起こります。

よく知られている伸張反射として、膝蓋腱反射、アキレス腱反射、上腕二頭筋反射、上腕三頭筋反射などがあり、脊髄レベルで反射が起こる脊髄反射です。このほか、錘内筋線維の核がない部分にはⅡ線維（Aβ線維）が終末しており、筋の長さに応じた静的な情報を中枢に伝えています。

15−14　骨格筋からの感覚情報・腱紡錘

骨格筋の筋線維の一つひとつを取り囲んでいる結合組織は束となり、腱とよばれ骨に付着しています。腱の主成分はコラーゲンです。骨格筋と腱への移行部には、ゴルジ腱紡錘（腱器官）が存在しており、引き伸ばされることにより腱器官は変形し、その情報はIb線維により脊髄に伝えられ、Aα（α運動ニューロン）を抑制することにより、筋の収縮を抑制し、過度の力による筋の断裂を防止します。例えば、相手の四肢の関節を曲げようと過度に力を加えた場合、腱紡錘からのインパルスにより、伸筋運動神経は抑制され、屈筋に対しては収縮の命令が起こり、急に楽に曲がるようになります。これを折りたたみナイフ反射といいます。

15−15　筋の発達

筋肉に大きな負荷を与えると筋線維の損傷が起こり、後により太い線維として回復します。これを超回復といいます。このように、筋肉は、トレーニングによる筋線維の損傷と修復を繰り返すことにより肥大し、発達していきますが、筋細胞の数は変わっていません。

15-16 平滑筋について

　平滑筋を支配している神経には、交感神経・副交感神経の2つがあり、これらを自律神経といいます。自律神経と平滑筋の接合部では、自律神経は枝分かれをし、化学伝達物質を含んだ小胞が複数存在しています。化学伝達物質は、交感神経であればノルアドレナリンであり、副交感神経であればアセチルコリンです。平滑筋は、交感神経と副交感神経の二重支配を受けており、器官により、神経の命令が収縮に作用するか、弛緩に作用するかが決まっています。化学伝達物質は、受容体に結合した場合に、平滑筋の細胞膜のNa^+の透過性を増し、脱分極性の変化を起こすように作用する場合と、平滑筋の細胞膜に過分極性の変化を起こすように作用する場合とがあります。このような作用を受け、閾電位を超えられれば活動電位が発生し、平滑筋には収縮が起こり、閾電位を超えられなければ活動電位は発生せず、平滑筋は収縮しません。平滑筋の細胞は、単核の細胞で、疲労しにくいという特徴を持ちます。平滑筋には、ミオシンフィラメント、アクチンフィラメントともに存在していますが、並び方が不規則であるため、横紋として観察されません。平滑筋では、筋小胞体の発達がよくなく、収縮に必要なCa^{2+}は、細胞外液からカルシウムチャネルにより取り込まれたものを利用しています。Ca^{2+}は、結合蛋白のカルモジュリンに結合するとアクチンフィラメントとミオシンフィラメントに滑走が起こり、筋が収縮します。このような平滑筋の制御法を、ミオシン連関制御といいます。

15-17 平滑筋の細胞間連絡

　平滑筋には、筋細胞同士がギャップ結合で結合しているものがあります。1つの平滑筋細胞の興奮がギャップ結合により、となりの平滑筋細胞に次々と伝えられ、1つのユニットとして機能を果たしている場合、この平滑筋を単ユニット平滑筋といいます。ギャップ結合はギャップジャンクション、または、ネクサスともいわ

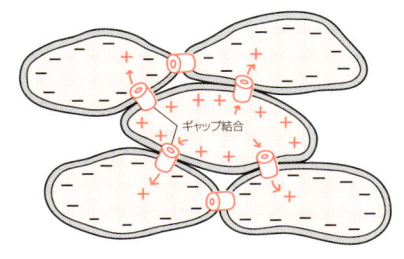

ギャップ結合による興奮の拡がり

れ、単ユニット平滑筋の他に心筋にも存在していますが、骨格筋には存在していません。単ユニット平滑筋には、消化管平滑筋や子宮平滑筋など臓器の壁にある平滑筋があります。これに対して、細胞間のギャップ結合のない平滑筋を、多ユニット平滑筋といい、瞳孔散大筋、瞳孔括約筋、大血管の平滑筋、立毛筋などがあります。平滑筋の絶対不応期は長く（50〜100ミリ秒）、その収縮は、ほとんどが強縮であり、疲労しにくいという特徴があります。

15-18　心筋について

　心筋細胞は単核の細胞で、心筋の活動電位は、脱分極相は、ナトリウムチャネルの開放によるNa$^+$の細胞内への流入により、プラトー相は、カルシウムチャネルが持続的に開くことによるCa^{2+}の細胞内への流入により、それに続く再分極相は、カルシウムチャネルの閉鎖と、カリウムチャネルの開放によるK$^+$の細胞外への流出により起こります。心筋では、筋小胞体から放出されるCa^{2+}
だけでは十分に心筋を収縮させるのは不十分で、カルシウムチャネルにより、細胞内に流入しているCa^{2+}と合わさります。心筋細胞の活動電位におけるプラトー相では、カルシウムチャネルによるCa^{2+}の細胞内流入が、持続し、トロポニンと結合することにより、ミオシンフィラメントの架け橋がアクチンフィラメントと結合し、心筋の収縮が起こります。それぞれの心筋細胞は、ギャップ結合により、興奮をほかの心筋細胞へ伝えています。心筋細胞は、活動電位の絶対不応期が、非常に長く（200〜300ミリ／秒）、収縮は単収縮のみであり、加重や強縮は起こりません。また、疲労しにくいなどの特徴が見られます。

　また、活動電位を起こしている歩調とり細胞では、活動電位と次の活動電位の間でも、膜電位はゆるやかな脱分極を示します。これは膜のK$^+$透過性のゆるやかな減少により細胞内に＋のK$^+$が増加してくることにより起こり、歩調とり電位とよばれます。歩調とり細胞は、洞房結節にあり、洞房結節はペースメーカーの役割をしています。このゆるやかな脱分極によって、閾電位を越え

プラトー相（不応期）

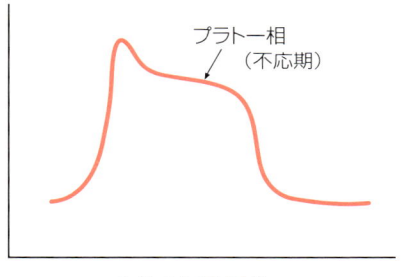

心筋の活動電位

ると活動電位が発生し、規則正しく収縮を繰り返していくことができます。

　交感神経の興奮により、神経末端からノルアドレナリンが分泌され、洞房結節に作用すると、歩調取り電位の脱分極の速さを大きくし、活動電位の頻度が増加します。逆に副交感神経の興奮により、神経末端からアセチルコリンが分泌され、洞房結節に作用すると、歩調取り脱分極の速さの電位を小さくし、活動電位の発生頻度を減少させます。活動電位は、洞房結節から始まり、房室結節、ヒス束、左・右脚、プルキンエ線維を経て、心筋細胞に伝わります。ヒス束は房室結節から起こり、心房中隔の下部から心室中隔に至り、左脚と右脚にわかれ、左心室と右心室のプルキンエ線維に枝分かれしています。こうしてプルキンエ線維は洞房結節からの命令を固有心筋に伝えています。

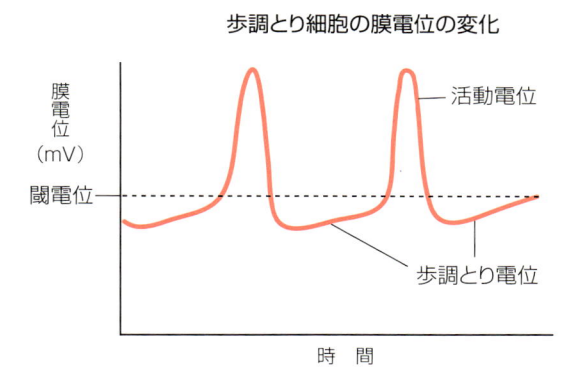

歩調とり細胞の膜電位の変化

【スピードチェック！　筋の起始・停止のポイントはココ！】

筋は、動く起点となる方を起始、筋の収縮によって
動かされる方を停止といいます。
動きではどちらが動かされる方かを見極めるのが難しい場合には、
脊柱に近い方を起始とします。

※本書では、左右で対となっている筋は、主に左側にある筋のみを図示しています。

動きのいろいろ

運動作用では、さまざまな運動について名称が決まっています。まずは、どのような運動がどのように呼ばれているのかをしっかり覚えましょう。

◎屈曲と伸展

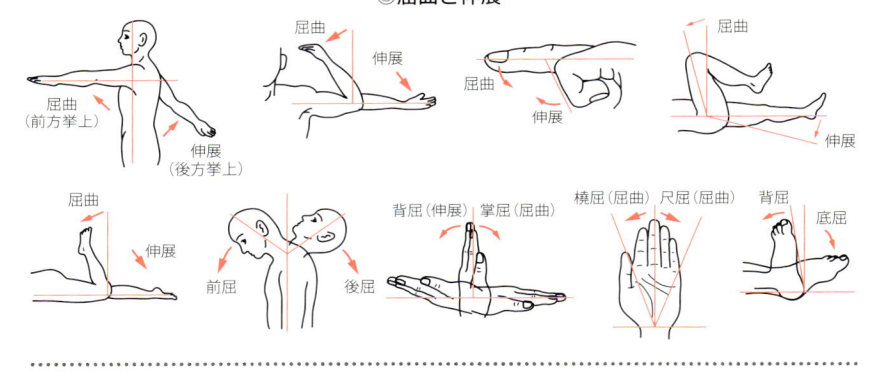

屈曲
屈曲（前方挙上）
伸展
伸展（後方挙上）
屈曲
伸展
前屈
後屈
背屈（伸曲）　掌屈（屈曲）
橈屈（屈曲）　尺屈（屈曲）
背屈
底屈

◎外転と内転

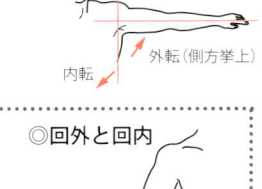

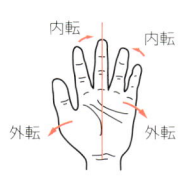

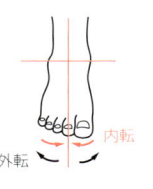

外転（側方挙上）
内転
外転
内転
内転　内転
外転　外転
外転　内転

◎回外と回内

回外　回内

◎外反と内反

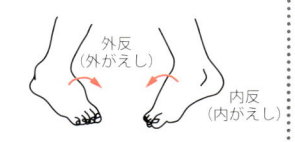

外反（外がえし）
内反（内がえし）

◎内旋と外旋

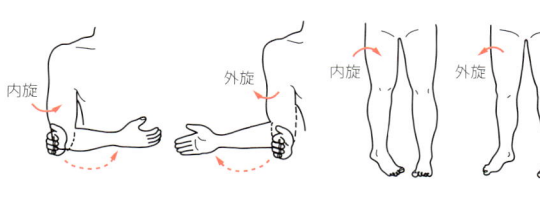

内旋　外旋　内旋　外旋

258

□僧帽筋

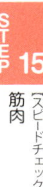

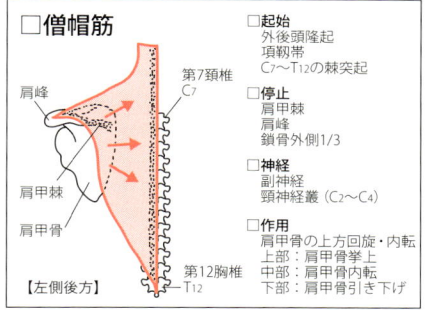

【左側後方】

- □起始
  外後頭隆起
  項靭帯
  C7〜T12の棘突起
- □停止
  肩甲棘
  肩峰
  鎖骨外側1/3
- □神経
  副神経
  頸神経叢（C2〜C4）
- □作用
  肩甲骨の上方回旋・内転
  上部：肩甲骨挙上
  中部：肩甲骨内転
  下部：肩甲骨引き下げ

□広背筋

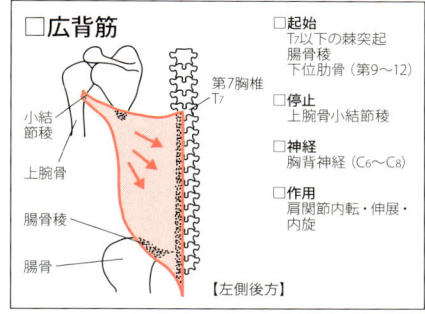

【左側後方】

- □起始
  T7以下の棘突起
  腸骨稜
  下位肋骨（第9〜12）
- □停止
  上腕骨小結節稜
- □神経
  胸背神経（C6〜C8）
- □作用
  肩関節内転・伸展・内旋

□大菱形筋

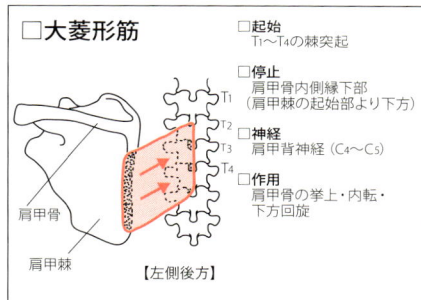

【左側後方】

- □起始
  T1〜T4の棘突起
- □停止
  肩甲骨内側縁下部
  （肩甲棘の起始部より下方）
- □神経
  肩甲背神経（C4〜C5）
- □作用
  肩甲骨の挙上・内転・下方回旋

□小菱形筋

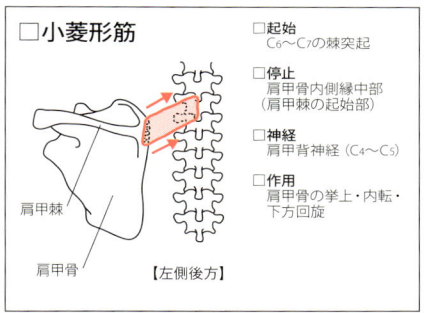

【左側後方】

- □起始
  C6〜C7の棘突起
- □停止
  肩甲骨内側縁中部
  （肩甲棘の起始部）
- □神経
  肩甲背神経（C4〜C5）
- □作用
  肩甲骨の挙上・内転・下方回旋

□肩甲挙筋

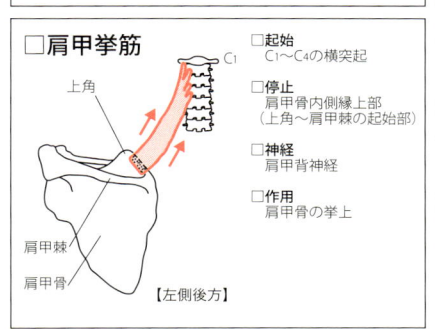

【左側後方】

- □起始
  C1〜C4の横突起
- □停止
  肩甲骨内側縁上部
  （上角〜肩甲棘の起始部）
- □神経
  肩甲背神経
- □作用
  肩甲骨の挙上

□大胸筋

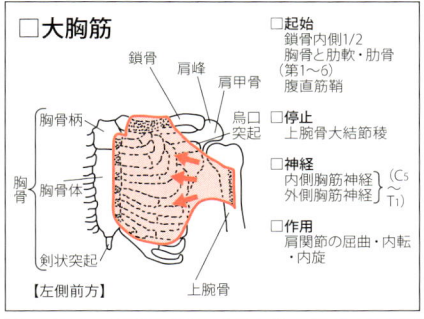

【左側前方】

- □起始
  鎖骨内側1/2
  胸骨と肋軟・肋骨
  （第1〜6）
  腹直筋鞘
- □停止
  上腕骨大結節稜
- □神経
  内側胸筋神経 ｝（C5〜T1）
  外側胸筋神経
- □作用
  肩関節の屈曲・内転・内旋

□小胸筋

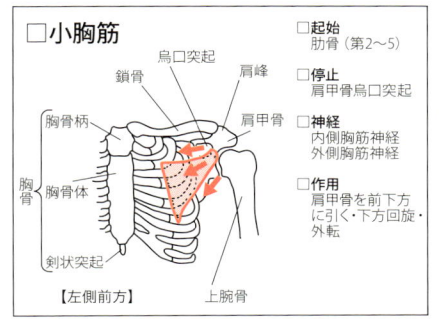

【左側前方】

- □起始
  肋骨（第2〜5）
- □停止
  肩甲骨烏口突起
- □神経
  内側胸筋神経
  外側胸筋神経
- □作用
  肩甲骨を前下方に引く・下方回旋・外転

□鎖骨下筋

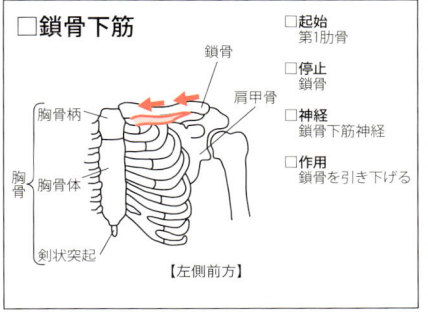

【左側前方】

- □起始
  第1肋骨
- □停止
  鎖骨
- □神経
  鎖骨下筋神経
- □作用
  鎖骨を引き下げる

STEP 15
【スピードチェック！】筋肉

259

□前鋸筋

- □起始
  肋骨外側面
  （第1〜8・9）
- □停止
  肩甲骨内側縁
- □神経
  長胸神経
  □作用
  肩甲骨の外転
  ・上方回旋

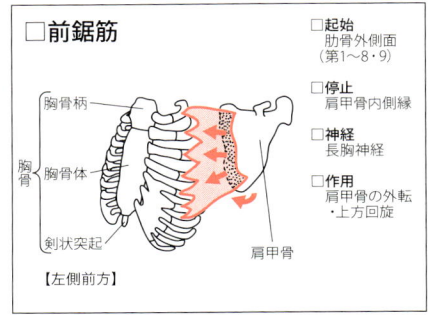

（胸骨柄／胸骨体／剣状突起／胸骨、肩甲骨）
【左側前方】

□三角筋

- □起始
  肩甲骨の肩峰・肩甲棘
  鎖骨の外側1/3
- □停止
  上腕骨三角筋粗面
- □神経
  腋窩神経
- □作用
  肩関節の外転
  （前部：上腕の屈曲
  　　　（前方挙上）
  　後部：上腕の伸展
  　　　（後方挙上））

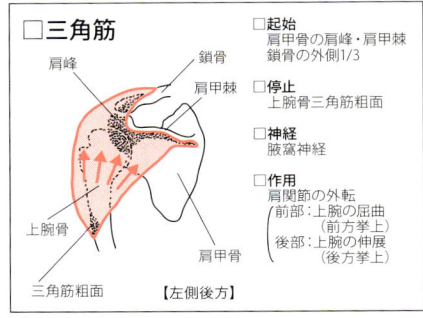

（肩峰／鎖骨／肩甲棘／上腕骨／肩甲骨／三角筋粗面）
【左側後方】

□肩甲下筋

- □起始
  肩甲骨肩甲下窩
- □停止
  上腕骨小結節
- □神経
  肩甲下神経
- □作用
  肩関節の内旋

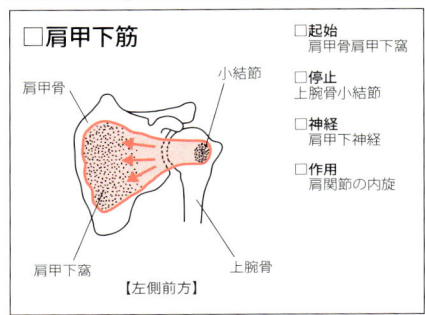

（肩甲骨／小結節／肩甲下窩／上腕骨）
【左側前方】

□棘上筋

- □起始
  肩甲骨棘上窩
- □停止
  上腕骨大結節
- □神経
  肩甲上神経
- □作用
  肩関節の外転

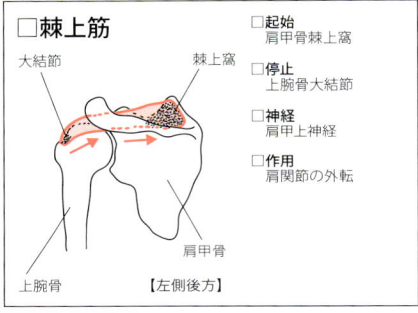

（大結節／棘上窩／上腕骨／肩甲骨）
【左側後方】

□棘下筋

- □起始
  肩甲骨棘下窩
- □停止
  上腕骨大結節
- □神経
  肩甲上神経
- □作用
  肩関節の外旋

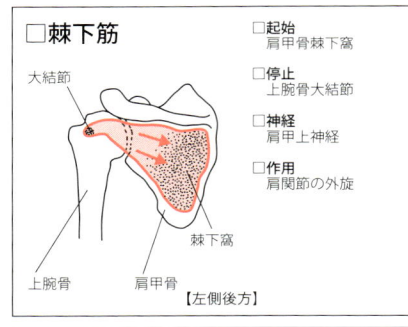

（大結節／棘下窩／上腕骨／肩甲骨）
【左側後方】

□小円筋

- □起始
  肩甲骨外側縁
- □停止
  上腕骨大結節
- □神経
  腋窩神経
- □作用
  肩関節の外旋

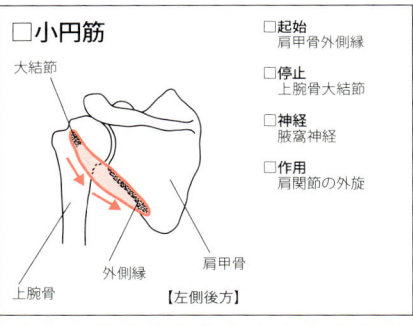

（大結節／外側縁／上腕骨／肩甲骨）
【左側後方】

□大円筋

- □起始
  肩甲骨下角
- □停止
  上腕骨小結節稜
- □神経
  肩甲下神経
- □作用
  肩関節の内転・内旋

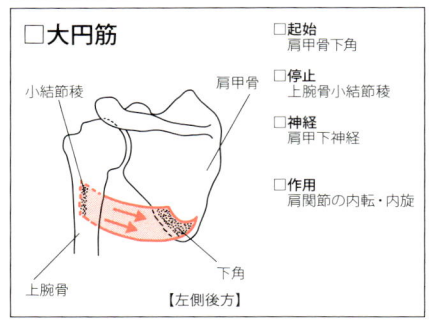

（小結節稜／肩甲骨／下角／上腕骨）
【左側後方】

□烏口腕筋

- □起始
  肩甲骨烏口突起
- □停止
  上腕骨体（内側縁中部）
- □神経
  筋皮神経
- □作用
  肩関節の屈曲・内転

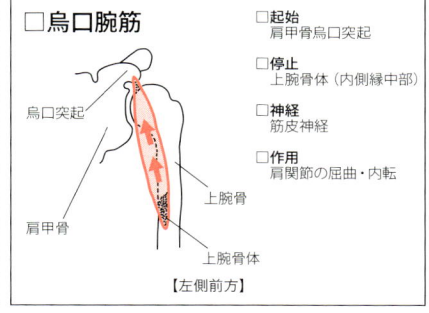

（烏口突起／肩甲骨／上腕骨／上腕骨体）
【左側前方】

□上腕二頭筋

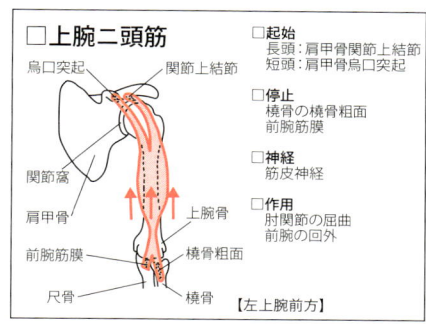

- 烏口突起
- 関節上結節
- 関節窩
- 肩甲骨
- 上腕骨
- 前腕筋膜
- 橈骨粗面
- 尺骨
- 橈骨

【左上腕前方】

□起始
長頭：肩甲骨関節上結節
短頭：肩甲骨烏口突起

□停止
橈骨の橈骨粗面
前腕筋膜

□神経
筋皮神経

□作用
肘関節の屈曲
前腕の回外

□上腕筋

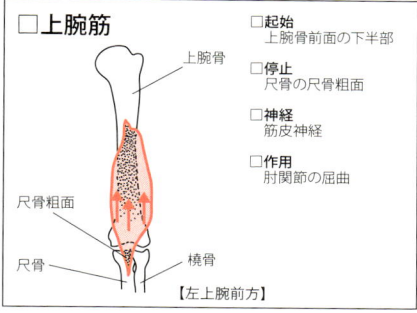

- 上腕骨
- 尺骨粗面
- 尺骨
- 橈骨

【左上腕前方】

□起始
上腕骨前面の下半部

□停止
尺骨の尺骨粗面

□神経
筋皮神経

□作用
肘関節の屈曲

□上腕三頭筋

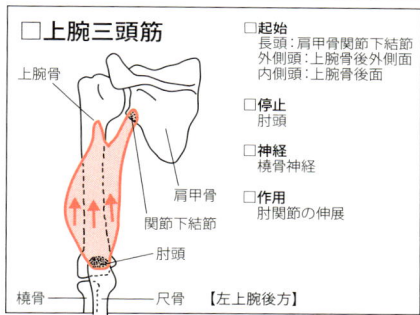

- 上腕骨
- 肩甲骨
- 関節下結節
- 肘頭
- 橈骨
- 尺骨

【左上腕後方】

□起始
長頭：肩甲骨関節下結節
外側頭：上腕骨後外側面
内側頭：上腕骨後面

□停止
肘頭

□神経
橈骨神経

□作用
肘関節の伸展

□円回内筋

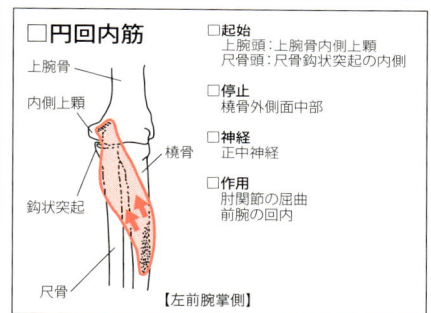

- 上腕骨
- 内側上顆
- 橈骨
- 鈎状突起
- 尺骨

【左前腕掌側】

□起始
上腕頭：上腕骨内側上顆
尺骨頭：尺骨鈎状突起の内側

□停止
橈骨外側面中部

□神経
正中神経

□作用
肘関節の屈曲
前腕の回内

□橈側手根屈筋

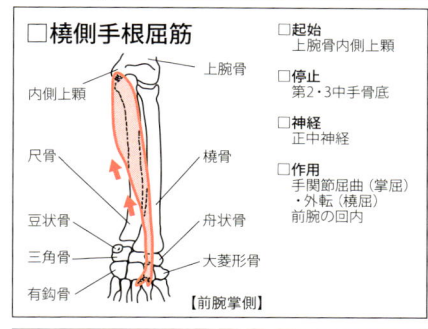

- 内側上顆
- 上腕骨
- 尺骨
- 橈骨
- 豆状骨
- 三角骨
- 有鈎骨
- 舟状骨
- 大菱形骨

【前腕掌側】

□起始
上腕骨内側上顆

□停止
第2・3中手骨底

□神経
正中神経

□作用
手関節屈曲（掌屈）
・外転（橈屈）
前腕の回内

□長掌筋

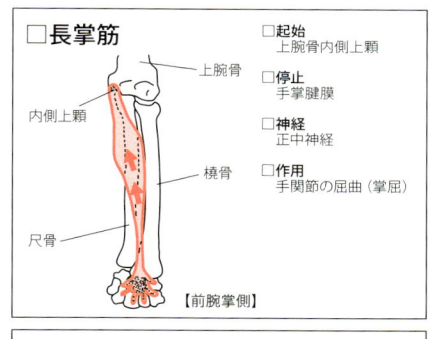

- 上腕骨
- 内側上顆
- 橈骨
- 尺骨

【前腕掌側】

□起始
上腕骨内側上顆

□停止
手掌腱膜

□神経
正中神経

□作用
手関節の屈曲（掌屈）

□尺側手根屈筋

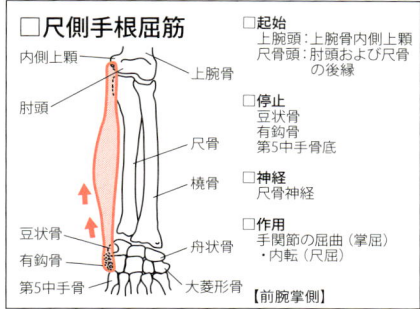

- 内側上顆
- 肘頭
- 尺骨
- 橈骨
- 豆状骨
- 有鈎骨
- 第5中手骨
- 舟状骨
- 大菱形骨

【前腕掌側】

□起始
上腕頭：上腕骨内側上顆
尺骨頭：肘頭および尺骨の後縁

□停止
豆状骨
有鈎骨
第5中手骨底

□神経
尺骨神経

□作用
手関節の屈曲（掌屈）
・内転（尺屈）

□浅指屈筋

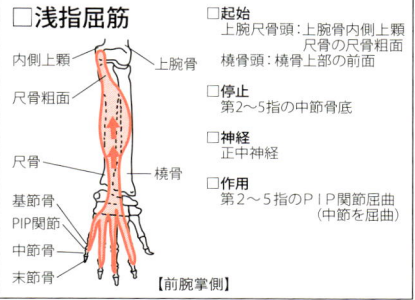

- 内側上顆
- 尺骨粗面
- 尺骨
- 上腕骨
- 橈骨
- 基節骨
- PIP関節
- 中節骨
- 末節骨

【前腕掌側】

□起始
上腕尺骨頭：上腕骨内側上顆
尺骨の尺骨粗面
橈骨頭：橈骨上部の前面

□停止
第2〜5指の中節骨底

□神経
正中神経

□作用
第2〜5指のPIP関節屈曲
（中節を屈曲）

STEP 15
[スピードチェック]
筋肉

261

□ 深指屈筋

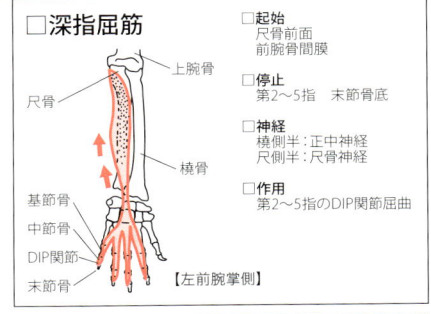

【左前腕掌側】

- □ 起始
  尺骨前面
  前腕骨間膜
- □ 停止
  第2〜5指 末節骨底
- □ 神経
  橈側半：正中神経
  尺側半：尺骨神経
- □ 作用
  第2〜5指のDIP関節屈曲

□ 長母指屈筋

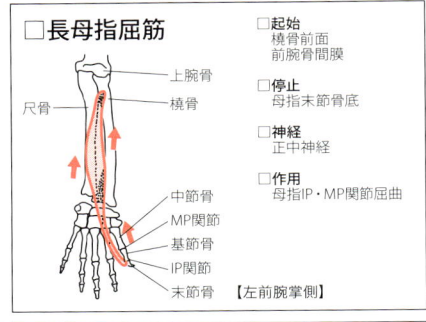

【左前腕掌側】

- □ 起始
  橈骨前面
  前腕骨間膜
- □ 停止
  母指末節骨底
- □ 神経
  正中神経
- □ 作用
  母指IP・MP関節屈曲

□ 方形回内筋

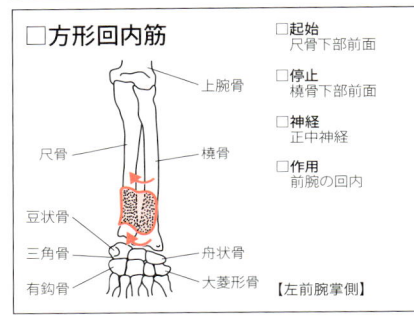

【左前腕掌側】

- □ 起始
  尺骨下部前面
- □ 停止
  橈骨下部前面
- □ 神経
  正中神経
- □ 作用
  前腕の回内

□ 腕橈骨筋

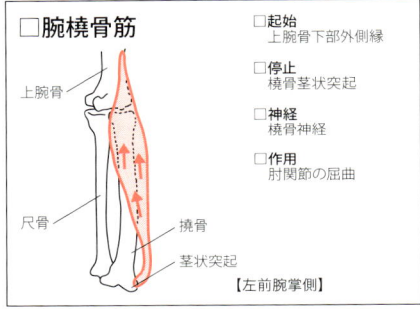

【左前腕掌側】

- □ 起始
  上腕骨下部外側縁
- □ 停止
  橈骨茎状突起
- □ 神経
  橈骨神経
- □ 作用
  肘関節の屈曲

□ 長橈側手根伸筋

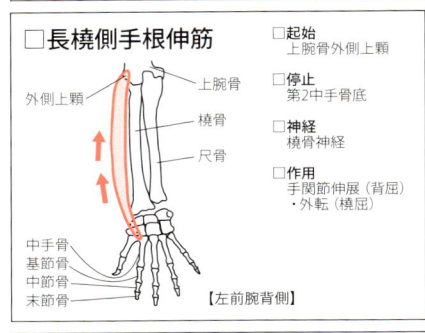

【左前腕背側】

- □ 起始
  上腕骨外側上顆
- □ 停止
  第2中手骨底
- □ 神経
  橈骨神経
- □ 作用
  手関節伸展（背屈）
  ・外転（橈屈）

□ 短橈側手根伸筋

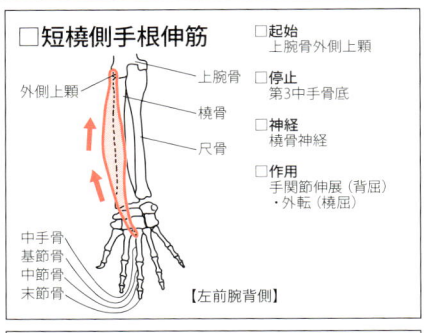

【左前腕背側】

- □ 起始
  上腕骨外側上顆
- □ 停止
  第3中手骨底
- □ 神経
  橈骨神経
- □ 作用
  手関節伸展（背屈）
  ・外転（橈屈）

□（総）指伸筋

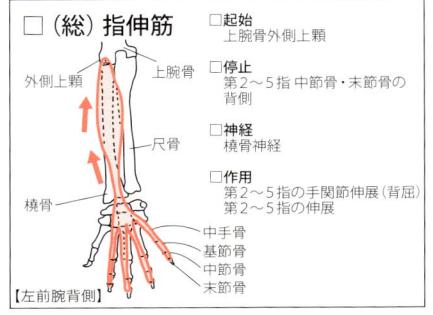

【左前腕背側】

- □ 起始
  上腕骨外側上顆
- □ 停止
  第2〜5指 中節骨・末節骨の背側
- □ 神経
  橈骨神経
- □ 作用
  第2〜5指の手関節伸展（背屈）
  第2〜5指の伸展

□ 小指伸筋

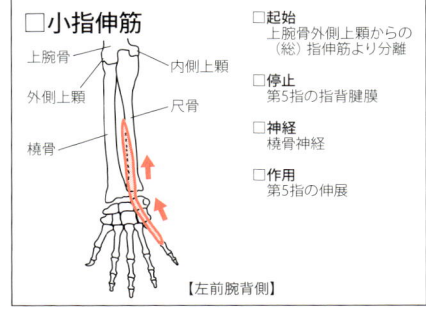

【左前腕背側】

- □ 起始
  上腕骨外側上顆からの
  （総）指伸筋より分離
- □ 停止
  第5指の指背腱膜
- □ 神経
  橈骨神経
- □ 作用
  第5指の伸展

□尺側手根伸筋

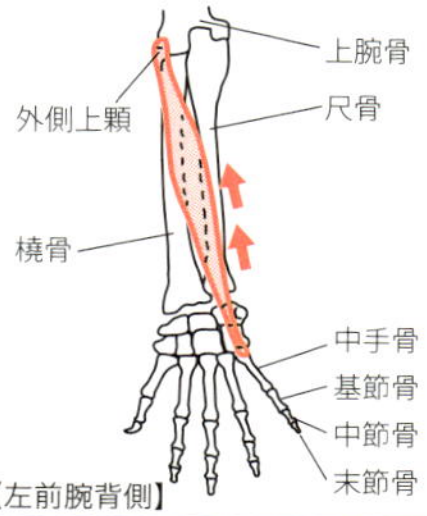

【左前腕背側】

- 上腕骨
- 外側上顆
- 橈骨
- 尺骨
- 中手骨
- 基節骨
- 中節骨
- 末節骨

□起始
上腕骨：上腕骨外側上顆
尺骨頭：尺骨後縁上部

□停止
第5中手骨底

□神経
橈骨神経

□作用
手関節伸展（背屈）
・内転（尺屈）

□肘筋

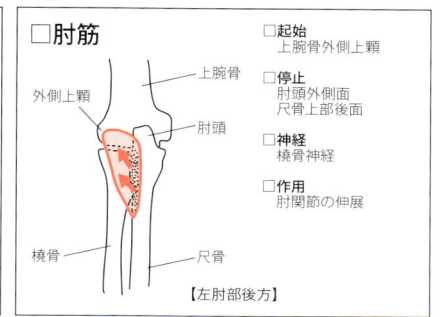

【左肘部後方】

- 上腕骨
- 外側上顆
- 肘頭
- 橈骨
- 尺骨

□起始
上腕骨外側上顆

□停止
肘頭外側面
尺骨上部後面

□神経
橈骨神経

□作用
肘関節の伸展

□回外筋

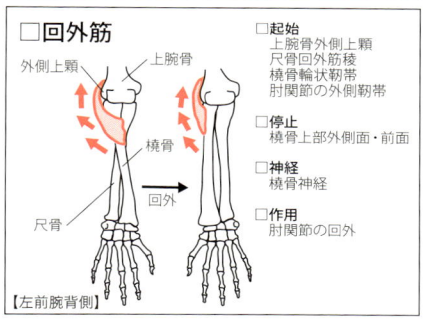

【左前腕背側】

- 外側上顆
- 上腕骨
- 橈骨
- 尺骨
- 回外

□起始
上腕骨外側上顆
尺骨回外筋稜
橈骨輪状靭帯
肘関節の外側靭帯

□停止
橈骨上部外側面・前面

□神経
橈骨神経

□作用
肘関節の回外

□長母指外転筋

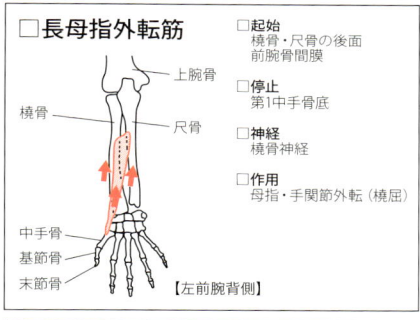

【左前腕背側】

- 上腕骨
- 橈骨
- 尺骨
- 中手骨
- 基節骨
- 末節骨

□起始
橈骨・尺骨の後面
前腕骨間膜

□停止
第1中手骨底

□神経
橈骨神経

□作用
母指・手関節外転（橈屈）

□短母指伸筋

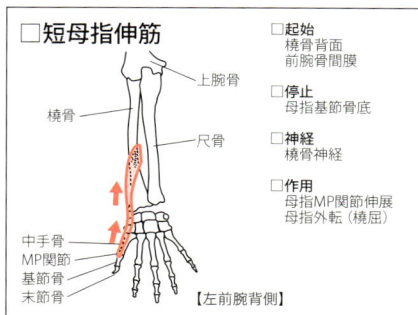

【左前腕背側】

- 上腕骨
- 橈骨
- 尺骨
- 中手骨
- MP関節
- 基節骨
- 末節骨

□起始
橈骨背面
前腕骨間膜

□停止
母指基節骨底

□神経
橈骨神経

□作用
母指MP関節伸展
母指外転（橈屈）

□長母指伸筋

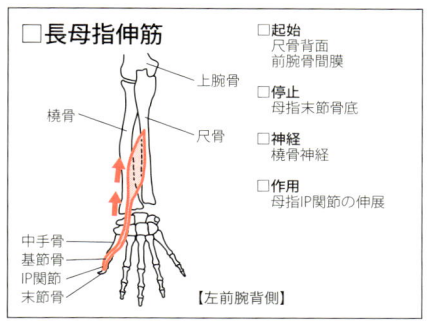

【左前腕背側】

- 上腕骨
- 橈骨
- 尺骨
- 中手骨
- 基節骨
- IP関節
- 末節骨

□起始
尺骨背面
前腕骨間膜

□停止
母指末節骨底

□神経
橈骨神経

□作用
母指IP関節の伸展

□示指伸筋

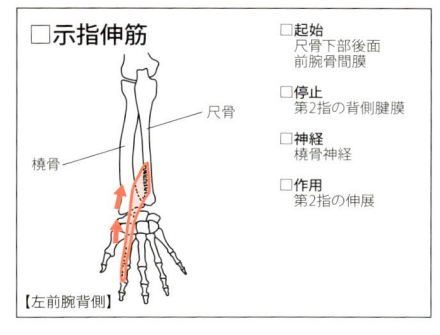

【左前腕背側】

- 橈骨
- 尺骨

□起始
尺骨下部後面
前腕骨間膜

□停止
第2指の背側腱膜

□神経
橈骨神経

□作用
第2指の伸展

□短母指外転筋

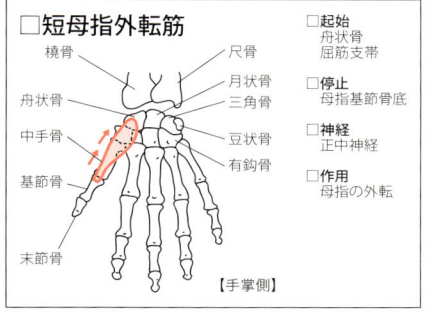

【手掌側】

- 橈骨
- 舟状骨
- 中手骨
- 基節骨
- 末節骨
- 尺骨
- 月状骨
- 三角骨
- 豆状骨
- 有鈎骨

□起始
舟状骨
屈筋支帯

□停止
母指基節骨底

□神経
正中神経

□作用
母指の外転

STEP 15 筋肉［スピードチェック！］

□母指対立筋

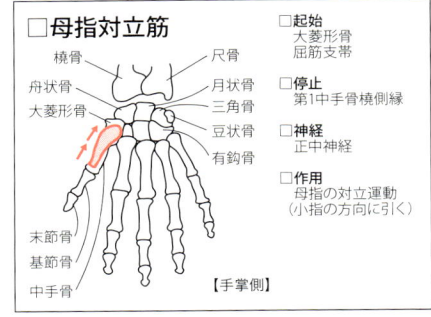

- 橈骨
- 舟状骨
- 大菱形骨
- 末節骨
- 基節骨
- 中手骨
- 尺骨
- 月状骨
- 三角骨
- 豆状骨
- 有鈎骨

【手掌側】

□起始
大菱形骨
屈筋支帯

□停止
第1中手骨橈側縁

□神経
正中神経

□作用
母指の対立運動
（小指の方向に引く）

□短母指屈筋

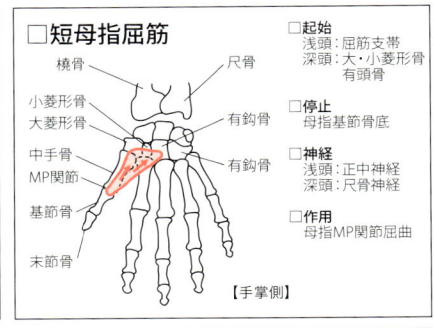

- 橈骨
- 小菱形骨
- 大菱形骨
- 中手骨
- MP関節
- 末節骨
- 尺骨
- 有鈎骨
- 有鈎骨

【手掌側】

□起始
浅頭：屈筋支帯
深頭：大・小菱形骨
　　　　有頭骨

□停止
母指基節骨底

□神経
浅頭：正中神経
深頭：尺骨神経

□作用
母指MP関節屈曲

□母指内転筋

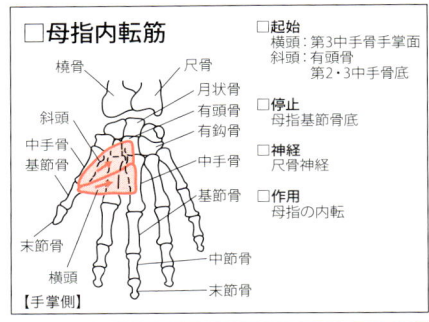

- 橈骨
- 尺骨
- 月状骨
- 有頭骨
- 斜頭
- 中手骨
- 基節骨
- 末節骨
- 横頭
- 有頭骨
- 有鈎骨
- 中手骨
- 基節骨
- 中節骨
- 末節骨

【手掌側】

□起始
横頭：第3中手骨手掌面
斜頭：有頭骨
　　　第2・3中手骨底

□停止
母指基節骨底

□神経
尺骨神経

□作用
母指の内転

□短掌筋

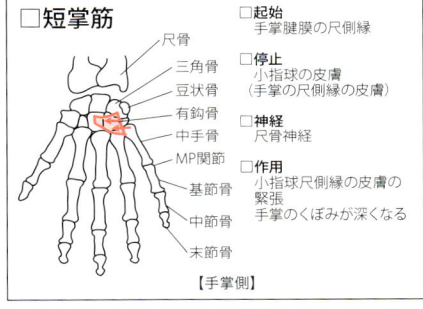

- 橈骨
- 中手骨
- MP関節
- 基節骨
- 中節骨
- 末節骨
- 尺骨
- 三角骨
- 豆状骨
- 有鈎骨

【手掌側】

□起始
手掌腱膜の尺側縁

□停止
小指球の皮膚
（手掌の尺側縁の皮膚）

□神経
尺骨神経

□作用
小指球尺側縁の皮膚の
緊張
手掌のくぼみが深くなる

□小指外転筋

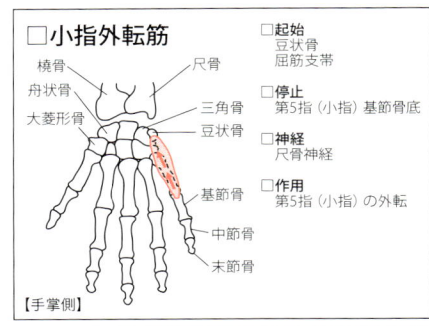

- 橈骨
- 舟状骨
- 大菱形骨
- 尺骨
- 三角骨
- 豆状骨
- 有鈎骨
- 基節骨
- 中節骨
- 末節骨

【手掌側】

□起始
豆状骨
屈筋支帯

□停止
第5指（小指）基節骨底

□神経
尺骨神経

□作用
第5指（小指）の外転

□短小指屈筋

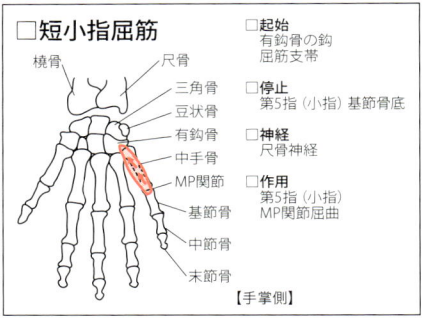

- 橈骨
- 中手骨
- MP関節
- 基節骨
- 中節骨
- 末節骨
- 尺骨
- 三角骨
- 豆状骨
- 有鈎骨

【手掌側】

□起始
有鈎骨の鈎
屈筋支帯

□停止
第5指（小指）基節骨底

□神経
尺骨神経

□作用
第5指（小指）
MP関節屈曲

□小指対立筋

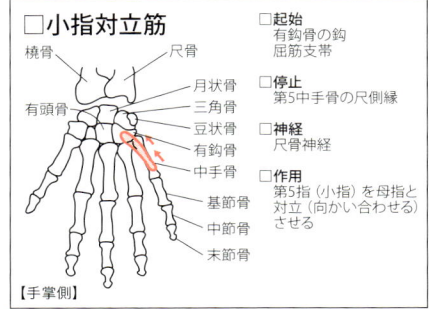

- 橈骨
- 有頭骨
- 有鈎骨
- 中手骨
- PIP関節
- 中節骨
- 末節骨
- 尺骨
- 月状骨
- 三角骨
- 豆状骨

【手掌側】

□起始
有鈎骨の鈎
屈筋支帯

□停止
第5中手骨の尺側縁

□神経
尺骨神経

□作用
第5指（小指）を母指と
対立（向かい合わせる）
させる

□（第1～第4）虫様筋

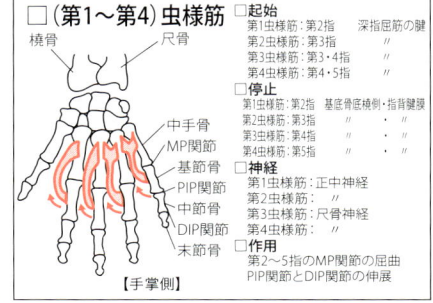

- 橈骨
- 中手骨
- MP関節
- 基節骨
- 中節骨
- DIP関節
- 末節骨
- 尺骨

【手掌側】

□起始
第1虫様筋：第2指　　深指屈筋の腱
第2虫様筋：第3指　　　〃
第3虫様筋：第3・4指　〃
第4虫様筋：第4・5指　〃

□停止
第1虫様筋：第2指　　基底骨底橈側・指背腱膜
第2虫様筋：第3指　　　〃　　・　〃
第3虫様筋：第4指　　　〃　　・　〃
第4虫様筋：第5指　　　〃　　・　〃

□神経
第1虫様筋：正中神経
第2虫様筋：〃
第3虫様筋：尺骨神経
第4虫様筋：〃

□作用
第2～5指のMP関節の屈曲
PIP関節とDIP関節の伸展

□（第1〜第4）背側骨間筋

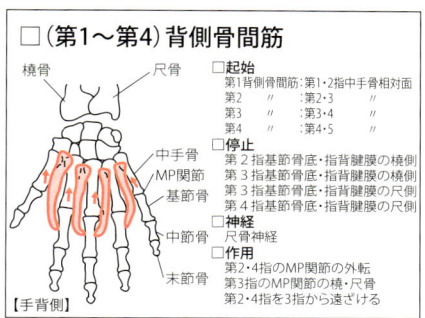

橈骨　尺骨
中手骨
MP関節
基節骨
中節骨
末節骨
【手背側】

- □起始
  第1背側骨間筋：第1・2指中手骨相対面
  第2　〃　：第2・3　〃
  第3　〃　：第3・4　〃
  第4　〃　：第4・5　〃
- □停止
  第2指基節骨底・指背腱膜の橈側
  第3指基節骨底・指背腱膜の橈側
  第3指基節骨底・指背腱膜の尺側
  第4指基節骨底・指背腱膜の尺側
- □神経
  尺骨神経
- □作用
  第2・4指のMP関節の外転
  第3指のMP関節の橈・尺屈
  第2・4指を3指から遠ざける

□（第1〜第3）掌側骨間筋

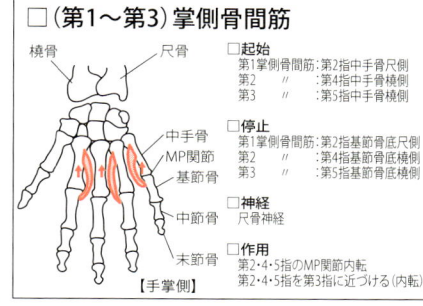

橈骨　尺骨
中手骨
MP関節
基節骨
中節骨
末節骨
【手掌側】

- □起始
  第1掌側骨間筋：第2指中手骨尺側
  第2　〃　：第4指中手骨橈側
  第3　〃　：第5指中手骨橈側
- □停止
  第1掌側骨間筋：第2指基節骨底尺側
  第2　〃　：第4指基節骨底橈側
  第3　〃　：第5指基節骨底橈側
- □神経
  尺骨神経
- □作用
  第2・4・5指のMP関節内転
  第2・4・5指を第3指に近づける（内転）

□大腰筋

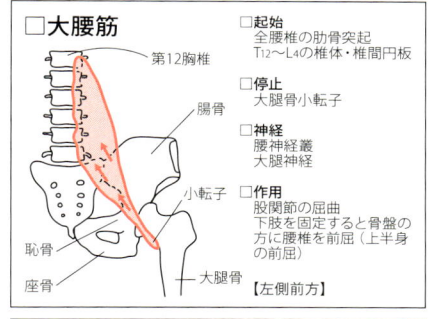

第12胸椎
腸骨
小転子
恥骨
座骨
大腿骨
【左側前方】

- □起始
  全腰椎の肋骨突起
  T12〜L4の椎体・椎間円板
- □停止
  大腿骨小転子
- □神経
  腰神経叢
  大腿神経
- □作用
  股関節の屈曲
  下肢を固定すると骨盤の方に腰椎を前屈（上半身の前屈）

□小腰筋

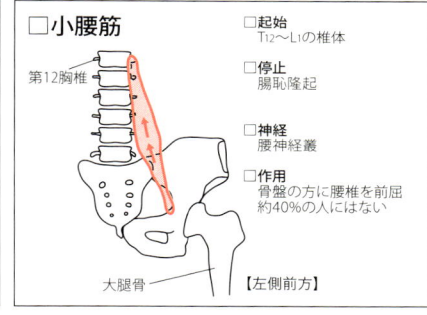

第12胸椎
大腿骨
【左側前方】

- □起始
  T12〜L1の椎体
- □停止
  腸恥隆起
- □神経
  腰神経叢
- □作用
  骨盤の方に腰椎を前屈
  約40％の人にはない

□腸骨筋

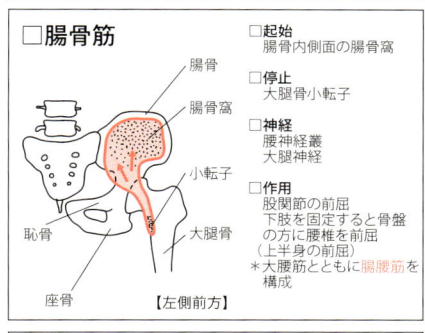

腸骨
腸骨窩
小転子
恥骨
座骨
大腿骨
【左側前方】

- □起始
  腸骨内側面の腸骨窩
- □停止
  大腿骨小転子
- □神経
  腰神経叢
  大腿神経
- □作用
  股関節の前屈
  下肢を固定すると骨盤の方に腰椎を前屈（上半身の前屈）
  ＊大腰筋とともに腸腰筋を構成

□縫工筋

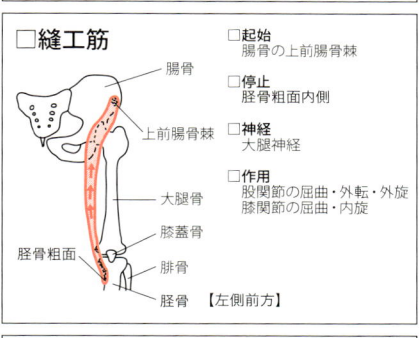

腸骨
上前腸骨棘
大腿骨
膝蓋骨
脛骨粗面
腓骨
脛骨
【左側前方】

- □起始
  腸骨の上前腸骨棘
- □停止
  脛骨粗面内側
- □神経
  大腿神経
- □作用
  股関節の屈曲・外転・外旋
  膝関節の屈曲・内旋

□大腿直筋

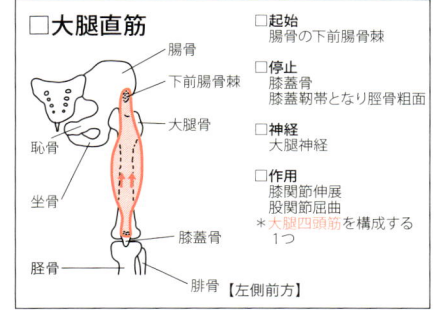

腸骨
下前腸骨棘
大腿骨
恥骨
坐骨
膝蓋骨
脛骨
腓骨
【左側前方】

- □起始
  腸骨の下前腸骨棘
- □停止
  膝蓋骨
  膝蓋靱帯となり脛骨粗面
- □神経
  大腿神経
- □作用
  膝関節伸展
  股関節屈曲
  ＊大腿四頭筋を構成する1つ

□外側広筋

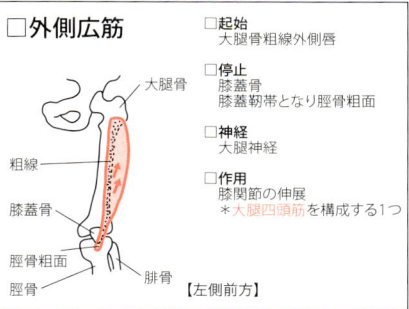

大腿骨
粗線
膝蓋骨
脛骨粗面
腓骨
脛骨
【左側前方】

- □起始
  大腿骨粗線外側唇
- □停止
  膝蓋骨
  膝蓋靱帯となり脛骨粗面
- □神経
  大腿神経
- □作用
  膝関節の伸展
  ＊大腿四頭筋を構成する1つ

□中間広筋

- □起始
  大腿骨（体）前面
- □停止
  膝蓋骨
  膝蓋靱帯となり脛骨粗面
- □神経
  大腿神経
- □作用
  膝関節の伸展
  ＊大腿四頭筋を構成する1つ

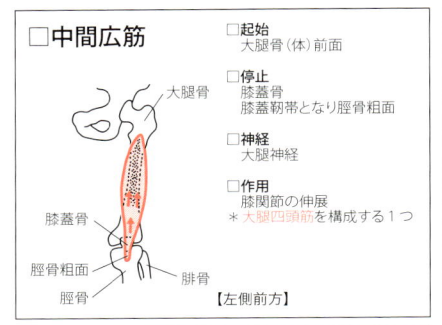

【左側前方】

□内側広筋

- □起始
  大腿骨粗線内側唇
- □停止
  膝蓋骨
  膝蓋靱帯となり脛骨粗面
- □神経
  大腿神経
- □作用
  膝関節の伸展
  ＊大腿四頭筋を構成する1つ

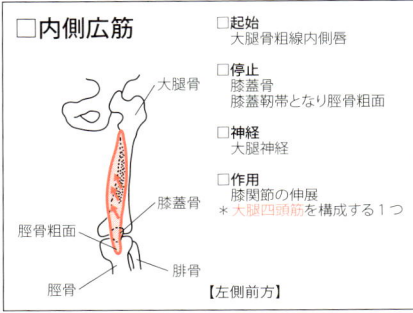

【左側前方】

□薄筋

- □起始
  恥骨下枝前面
- □停止
  脛骨粗面内側
- □神経
  閉鎖神経
- □作用
  股関節の内転
  膝関節の屈曲・内旋

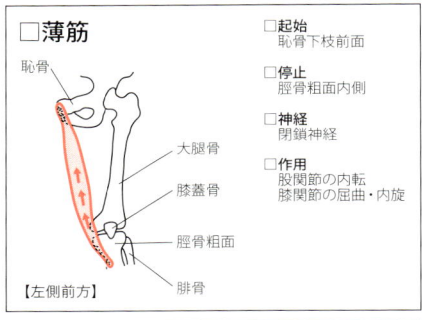

【左側前方】

□恥骨筋

- □起始
  恥骨の恥骨櫛
- □停止
  大腿骨の恥骨筋線
- □神経
  大腿神経
- □作用
  股関節の屈曲・内転

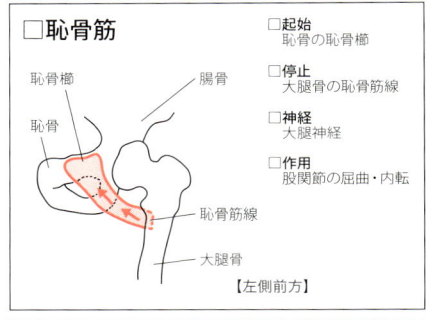

【左側前方】

□長内転筋

- □起始
  恥骨（体）前面
  （恥骨結節）
- □停止
  大腿骨の粗線内側唇
- □神経
  閉鎖神経
- □作用
  股関節の内転

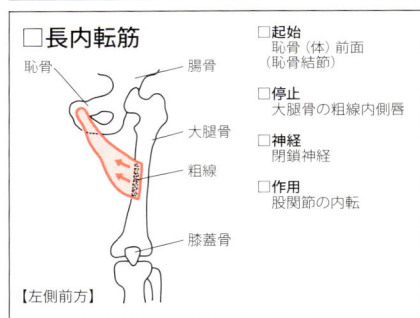

【左側前方】

□短内転筋

- □起始
  恥骨下枝前外側面
- □停止
  大腿骨の粗線内側唇
- □神経
  閉鎖神経
- □作用
  股関節の内転

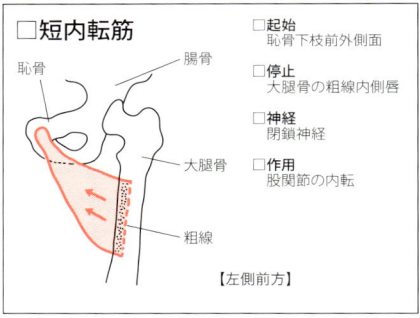

【左側前方】

□大内転筋

- □起始
  坐骨結節
  坐骨枝
  恥骨下枝
- □停止
  大腿骨の粗線内側唇
  大腿骨内転筋結節
  （大腿骨内側上顆）
- □神経
  閉鎖神経
  坐骨神経（脛骨神経部）
- □作用
  股関節の内転

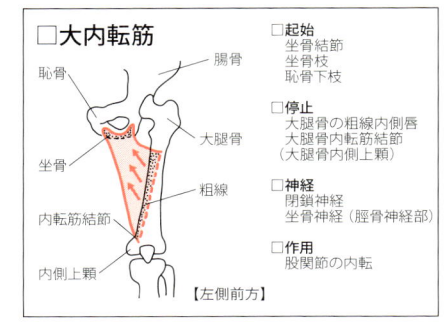

【左側前方】

□大殿筋

- □起始
  後殿筋線後方（腸骨外面）
  仙骨・尾骨の後面
  仙結節靱帯
- □停止
  大腿骨の殿筋粗面
  腸脛靱帯
- □神経
  下殿神経
- □作用
  股関節の伸展・外転・外旋
  （腸脛靱帯の作用により膝関節を伸展。直立姿勢を保つ）

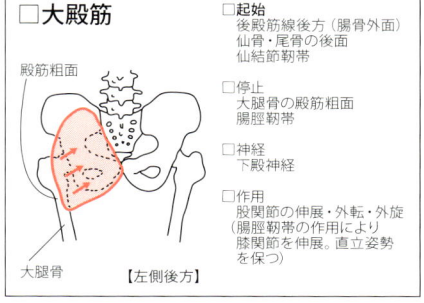

【左側後方】

□中殿筋

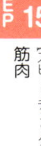

- □起始
  前殿筋線と後殿筋線との間
  (腸骨外側面)
- □停止
  大腿骨の大転子外側面
- □神経
  上殿神経
  □作用
  股関節の外転・内旋

大転子
大腿骨
【左側後方】

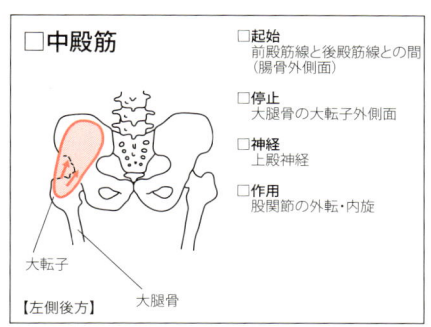

□小殿筋

- □起始
  前殿筋線と後殿筋線との間
  (腸骨外側面)
- □停止
  大腿骨大転子
- □神経
  上殿神経
- □作用
  股関節の外転・内旋
  小殿筋は中殿筋の下にすっぽりと覆われている

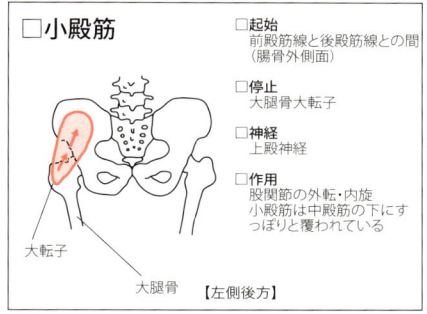

大転子
大腿骨
【左側後方】

□大腿筋膜張筋

腸骨
上前腸骨棘

- □起始
  腸骨の上前腸骨棘
- □停止
  腸脛靭帯→脛骨上端
- □神経
  上殿神経
- □作用
  股関節の屈曲・内旋
  股関節の伸展

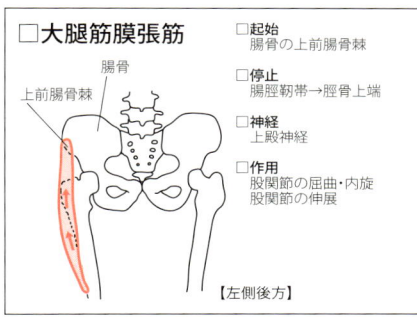

【左側後方】

□梨状筋

- □起始
  仙骨前面
- □停止
  大腿骨大転子
- □神経
  仙骨神経叢
- □作用
  股関節の外旋
  (股関節屈曲時には
  股関節の外転)

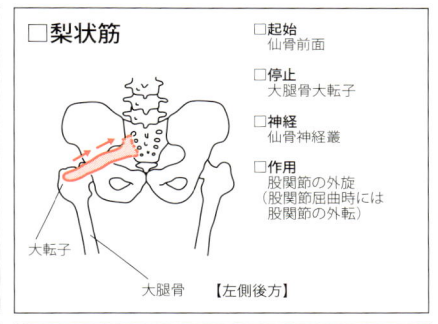

大転子
大腿骨
【左側後方】

□内閉鎖筋

転子窩

- □起始
  閉鎖膜の内面
- □停止
  大腿骨転子窩
- □神経
  仙骨神経叢
- □作用
  股関節の外旋

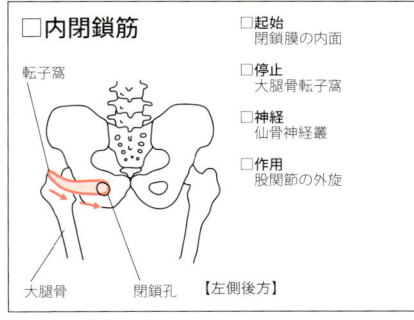

大腿骨 閉鎖孔
【左側後方】

□上双子筋

転子窩

- □起始
  坐骨の坐骨棘
- □停止
  大腿骨転子窩
- □神経
  仙骨神経叢
- □作用
  股関節の外旋

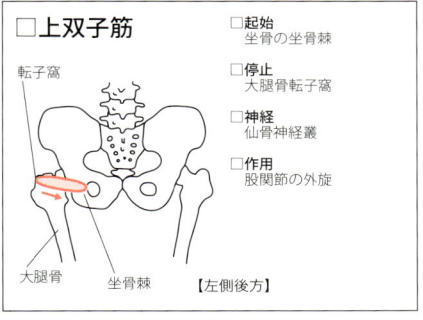

大腿骨 坐骨棘
【左側後方】

□下双子筋

転子窩

- □起始
  坐骨の坐骨結節
- □停止
  大腿骨転子窩
- □神経
  仙骨神経叢
- □作用
  股関節の外旋

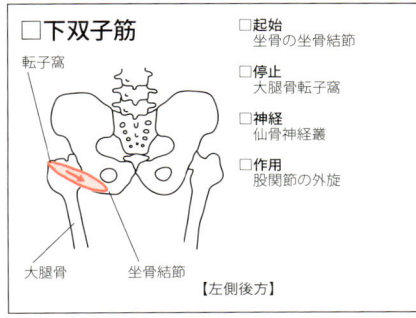

大腿骨 坐骨結節
【左側後方】

□大腿方形筋

大転子

- □起始
  坐骨の坐骨結節
- □停止
  大腿骨の転子間稜
- □神経
  仙骨神経叢
- □作用
  股関節の内転・外旋

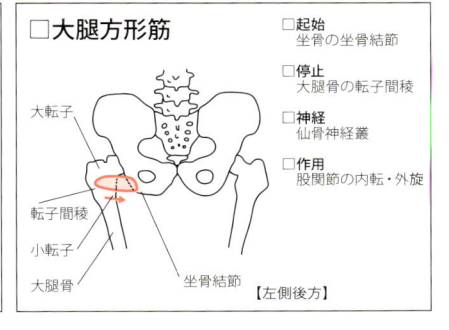

転子間稜
小転子
大腿骨 坐骨結節
【左側後方】

□外閉鎖筋

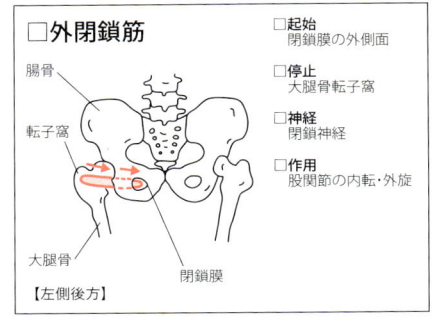

- □起始
  閉鎖膜の外側面
- □停止
  大腿骨転子窩
- □神経
  閉鎖神経
- □作用
  股関節の内転・外旋

【左側後方】

□大腿二頭筋

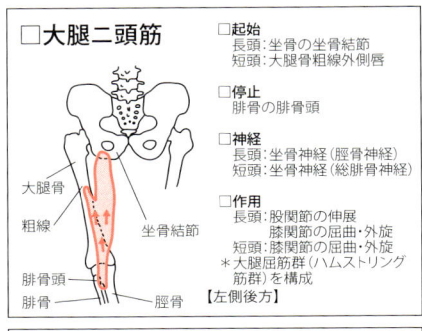

- □起始
  長頭：坐骨の坐骨結節
  短頭：大腿骨粗線外側唇
- □停止
  腓骨の腓骨頭
- □神経
  長頭：坐骨神経（脛骨神経）
  短頭：坐骨神経（総腓骨神経）
- □作用
  長頭：股関節の伸展
  　　　膝関節の屈曲・外旋
  短頭：膝関節の屈曲・外旋
  ＊大腿屈筋群（ハムストリング筋群）を構成

【左側後方】

□半腱様筋

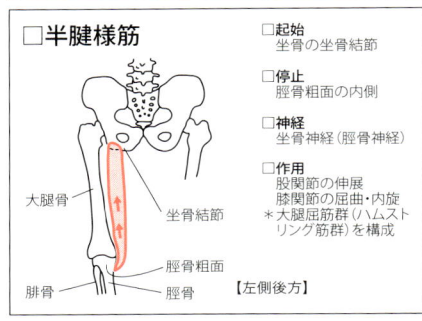

- □起始
  坐骨の坐骨結節
- □停止
  脛骨粗面の内側
- □神経
  坐骨神経（脛骨神経）
- □作用
  股関節の伸展
  膝関節の屈曲・内旋
  ＊大腿屈筋群（ハムストリング筋群）を構成

【左側後方】

□半膜様筋

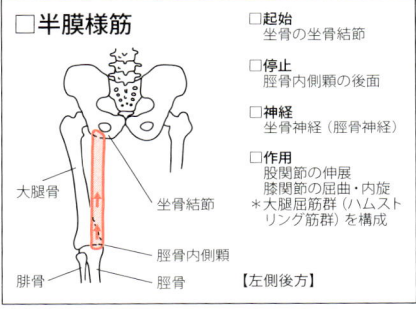

- □起始
  坐骨の坐骨結節
- □停止
  脛骨内側顆の後面
- □神経
  坐骨神経（脛骨神経）
- □作用
  股関節の伸展
  膝関節の屈曲・内旋
  ＊大腿屈筋群（ハムストリング筋群）を構成

【左側後方】

□前脛骨筋

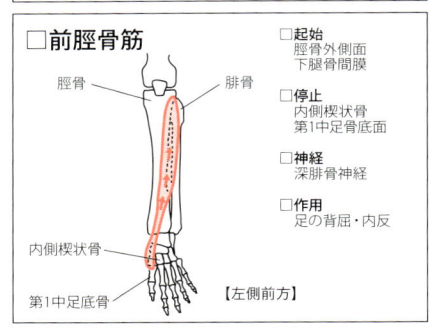

- □起始
  脛骨外側面
  下腿骨間膜
- □停止
  内側楔状骨
  第1中足骨底面
- □神経
  深腓骨神経
- □作用
  足の背屈・内反

【左側前方】

□長母指伸筋

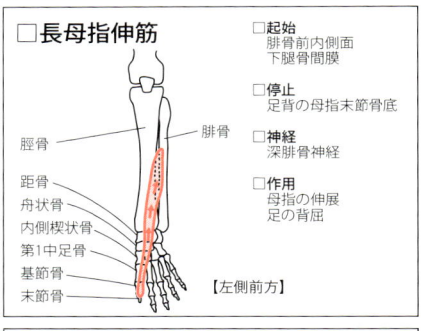

- □起始
  腓骨前内側面
  下腿骨間膜
- □停止
  足背の母指末節骨底
- □神経
  深腓骨神経
- □作用
  母指の伸展
  足の背屈

【左側前方】

□長指伸筋

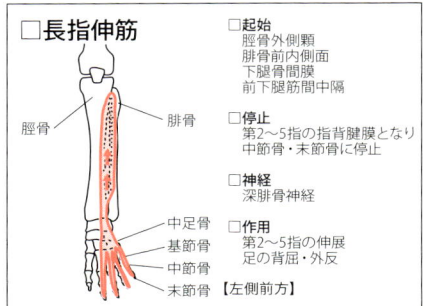

- □起始
  脛骨外側顆
  腓骨前内側面
  下腿骨間膜
  前下腿筋間中隔
- □停止
  第2～5指の指背腱膜となり
  中節骨・末節骨に停止
- □神経
  深腓骨神経
- □作用
  第2～5指の伸展
  足の背屈・外反

【左側前方】

□第三腓骨筋

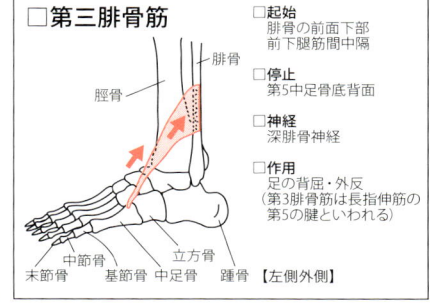

- □起始
  腓骨の前面下部
  前下腿筋間中隔
- □停止
  第5中足骨底背面
- □神経
  深腓骨神経
- □作用
  足の背屈・外反
  （第3腓骨筋は長指伸筋の第5の腱といわれる）

【左側外側】

□腓腹筋

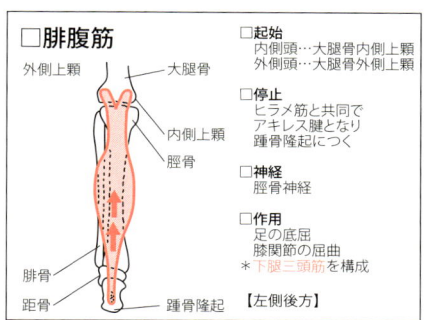

- □起始
  内側頭…大腿骨内側上顆
  外側頭…大腿骨外側上顆
- □停止
  ヒラメ筋と共同でアキレス腱となり踵骨隆起につく
- □神経
  脛骨神経
- □作用
  足の底屈
  膝関節の屈曲
  *下腿三頭筋を構成

【左側後方】

□ヒラメ筋

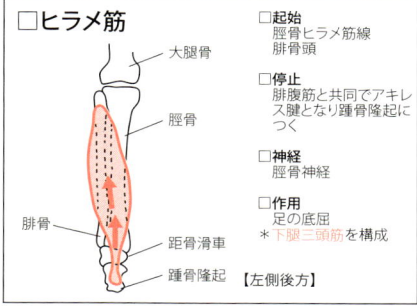

- □起始
  脛骨ヒラメ筋線
  腓骨頭
- □停止
  腓腹筋と共同でアキレス腱となり踵骨隆起につく
- □神経
  脛骨神経
- □作用
  足の底屈
  *下腿三頭筋を構成

【左側後方】

□足底筋

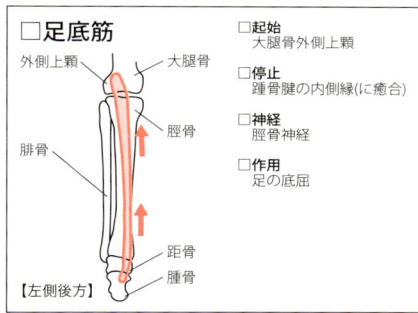

- □起始
  大腿骨外側上顆
- □停止
  踵骨腱の内側縁(に癒合)
- □神経
  脛骨神経
- □作用
  足の底屈

【左側後方】

□膝窩筋

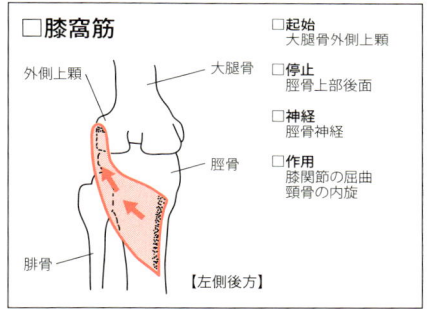

- □起始
  大腿骨外側上顆
- □停止
  脛骨上部後面
- □神経
  脛骨神経
- □作用
  膝関節の屈曲
  脛骨の内旋

【左側後方】

□長母指屈筋

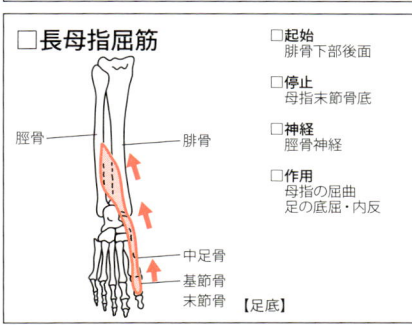

- □起始
  腓骨下部後面
- □停止
  母指末節骨底
- □神経
  脛骨神経
- □作用
  母指の屈曲
  足の底屈・内反

【足底】

□長指屈筋

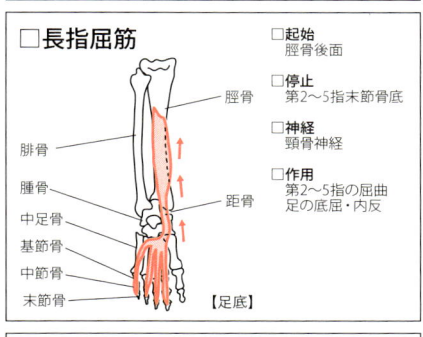

- □起始
  脛骨後面
- □停止
  第2〜5指末節骨底
- □神経
  脛骨神経
- □作用
  第2〜5指の屈曲
  足の底屈・内反

【足底】

□後脛骨筋

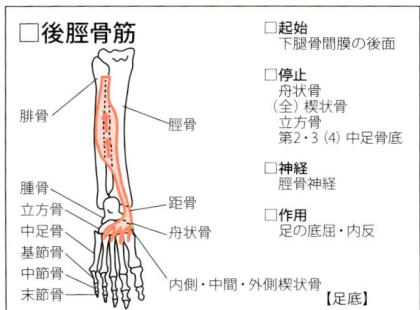

- □起始
  下腿骨間膜の後面
- □停止
  舟状骨
  (全)楔状骨
  立方骨
  第2・3(4)中足骨底
- □神経
  脛骨神経
- □作用
  足の底屈・内反

【足底】

□長腓骨筋

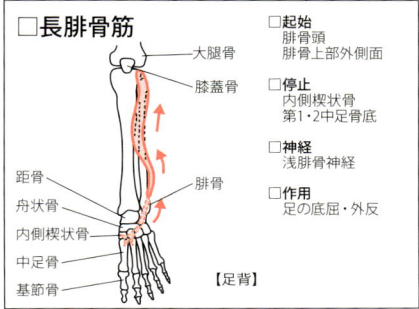

- □起始
  腓骨頭
  腓骨上部外側面
- □停止
  内側楔状骨
  第1・2中足骨底
- □神経
  浅腓骨神経
- □作用
  足の底屈・外反

【足背】

□短腓骨筋

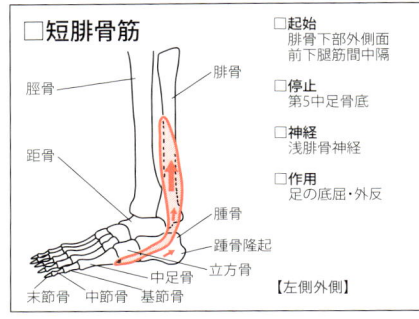

- 脛骨
- 腓骨
- 距骨
- 踵骨
- 踵骨隆起
- 立方骨
- 末節骨　中節骨　基節骨　中足骨

□起始
腓骨下部外側面
前下腿筋間中隔

□停止
第5中足骨底

□神経
浅腓骨神経

□作用
足の底屈・外反

【左側外側】

□短指伸筋

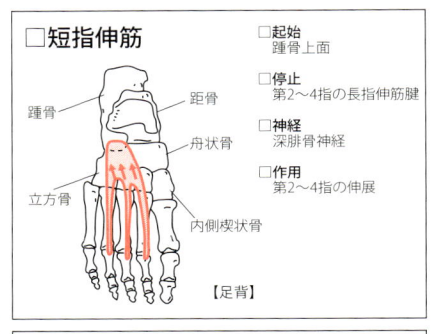

- 踵骨
- 距骨
- 舟状骨
- 立方骨
- 内側楔状骨

□起始
踵骨上面

□停止
第2〜4指の長指伸筋腱

□神経
深腓骨神経

□作用
第2〜4指の伸展

【足背】

□短母指伸筋

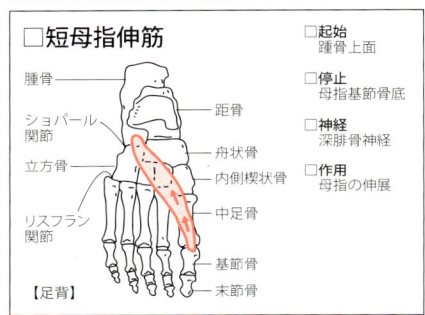

- 踵骨
- ショパール関節
- 立方骨
- リスフラン関節
- 距骨
- 舟状骨
- 内側楔状骨
- 中足骨
- 基節骨
- 末節骨

□起始
踵骨上面

□停止
母指基節骨底

□神経
深腓骨神経

□作用
母指の伸展

【足背】

□母指外転筋

- 踵骨
- ショパール関節
- 立方骨
- リスフラン関節
- 踵骨隆起
- 距骨
- 舟状骨

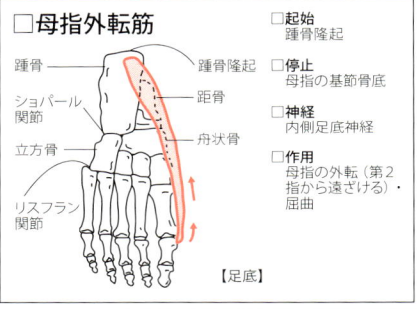

□起始
踵骨隆起

□停止
母指の基節骨底

□神経
内側足底神経

□作用
母指の外転（第2指から遠ざける）・屈曲

【足底】

□短指屈筋

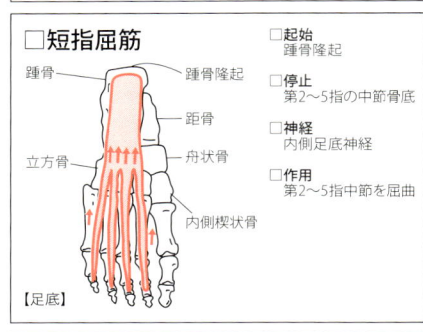

- 踵骨
- 踵骨隆起
- 距骨
- 舟状骨
- 立方骨
- 内側楔状骨

□起始
踵骨隆起

□停止
第2〜5指の中節骨底

□神経
内側足底神経

□作用
第2〜5指中節を屈曲

【足底】

□小指外転筋

- 踵骨
- 踵骨隆起
- 距骨
- 舟状骨
- 内側楔状骨
- 基節骨
- 中節骨
- 末節指

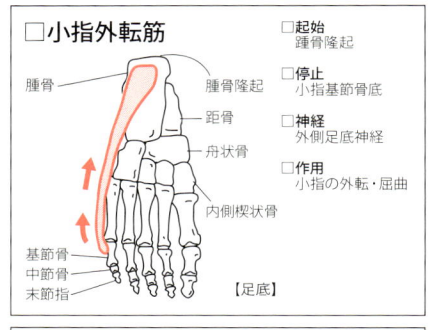

□起始
踵骨隆起

□停止
小指基節骨底

□神経
外側足底神経

□作用
小指の外転・屈曲

【足底】

□足底方形筋

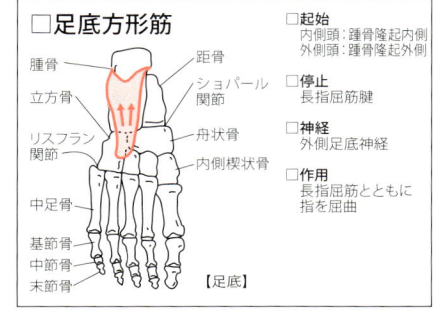

- 踵骨
- 距骨
- ショパール関節
- 立方骨
- リスフラン関節
- 舟状骨
- 内側楔状骨
- 中足骨
- 基節骨
- 中節骨
- 末節骨

□起始
内側頭：踵骨隆起内側
外側頭：踵骨隆起外側

□停止
長指屈筋腱

□神経
外側足底神経

□作用
長指屈筋とともに指を屈曲

【足底】

□虫様筋

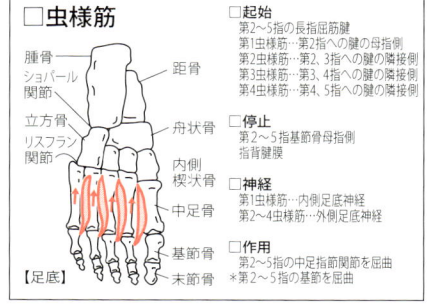

- 踵骨
- ショパール関節
- 立方骨
- リスフラン関節
- 距骨
- 舟状骨
- 内側楔状骨
- 基節骨
- 末節骨

□起始
第2〜5指の長指屈筋腱
第1虫様筋…第2指への腱の母指側
第2虫様筋…第2, 3指への腱の隣接側
第3虫様筋…第3, 4指への腱の隣接側
第4虫様筋…第4, 5指への腱の隣接側

□停止
第2〜5指基節骨母指側
指背腱膜

□神経
第1虫様筋…内側足底神経
第2〜4虫様筋…外側足底神経

□作用
第2〜5指の中足指節関節を屈曲
＊第2〜5指の基節を屈曲

【足底】

□短母指屈筋

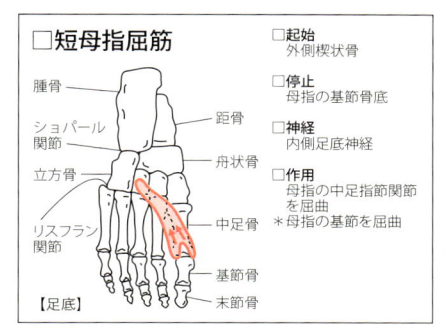

【足底】
踵骨／ショパール関節／立方骨／リスフラン関節／距骨／舟状骨／中足骨／基節骨／末節骨

- □起始
  外側楔状骨
- □停止
  母指の基節骨底
- □神経
  内側足底神経
- □作用
  母指の中足指節関節を屈曲
  ＊母指の基節を屈曲

□母指内転筋

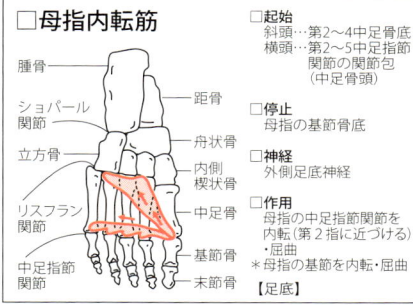

踵骨／ショパール関節／立方骨／リスフラン関節／中足指節関節／距骨／舟状骨／内側楔状骨／中足骨／基節骨／末節骨
【足底】

- □起始
  斜頭…第2～4中足骨底
  横頭…第2～5中足指節関節の関節包（中足骨頭）
- □停止
  母指の基節骨底
- □神経
  外側足底神経
- □作用
  母指の中足指節関節を内転（第2指に近づける）・屈曲
  ＊母指の基節を内転・屈曲

□短小指屈筋

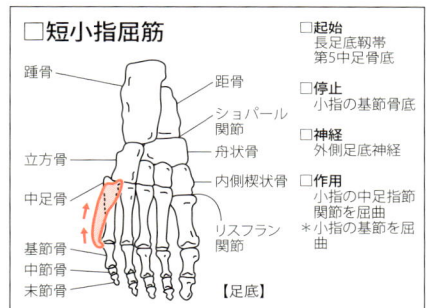

【足底】
踵骨／ショパール関節／立方骨／中足骨／基節骨／中節骨／末節骨／距骨／舟状骨／内側楔状骨／リスフラン関節

- □起始
  長足底靱帯
  第5中足骨底
- □停止
  小指の基節骨底
- □神経
  外側足底神経
- □作用
  小指の中足指節関節を屈曲
  ＊小指の基節を屈曲

□背側骨間筋

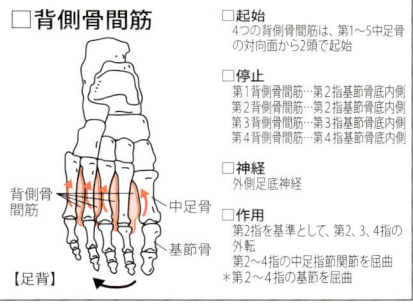

【足背】
背側骨間筋／中足骨／基節骨

- □起始
  4つの背側骨間筋は、第1～5中足骨の対向面から2頭で起始
- □停止
  第1背側骨間筋…第2指基節骨内側
  第2背側骨間筋…第2指基節骨外側
  第3背側骨間筋…第3指基節骨外側
  第4背側骨間筋…第4指基節骨外側
- □神経
  外側足底神経
- □作用
  第2指を基準として、第2、3、4指の外転
  第2～4指の中足指節関節を屈曲
  ＊第2～4指の基節を屈曲

□底側骨間筋

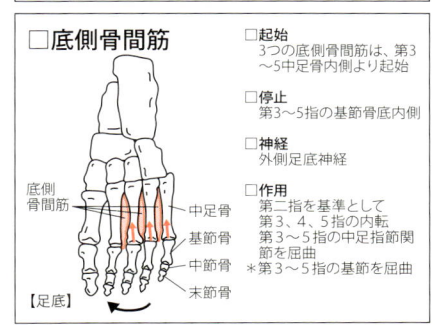

【足底】
底側骨間筋／中足骨／基節骨／中節骨／末節骨

- □起始
  3つの底側骨間筋は、第3～5中足骨内側より起始
- □停止
  第3～5指の基節骨底内側
- □神経
  外側足底神経
- □作用
  第二指を基準として第3、4、5指の内転
  第3～5指の中足指節関節を屈曲
  ＊第3～5指の基節を屈曲

□側頭筋

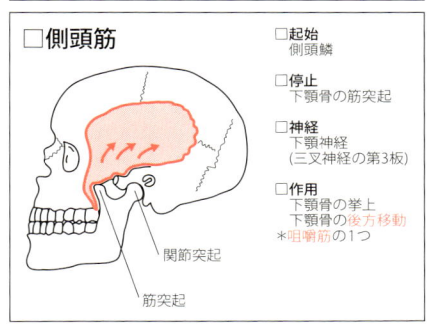

関節突起／筋突起

- □起始
  側頭鱗
- □停止
  下顎骨の筋突起
- □神経
  下顎神経（三叉神経の第3枝）
- □作用
  下顎骨の挙上
  下顎骨の後方移動
  ＊咀嚼筋の1つ

□咬筋

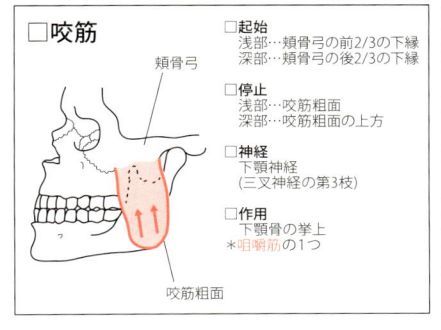

頬骨弓／咬筋粗面

- □起始
  浅部…頬骨弓の前2/3の下縁
  深部…頬骨弓の後2/3の下縁
- □停止
  浅部…咬筋粗面
  深部…咬筋粗面の上方
- □神経
  下顎神経（三叉神経の第3枝）
- □作用
  下顎骨の挙上
  ＊咀嚼筋の1つ

□内側翼突起

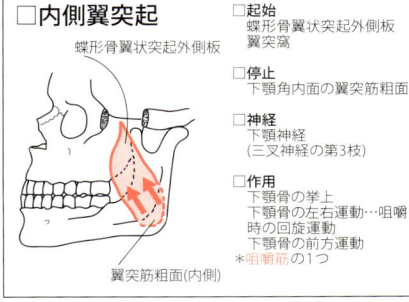

蝶形骨翼状突起外側板／翼突筋粗面(内側)

- □起始
  蝶形骨翼状突起外側板
  翼突窩
- □停止
  下顎角内面の翼突筋粗面
- □神経
  下顎神経（三叉神経の第3枝）
- □作用
  下顎骨の挙上
  下顎骨の左右運動…咀嚼時の回旋運動
  下顎骨の前方運動
  ＊咀嚼筋の1つ

STEP 15 筋肉 ［スピードチェック］

271

□外側翼突筋

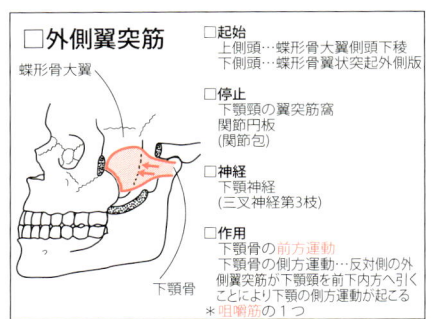

蝶形骨大翼
下顎骨

- □起始
  上head…蝶形骨大翼側頭下稜
  下head…蝶形骨翼状突起外側板
- □停止
  下顎骨の翼突筋窩
  関節円板
  (関節包)
- □神経
  下顎神経
  (三叉神経第3枝)
- □作用
  下顎骨の前方運動
  下顎骨の側方運動…反対側の外側翼突筋が下顎頭を前内方へ引くことにより下顎の側方運動が起こる
  ＊咀嚼筋の1つ

□板状筋

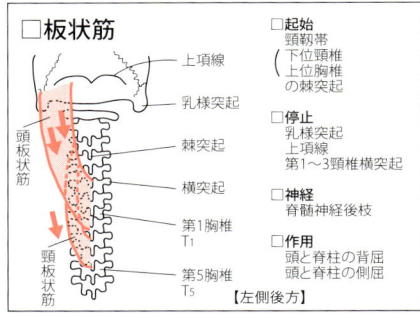

上項線
乳様突起
頭板状筋
棘突起
横突起
第1胸椎 T1
頸板状筋
第5胸椎 T5

- □起始
  頸靱帯
  (下位頸椎
  上位胸椎
  の棘突起)
- □停止
  乳様突起
  上項線
  第1～3頸椎横突起
- □神経
  脊髄神経後枝
- □作用
  頭と脊柱の背屈
  頭と脊柱の側屈

【左側後方】

□脊柱起立筋

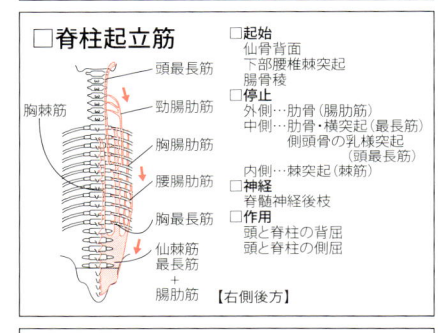

頭最長筋
頸腸肋筋
胸棘筋
胸腸肋筋
腰腸肋筋
胸最長筋
仙棘筋最長筋 + 腸肋筋

- □起始
  仙骨背面
  下部腰椎棘突起
  腸骨稜
- □停止
  外側…肋骨(腸肋筋)
  中側…肋骨・横突起・側頭骨の乳様突起
  (頭最長筋)
  内側…棘突起(棘筋)
- □神経
  脊髄神経後枝
- □作用
  頭と脊柱の背屈
  頭と脊柱の側屈

【右側後方】

□外腹斜筋

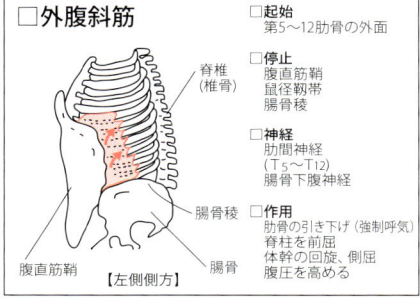

脊椎(椎骨)
腸骨稜
腹直筋鞘
腸骨

- □起始
  第5～12肋骨の外面
- □停止
  腹直筋鞘
  鼠径靱帯
  腸骨稜
- □神経
  肋間神経
  (T5～T12)
  腸骨下腹神経
- □作用
  肋骨の引き下げ(強制呼気)
  脊柱を前屈
  体幹の回旋、側屈
  腹圧を高める

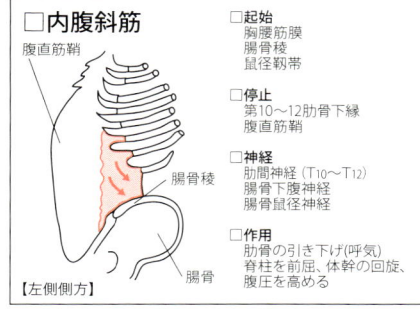

【左側側方】

□内腹斜筋

腹直筋鞘
腸骨稜
腸骨

- □起始
  胸腰筋膜
  腸骨稜
  鼠径靱帯
- □停止
  第10～12肋骨下縁
  腹直筋鞘
- □神経
  肋間神経(T10～T12)
  腸骨下腹神経
  腸骨鼠径神経
- □作用
  肋骨の引き下げ(呼気)
  脊柱を前屈、体幹の回旋、腹圧を高める

【左側側方】

□精巣挙筋

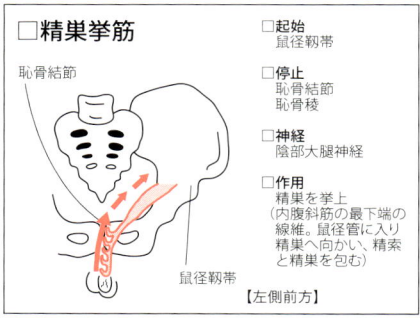

恥骨結節
鼠径靱帯

- □起始
  鼠径靱帯
- □停止
  恥骨結節
  恥骨稜
- □神経
  陰部大腿神経
- □作用
  精巣を挙上
  (内腹斜筋の最下端の線維。鼠径管に入り精巣へ向かい、精索と精巣を包む)

【左側前方】

□腹横筋

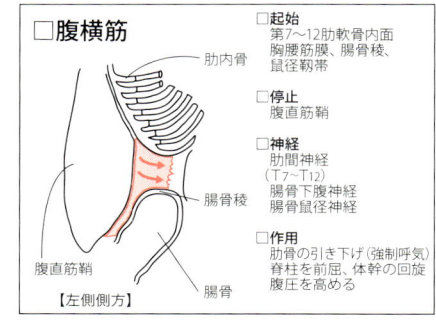

肋内骨
腸骨稜
腹直筋鞘
腸骨

- □起始
  第7～12肋軟骨内面
  胸腰筋膜、腸骨稜、鼠径靱帯
- □停止
  腹直筋鞘
- □神経
  肋間神経
  (T7～T12)
  腸骨下腹神経
  腸骨鼠径神経
- □作用
  肋骨の引き下げ(強制呼気)
  脊柱を前屈、体幹の回旋
  腹圧を高める

【左側側方】

□腹直筋

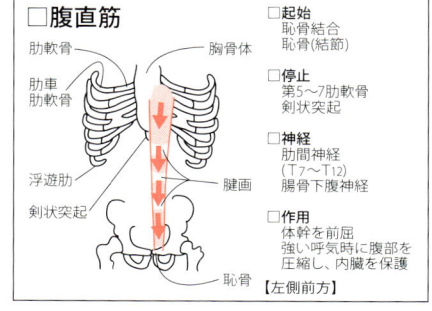

肋軟骨
肋車肋軟骨
浮遊肋
剣状突起
胸骨体
腱画
恥骨

- □起始
  恥骨結合
  恥骨(結節)
- □停止
  第5～7肋軟骨
  剣状突起
- □神経
  肋間神経
  (T7～T12)
  腸骨下腹神経
- □作用
  体幹を前屈
  強い呼気時に腹部を圧縮し、内臓を保護

【左側前方】

□錐体筋

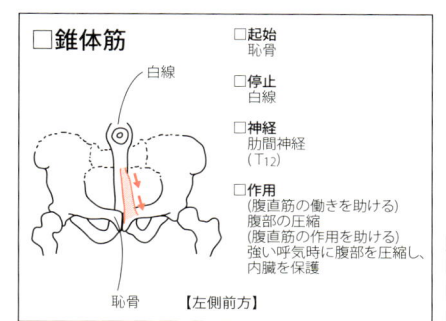

- □起始
  恥骨
- □停止
  白線
- □神経
  肋間神経（T₁₂）
- □作用
  (腹直筋の働きを助ける)
  腹部の圧縮
  (腹直筋の作用を助ける)
  強い呼気時に腹部を圧縮し、内臓を保護

【左側前方】

□腰方形筋

- □起始
  腸骨稜
  腸腰靭帯
- □停止
  第12肋骨
  腰椎肋骨突起
- □神経
  腰神経叢
- □作用
  第12肋骨の引き下げ
  腰椎の側屈
  両側が働くと腰椎の後屈

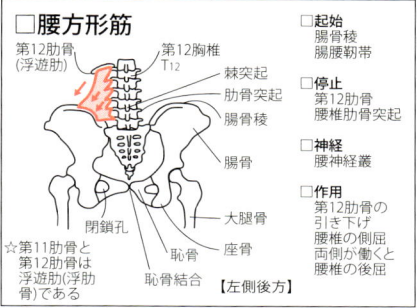

☆第11肋骨と第12肋骨は浮遊肋(浮肋骨)である

【左側後方】

□胸鎖乳突筋

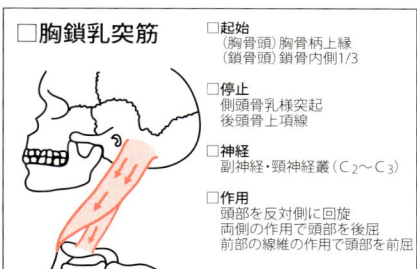

- □起始
  (胸骨頭)胸骨柄上縁
  (鎖骨頭)鎖骨内側1/3
- □停止
  側頭骨乳様突起
  後頭骨上項線
- □神経
  副神経・頸神経叢（C₂〜C₃）
- □作用
  頭部を反対側に回旋
  両側の作用で頭部を後屈
  前部の線維の作用で頭部を前屈

□前斜角筋

- □起始
  第3頸椎〜第6(7)頸椎
  横突起前結節
- □停止
  第1肋骨
  前斜角筋結節
  (リスフラン結節)
- □支配神経
  頸神経叢・腕神経叢（C₄〜C₇）
- □作用
  第一肋骨の挙上
  (呼吸補助筋)
  頸椎の側屈

☆前斜角筋・中斜角筋・後斜角筋を合わせて斜角筋群という。
☆前斜角筋と中斜角筋と第1肋骨との間の空隙を斜角筋隙といい鎖骨下動脈・腕神経叢が通る

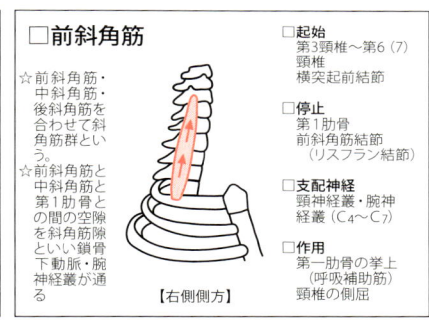

【右側側方】

□中斜角筋

☆前斜角筋・中斜角筋・後斜角筋を合わせて斜角筋群という。
☆前斜角筋と中斜角筋と第1肋骨との間の空隙を斜角筋隙といい鎖骨下動脈・腕神経叢が通る。

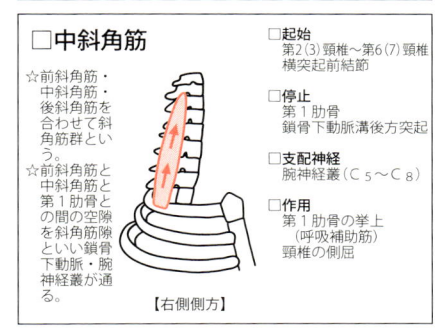

- □起始
  第2(3)頸椎〜第6(7)頸椎
  横突起前結節
- □停止
  第1肋骨
  鎖骨下動脈溝後方突起
- □支配神経
  腕神経叢（C₅〜C₈）
- □作用
  第1肋骨の挙上
  (呼吸補助筋)
  頸椎の側屈

【右側側方】

□後斜角筋

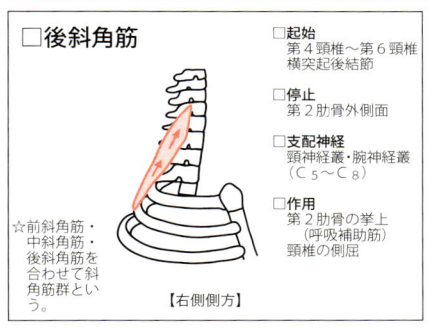

☆前斜角筋・中斜角筋・後斜角筋を合わせて斜角筋群という。

- □起始
  第4頸椎〜第6頸椎
  横突起後結節
- □停止
  第2肋骨外側面
- □支配神経
  頸神経叢・腕神経叢（C₅〜C₈）
- □作用
  第2肋骨の挙上
  (呼吸補助筋)
  頸椎の側屈

【右側側方】

●索引●

【かな（50音順）】

あ

アイントーベンの正三角 62
アクアポリン 146
悪性貧血 114
アクチンフィラメント
 243, 245, 248
アクチン連関制御 245
アクトミオシン 251
アジソン病 168
アシドーシス 33, 34, 80, 122
アセチル CoA 121
アセチルコチン 243
アセチルコリン 132, 219, 245
アセチルコリンエステラーゼ
 245
アセト酢酸 121
アセトン 121
圧覚 229
圧受容器 84, 146, 162
圧点 227
圧発汗反射 133
アデニン 20, 172
アトウォーターの係数 116
アドレナリン 169
アナフィラキシーショック
 48
アブミ骨 235
アブミ骨筋 235
アポクリン腺 132
アミノ酸 35, 96, 107, 115, 119, 124, 138, 147, 155, 170, 238
アミノペプチダーゼ 108
アミラーゼ 93, 99, 103

アミロプシン 93, 104
アラキドン酸 121
アルカリ性 33, 103
アルカローシス 33
アルドステロン 145, 166
α波 223
アルブミン 30, 44, 49, 112
アレルギー 47
アレルギー反応 47, 48
アンジオテンシノゲン
 145, 166
アンジオテンシンⅠ 145
アンジオテンシンⅡ 145
暗順応 232
アンドロゲン・シャワー
 177
アンドロゲン 153, 161, 176, 177, 178
アンモニア 120, 153

い

胃 98, 129
胃運動 102
胃液分泌 101, 167
胃－回腸反射 102
閾刺激 202, 227
閾電位 205, 244
胃－大腸反射 102
移行上皮 149
胃酸 109
胃酸の中和 103
泉門 197
胃腺 98
胃相 102
イソロイシン 119
一次性能動輸送 22
一次免疫応答 48
一次卵胞 180
一方向性伝達 204

1 モル濃度 28
1 回換気量 80, 82
遺伝子 172
遺伝子作用 153
遺伝情報 20
イヌリン 140
易疲労性（いひろうせい） 204
異物の貪食 46
イミダゾール基 36
陰圧 79, 80
陰核 176, 180
陰茎 176
陰茎海綿体 178
陰茎深動脈 178
陰唇 176
飲作用 32
インスリン 104, 171
インターフェロン 48
インターロイキン 1 133
咽頭 82
陰嚢 176, 178
インヒビン 178
陰部 132
陰部神経 110, 150, 178

う

ウィリス動脈輪 71
ウェーバーの法則 227
ウォルフ管 176
受け入れ弛緩 102
うっ滞 68
ウラ（副）試験 55
ウラシル 21
ウロビリノゲン 45, 113
運動学習機能 211
運動神経 216
運動性言語中枢（ブローカ野）
 214
運動能 178, 179
運動の統率（協調） 210

運動野 …………………… 213
運搬機能 ………………… 38

え
栄養機能 ………………… 49
栄養血管 ………………… 72
栄養素 …………… 92, 108
腋窩（えきか）…… 128, 132
液性免疫 ………………… 48
エクソサイトーシス … 22, 32
エストラジオール ……… 182
エストリオール ………… 182
エストロゲン …………… 153, 163, 180, 182, 184, 186, 187, 188, 189, 194
エストロゲンサージ …… 183
エストロン ……………… 182
エリスロポエチン ……… 39, 46, 136
エレプシン ……………… 97
塩基 ………………… 19, 35
遠位尿細管 ……… 140, 143, 145, 166, 167
塩酸 …………… 97, 101, 102
遠心性（下行性）線維 … 214
遠心路 …………………… 207
延髄 …… 88, 89, 99, 100, 107, 206, 235, 237, 239
延髄の外側網様体 ……… 101
延髄の前庭核 …………… 210
延髄の網様体 ……… 83, 101
エンテロキナーゼ … 97, 108
エンドサイトーシス … 22, 32
嚥下中枢 ………………… 206

お
横隔膜 …………………… 79
横行結腸 ………………… 109
横行小管 ………………… 244
黄色骨髄 …………… 39, 192
黄体 …………… 181, 182, 184

黄体刺激ホルモン ……… 160
黄体ホルモン ……… 161, 182
嘔吐 ……………………… 101
嘔吐中枢 ………………… 101
凹レンズ ………………… 232
オキシトシン …………… 158, 161, 163, 189, 190
オッディー括約筋 ……… 105
オトガイ孔 ……………… 195
オトガイ静脈 …………… 195
オトガイ神経 …………… 195
オトガイ動脈 …………… 195
オプシン ………………… 231
オモテ（主）試験 ……… 55
折りたたみナイフ反射 … 207
温覚 ……………………… 227
温点 ……………… 133, 227
温度感覚 ………………… 228
温ニューロン …………… 133
温熱性発汗 ……………… 133
温熱中性帯 ……………… 131

か
外因系 …………………… 51
外因性発熱物質 ………… 133
壊血病 …………………… 114
外耳 ……………………… 234
外耳道 …………………… 132
階層的支配 ………… 154, 167
回腸 …………… 45, 106, 108
回転加速度 ……………… 237
回転性めまい …………… 238
解糖系 …………… 117, 118, 122, 249, 250
外胚葉由来 ……………… 168
回復熱 …………………… 246
外分泌液 ………………… 48
解剖学的死腔 …………… 82
下位ホルモン …………… 154
海綿質（海綿骨）……… 192

カイロミクロン ………… 98
下顎神経 …………… 99, 100
下顎動脈 ………………… 196
下顎骨 …………… 193, 200
化学的消化 ……………… 94
化学伝達物質 …………… 204
下顎張反射 ……………… 98
下気道 …………………… 77
下丘 ……………………… 235
蝸牛管 …………………… 235
蝸牛乳 …………………… 235
蝸牛神経 ………………… 235
蝸牛神経核 ……………… 235
蝸牛窓 …………………… 235
下行結腸 ………………… 109
下行大動脈 ……………… 78
顎関節 …………………… 201
拡散 …… 21, 28, 76, 85, 97
核酸 ……………………… 136
拡張 …………… 90, 131, 178, 185, 189, 250
拡張刺激 ………………… 163
核内 ……………………… 153
角膜刺激 ………………… 233
過呼吸 …………………… 170
下垂体 …………………… 195
下垂体後葉 …… 146, 189, 190
下垂体後葉 ……………… 161
下垂体後葉ホルモン …… 158
下垂体中葉 ……………… 159
下垂体前葉 ……………… 159
下垂体前葉ホルモン …… 158
下垂体門脈系 …………… 159
ガス交換 ………………… 82
ガストリン ………… 101, 129
ガス分圧 ………………… 85
仮性半陰陽 ……………… 174
下大静脈 …………… 78, 111
肩関節 …………………… 201

275

顎下腺	99	
滑車神経	195	
下腸間膜静脈	72, 111	
下腸間膜神経節	107	
活動電位	203, 205, 226, 235, 237, 239, 244	
滑面小胞体	17	
カテコールアミン	153, 155, 164, 168, 171	
顆導出静脈	195	
下腹神経	179	
過分極	204	
ガラクトース	92, 93	
顆粒白血球	46	
カルシウムの貯蔵	17	
カルシウムポンプ	246	
カルシトニン	164, 165, 194	
カルバミノ化合物	43, 88	
カルボキシペプチダーゼ	104	
感音系	234	
感覚受容器	226	
感覚神経	216	
感覚性言語中枢（ウェルニッケ野）	214	
緩衝機能	35	
緩衝系	35	
緩衝作用	36, 49	
眼窩下静脈	195	
眼窩下神経	195	
眼窩下動脈	195	
眼窩上神経	195	
眼窩上動脈	195	
眼窩前頭皮質	240	
肝細胞	171	
間質	184	
間質液	27	
間質細胞刺激ホルモン（ICSH）		

		161
冠状縫合		196
眼神経		195
眼神経（三叉神経第1枝）		233
肝静脈		111
関節円板		200
関節唇		200
関節軟骨		192
関節半月		200
完全強縮		247
肝臓	38, 42, 44, 45, 51, 94, 97, 98, 105, 107, 111, 124, 129, 148, 161, 194	
眼動脈		195
眼房水		234
顔面神経	100, 195, 233, 239	
眼輪筋		233
寒冷馴化		135
関連痛		230

き

キース・フラック結節		59
期外収縮		66
機械的侵害受容線維		228
飢餓収縮		102
気管		82
気管支		76, 82
気管支拡張作用		168
気管支喘息		81
気管支平滑筋		77, 82
気胸		79
樹状突起	202, 206	
基礎体温		129
基礎代謝	124, 130	
基底膜	138, 235	
気道		77, 82
キヌタ骨		235

機能局在		213
機能血管		72
機能的残気量		81
基本味		238
肝管		111
肝小葉		111
肝動脈	72, 111	
キモトリプシン	96, 104	
肝門		111
逆輸送	22, 31	
キャッスル因子		42
ギャップ結合		60
キャノンの緊急反応		168
吸気		82
球形嚢		237
弓状静脈		137
球状層		165
弓状動脈		137
嗅上皮		240
求心性（上行性）線維		214
求心路		207
嗅球		240
強塩基		32
胸管	78, 98, 107	
凝固		53
凝固因子		51
胸腔		78
胸腔の拡張		74
胸腔容積（胸郭）		78
強酸		32
胸式呼吸		79
凝集原		54
胸腺		47
胸膜腔の陰圧		78
共有結合		24
共輸送	22, 31	
巨核球		50
局在不明瞭		228
極性		25

276

曲精細管	177	
巨人症	161	
距骨	199	
許容作用・許容効果	164	
近位尿細管	140, 141, 143, 170	
筋運動時	168	
筋硬直	251	
筋細胞	171	
筋細胞膜	244	
筋小胞体	244, 245	
筋性防御	208, 230	
筋節	243	
筋線維の束	242	
筋層間神経叢（アウエルバッハ神経叢）	106	
筋痛	228	
筋電図（EMG）	244	
筋肉ポンプ	62, 90	
筋疲労	251	
筋紡錘	228	

く

グアニン	20, 172	
空腸	45, 106, 108	
クエン酸回路	17, 118, 120, 121, 122	
クエン酸回路・電子伝達系	123, 249, 250	
クエン酸ナトリウム	53	
クスマウル呼吸	80, 170	
屈曲反射	207	
クッシング反射	72	
クッシング症候群	168	
クッパーの星細胞（クッペルの星細胞）	112	
クプラ	237	
クボスティック徴候	194	
クモ膜下腔	206	
クモ膜顆粒	206	

クレアチニンクリアランス	248	
クラーレ	245	
クラインフェルター症候群	174	
クラウゼ小体（冷覚）	227	
クリアランス	140	
グリコーゲン	111, 122, 124	
クリスマス因子	52	
グリセロール	164	
グリソン鞘（血管周囲線維鞘）	111	
グルカゴン	104, 123, 171	
グルクロン酸	113	
グルコース	72, 92, 93, 104, 108, 118, 122, 123, 143, 147, 238, 251	
グルコース担体	170	
くる病	114, 194	
クレアチニン	136, 138, 140, 147	
クレアチン	140, 248	
クレアチンリン酸（CP）	248	
クレチン症	164	
グロビン	44	
グロブリン	30, 49, 155	
クロマチン	19	
クロム酸塩	168	
クロム親和性組織	168	

け

脛骨	200	
形質細胞	48	
頸動脈	59	
頸動脈小体	61, 84, 88	
頸動脈洞	162	
血圧	57, 230	
血液	56, 131, 139	

血液幹細胞	38, 46	
血液凝固因子	112, 114, 193	
血液凝固機能	49	
血液凝固作用・止血作用	50	
血液成分	138	
血液中のコレステロール	120	
血液貯蔵作用	112	
血液脳関門	208	
血液の粘性	66	
血管拡張作用	167	
血管極	145, 166	
血管抵抗	66	
血管の内径	66	
血球成分	139	
月経	180, 182, 186	
月経期	181	
月経周期	180	
結合組織	193	
血色素（ヘモグロビン）緩衝系	36	
血漿	38, 139	
血漿蛋白	88	
血漿蛋白質	49	
血漿蛋白質緩衝系	36	
血漿トロンボプラスチン前駆物質	51	
血小板	38, 39, 50	
血小板血栓	50	
血色素	42	
血清	38, 53	
結滞	59	
血中カルシウム濃度	164, 165	
血中グルコース濃度	142	
血中の老廃物	148	
血中遊離脂肪酸	164	
血糖値	117, 123, 164,

277

167, 168, 170, 171, 230
血友病A 52
血友病B 53
ケトアシドーシス 121, 123, 170
解毒 106, 112
ケトン体 121, 123, 170
限外ろ過 137
肩甲骨 200
腱索 56
原始卵胞 180
減数分裂 173, 178
原尿 139
腱紡錘 207

こ
抗Rh抗体 55
抗炎症作用 167
口蓋骨 195
交換血管系 68
交感神経 61, 78, 89, 100, 104, 107, 130, 131, 132, 134, 168, 171, 219, 231
交感神経の興奮 168
交感神経反射 179
交感神経節後神経 168, 219
抗凝固剤 53
口腔 82, 98
高血圧 148
高血糖 171
坑血友病因子 52
抗原 53
後索 229
後索核 229
交叉伸展反射 207
交叉適合試験 55
好酸球 46
高山病 84, 86
膠質浸透圧 22, 30,

49, 111
後十字靭帯 200
恒常性の維持 208
甲状腺 161, 163
甲状腺機能亢進症 164
甲状腺刺激ホルモン放出ホルモン（TRH） 161
甲状腺の傍ろ胞細胞 194
甲状腺ホルモン 123, 130, 153, 155, 161, 163
高浸透圧 143
酵素 18, 103
構造異性体 25
拘束性換気傷害 81
抗体 54
抗体産生 48
好中球 46
高張液 29
喉頭 82
喉頭蓋軟骨 101
後頭骨 195
後側頭泉門 197
後頭葉 230
口内炎 114
後腹膜器官 151
興奮伝導系 60
抗ミュラー管ホルモン 176
抗免疫作用 167
肛門 98
抗利尿作用 162
抗利尿ホルモン（ADH） 162
コーン症候群 166
股関節 201
呼気 82
呼吸 33, 87, 117
呼吸商（RQ：Respiratory Quotient） 116
呼吸性アシドーシス 33

呼吸性アルカローシス 34, 87
呼吸性代償 34, 101, 170
呼吸中枢 83
心収縮力 89
骨格筋 78, 123, 129, 150
骨格筋の収縮（筋肉ポンプ） 74
骨芽細胞 185, 193
骨基質 193
骨細胞 193
骨髄 46, 47, 192
骨粗鬆症 194
骨端軟骨 192
骨端閉鎖 177
骨軟化症 114, 194
骨盤神経 110, 150
ゴナドトロピン（性腺刺激ホルモン） 161
鼓膜 234
鼓膜張筋 235
コラーゲン層 51
コリン作動性線維 132
ゴルジ腱紡錘 228
コルチ器管 235
コルチコステロン 167
コルチゾル 167
コレシストキニン 102, 103
コレステロール 98, 105, 111, 112, 120, 155
コロトコフ音 69
コロニー刺激因子 39

さ
再吸収 117, 140, 142, 143, 170
サイトカイン 47
再分極 204
細胞外液 26, 38, 132
細胞傷害性Tリンパ球 47

278

細胞成分 … 38	篩骨 … 195	重炭酸イオン … 43, 88, 108
細胞性免疫 … 47	歯根膜咬筋反射 … 98	重炭酸緩衝系 … 35
細胞体 … 202, 204	脂質二重層 … 16	十二指腸 … 106, 108
細胞内液 … 26, 37, 132	脂質の分解 … 164	縮瞳 … 234
細胞膜 … 27, 153	脂質類 … 105	縮瞳中枢 … 206
細胞膜の電位 … 244	四肢の長骨 … 193	主呼吸筋 … 79
サイロキシン（T_4） … 163	四肢誘導 … 64	主細胞 … 102
鎖骨下静脈 … 74	視床 … 208, 226, 230, 240	受精能 … 179
左心房壁 … 162	視床下部 … 92, 133, 146, 158, 159, 161, 162, 208	出産 … 189
サッカラーゼ … 108		受動輸送 … 21, 31, 140
坐骨 … 197		受容体（レセプター）… 153
坐骨大腿靭帯 … 200	視床下部ホルモン … 154	循環器系 … 56
酸化 … 116	耳小骨 … 234	正円孔 … 195
三叉神経 … 228	糸状（しじょう）乳頭 … 239	小陰唇 … 176
酸性 … 33, 121, 123		上顎骨 … 195
三尖弁 … 56	茸状（じじょう）乳頭 … 239	上顎動脈 … 196
酸素 … 72, 76, 116, 122, 249	視神経 … 195	上顎洞 … 240
	視神経円板 … 231	消化酵素 … 92, 98
酸素解離曲線 … 42	視神経細胞 … 230	上下垂体動脈 … 159
酸素化ヘモグロビン … 42	視神経乳頭 … 231	松果体ホルモン … 155
酸素分圧 … 42	持続性受容器 … 227	上眼瞼挙筋 … 233
三大唾液腺 … 99	舌 … 227	上眼静脈 … 195
散瞳 … 231	膝蓋腱反射 … 207	上気道 … 77
し	膝蓋骨 … 200	上行結腸 … 109
ジオプトリー（D） … 232	シトシン … 20, 172	上丘 … 232, 234
紫外線 … 148, 194	シナプス … 206	条件反射 … 100, 101, 103
耳下腺 … 99	脂肪 … 122	小口蓋孔 … 195
耳管 … 235	脂肪の吸収 … 105, 121	小口蓋神経 … 195
耳管咽頭口 … 235	脂肪分解 … 171	小口蓋動脈 … 195
色素沈着 … 185	シャーピー線維 … 193	常在細菌 … 109
子宮 … 176, 180	射精管 … 176, 179	上斜筋 … 234
糸球体 … 123, 137, 139, 143, 170	尺骨 … 200	小十二指腸乳頭 … 103
	集合管 … 140, 143, 145, 146, 162	脂溶性ビタミン … 105
糸球体傍装置 … 166		小泉門 … 197
子宮内膜 … 186, 187	シュウ酸ナトリウム … 53	上大静脈 … 73
子宮内膜症 … 182	終板電位 … 244	小唾液腺 … 100
刺激過敏症 … 114	自由神経終末 … 228, 230	小腸 … 98, 108
視交叉 … 230	重炭塩酸 … 109	上腸間膜静脈 … 111
死腔（量） … 82	縦走筋 … 106	上腸間膜神経節 … 107

279

上腸間膜静脈	72	
小内臓神経	107	
小脳	238	
小葉間静脈	111, 137	
小葉間胆管	111	
小葉間動脈	111, 137	
上皮小体ホルモン	165	
上皮小体	193	
上鼻道	240	
静脈	98	
静脈角	73, 74	
静脈管（アランチウス管）	75	
静脈血	74, 78, 111	
静脈弁	61, 90	
上腕骨	200	
上腕動脈	59	
食作用	32	
食事性糖尿	142	
食事誘発性産熱反	112, 116, 129	
触点	227	
食道	78, 98	
食道裂孔	79, 215	
食物の分解	109	
暑熱馴化	134	
徐脈	59	
自律神経	216, 226	
心筋	59, 60, 123, 169	
神経細胞	240	
神経性分泌	100, 103, 146	
神経線維	202, 214	
神経伝達	193	
腎血液量（RBF）	140	
腎血漿流量	140	
腎糸球体のろ過値（GFR）	248	
心室細動	66	
腎静脈	137	

親水基	16	
新生児期	190	
新生児呼吸困難症候群	83	
腎性代償	34	
腎性糖尿	142	
真性半陰陽	174	
心臓	129	
腎臓	34, 120, 123, 129, 148, 162, 194	
伸張反射	207	
心電図	62	
浸透	21, 29	
浸透圧	29, 230	
腎動脈	137	
心拍出量	66	
心拍数	59, 89, 169	
腎盤	150	
新皮質	212	
腎不全	148	
腎盂	143	

す

随意運動	100	
随意筋	150	
膵液	108	
膵管	113	
髄鞘	204	
髄質	137, 143, 146, 165	
水晶体	232	
膵臓	98, 105	
水素結合	20, 25	
錐体外路	211	
錐体路	210	
水分の再吸収	162	
水分排泄	31	
膵ポリペプチド	171	
睡眠	158	
頭蓋骨	193	
スクラーゼ	108	

スクロース	93	
スターリングの心臓の法則	61, 90	
スチュアート因子	51, 52	
ステアプシン	97, 104	
ステロイドホルモン	155, 165, 182	
ストレス刺激時	168	
ストレス抵抗性	167	
スプルー（熱帯性下痢）	114	

せ

精液	179	
精管	176, 179	
精管平滑筋	179	
精子	177, 178	
精子細胞	177	
静止張力	247	
静止膜電位	204	
性周期	180, 182	
成熟卵胞（グラーフ卵胞）	180	
生殖器	177	
生殖細胞	173	
性染色体	173	
精巣	161, 174, 175, 176, 178	
精巣下降	176	
生体防御機能	38	
成長曲線	190	
成長ホルモン	123	
精嚢	176, 179	
精嚢平滑筋	179	
精母細胞	177	
精原細胞（精粗細胞）	177	
生物時計作用	158	
性ホルモン	155, 168	
生理学的死腔	82	
生理活性物質	47	
生理食塩水	29	

280

赤芽球	40	
赤色骨髄	38, 192, 193	
脊髄	206	
脊髄反射	207	
セクレチン	102, 103, 104, 109	
舌炎	114	
絶縁性伝導	204	
舌下	128	
赤核脊髄路	210	
舌下神経	100, 195	
舌下腺	99	
赤筋	251	
赤血球	38, 39, 40, 55	
摂食中枢	92, 208	
セルトリ細胞	161, 177, 178	
線維素溶解現象（線溶）	53	
線維軟骨	195	
全か無かの法則	202	
潜函病	86	
仙骨神経	197	
前十字靱帯	200	
舟状骨	199	
染色体異常	174	
選択的通過性	27	
蠕動	107	
前頭骨	195	
前頭側泉門	197	
前頭縫合	196	
前頭洞	240	
前庭階	235	
前庭神経	237	
前庭神経核	237	
前庭脊髄路	210	
前庭窓	235	
前葉	159	
全肺容量	81	

そ

総胆管	105, 113
相動性受容器	227
僧帽弁	56
相補的関係	20, 172
促通拡散	28, 97
足背動脈	59, 71
組織	56
組織因子（第Ⅲ因子）	52
組織液（間質液）	27
咀嚼	98
疎水基	16
側頭骨	200
ソマトスタチン	104
粗面小胞体	17

た

ターナー症候群	174
体液性分泌	102, 103
体液量浸透圧調節系	31
体温調節中枢	131, 133, 207, 208
大口蓋孔	195
大口蓋神経	195
大口蓋動脈	195
対向流熱交換系	131
体細胞分裂	178
胎児性赤芽球症	55
胎児・胎盤単位	188
代謝	87, 148, 188
大十二指腸乳頭	103, 105, 113
体循環	57
大・小胸筋	79
大静脈孔	79
体性－内臓反射	133, 208
体性感覚	226
体性感覚野	213
体性神経	216
大泉門	197
大腿骨	200

体蛋白合成	163
大腸	98
大動脈体	84
大動脈弁	56
大動脈弓	162
大動脈裂孔	79
大内臓神経	107
大脳動脈輪	71, 159
大脳皮質	210, 226
大脳皮質運動野	213
胎盤	55, 78, 188
体部位再現	214, 229
対光反射	232
唾液腺	98
楕円関節	200
多核細胞	244
ダグラス窩	151
タコ足細胞（被蓋細胞）	138
脱水	37
脱分極	204
多糖類	92
田原結節	59
単球	46
単極胸部誘導	64
炭酸	33, 44, 87
炭酸脱水酵素	33, 44
単シナプス反射	207
胆汁	45, 108, 113
胆汁酸	121
胆汁酸塩	105
胆汁色素	105
単収縮	246
弾性血管系	68
胆石	105
炭素	121
炭素化合物	23
担体	28, 49
胆道	45
単糖類	92, 107

胆嚢　98, 104, 105, 113
蛋白質　16, 17, 30, 41, 104, 111, 116, 122, 124, 129, 138
蛋白質同化作用　168
蛋白質分解酵素　102
蛋白同化作用　189
蛋白ホルモン　153, 155

ち
チェーン・ストークス呼吸　80
知覚神経　227
蓄膿症　241
恥骨　197
乳汁産生抑制作用　189
乳汁射出反射　190
腟　180
窒素　147
腟粘膜上皮　184
腟前庭　180
緻密質（皮質骨）　192
緻密斑（macula densa）　166
チミン　20, 172
中央リンパ管　107
中間径フィラメント　19
中間楔状骨　199
中間筋　250
中硬膜動脈　196
中耳　234
中心後回　213
中心静脈　111
中心前回　213
中心リンパ管　98
虫垂　109
中枢神経　123, 214
中性脂肪　98, 105, 121, 123
中脳　206, 232, 234, 235

中鼻道　240
中胚葉由来　168
中葉　159
腸　42, 194
聴覚野　236
蝶形骨　159, 195
蝶形骨洞　240
長管骨　38
腸肝循環　45, 98, 106, 113
蝶下顎靱帯　200
聴診法　68
腸腺（リーベルキューン腺）　98, 108
腸相　102, 103
腸骨　197
腸骨大腿靱帯　200
跳躍伝導　204
腸リパーゼ　108
直腸　109, 128
直腸温（BBT）　128
直腸子宮窩　151
直腸膀胱窩　151
チョコレート嚢腫　182

つ
痛覚　227, 229, 239
痛点　227
ツチ骨　235

て
低血糖ショック　111
抵抗血管系　68
デオキシリボヌクレアーゼ　108
デオキシリボース　19
デオキシリボ核酸　19
テストステロン　176, 178
テタニー　165
鉄欠乏性貧血　46
デヒドロエピアンドロステロン　188
デルマトーム　241
転移 RNA　20
電解質　109, 138
電解質コルチコイド　153
電子伝達系　17, 119
転写　20

と
透過　141
同化作用　161
瞳孔括約筋　232
瞳孔散大筋　231
橈骨（とうこつ）　200
橈骨動脈　59
糖質　104, 118, 122, 170
糖質コルチコイド　153, 168, 189
等尺性収縮　246
糖新生　111, 171
動静脈吻合　131
透析　148
等張液　29
頭頂骨　195
頭頂導出静脈　195
動的平衡状態　29
糖尿　142
糖尿病　143, 170
逃避反射　207
洞房結節　59
動脈　58
動脈血　74, 78, 83
動眼神経　195, 233, 234
ドーパミン　169
特殊感覚　226
特異動的作用　102, 116, 129
ドコサヘキサエン酸（DHA）　121
トリプシノゲン　108
トリプシン　96, 104, 108

282

トリプトファン……………119	ニコチン酸アミド………114	脳神経……………………226
トリプルX症候群（超女性）…174	ニコチン受容体……132, 244	脳神経系…………………250
トリヨードサイロニン（T₃）…163	二次性能動輸送…22, 31, 94	脳脊髄液…………………206
トルーソー徴候…………194	二次免疫応答……………48	脳相………………………101
トルコ鞍…………………159	二重らせん構造…………19	脳中枢……………………71
トレオニン（スレオニン）…119	二糖類……………………93	能動的……………………167
トロポニン…………243, 245	乳酸……………118, 250, 251	能動輸送…21, 31, 109, 117, 123, 141, 142, 170
トロポミオシン……243, 245	乳腺………………………180	脳の活動電位……………223
トロンビン………50, 52, 53	乳頭筋……………………56	ノルアドレナリン…132, 169, 219
トロンボポエチン………39	乳び状………………74, 120	ノンレム睡眠……………223
ドンナンの膜平衡………30	ニューロン…………202, 219	**は**
な	尿………………138, 140, 146	歯…………………………98
内因系……………………51	尿管………………………149	パーキンソン病…………169
内因子……………………109	尿細管側…………………146	ハーゲマン因子…………51
内因性オピオイド………228	尿酸………………………138	肺……………………34, 166
内頸静脈……………74, 195	尿素……………120, 138, 147	パイエル板………………47
内頸動脈………………159, 195	尿素回路………………120, 136	肺活量……………………81
内肛門括約筋……………110	尿沈渣……………………147	肺循環……………………57
内呼吸……………………76	尿糖…………………123, 170	排泄…………………87, 117
内耳…………………234, 237	尿道…………………149, 179	排泄器官……………87, 138
内臓ー内臓反射…………208	尿道前立腺部……………179	肺動脈弁…………………56
内側膝状体………………236	尿崩症………………145, 162	排尿中枢…………………110
内側楔状骨………………199	妊娠黄体……………181, 187	排尿反射…………………150
内側側副靱帯……………200	**ぬ**	排便………………………110
内分泌……………………148	ヌクレアーゼ……………108	排便中枢…………………110
内分泌器官………………152	ヌクレオチド……………19	肺胞………………76, 82, 230
内分泌腺…………………154	**ね**	肺胞換気量………………82
内リンパ液……………235, 237	熱射病……………………131	肺胞死腔…………………82
ナチュラルキラー細胞…48	熱の分利…………………134	肺門………………………78
ナトリウムイオン………26	ネフロン（腎単位）……138	排卵………………161, 181, 183
ナトリウムポンプ…27, 203	粘液………102, 109, 182, 184	バウヒン弁（回盲弁）…109
軟口蓋の挙上……………101	粘液水腫…………………164	拍出量……………………57
軟骨………………………193	粘膜下神経叢（マイスナー神経叢）……………………106	橋本病……………………164
軟骨細胞…………………160	**の**	バセドウ病………………164
軟骨性骨化……………160, 193	脳………………136, 206, 224	バソプレッシン……158, 161
に	脳圧………………………80	パチニ小体………………228
	脳幹…………………206, 208	白血球…………………38, 39
	脳幹受容体………………226	

283

ハバース管 192	ヒト白血球抗原 55	プラスミノゲン 53
パラソルモン 193	皮膚炎 114	振子運動 106
バリン 119	皮膚感覚 226	プリン体 136
半規管 237	非ふるえ熱産生 130, 135	プルキンエ線維 59, 257
半減期 155	非抱合型（間接型）ビリルビ	フルクトース 92, 108, 118
反射性徐脈 169	ン 44,113	ブルンナー腺 98
ハンター舌炎 114	肥満細胞 48	プレグネノロン 188
半透膜 16, 27, 148	標準 12 誘導 64	プロゲステロン 129, 153,
半腹膜器官 151	標準肢誘導 62	181, 182, 184, 188, 189
ひ	標的細胞 152	プロスタグランジン 133,
ビオー呼吸 80	表面活性剤 83	134, 167
非回転性めまい 238	表面張力 83	プロテアーゼ 103
鼻腔 82	ビリベルジン 44	プロトロンビン 51, 52
肥厚 180, 181	ビリルビン 44, 105, 113	プロラクチン 159,
皮質 137, 146, 165, 176	ピルビン酸 118, 249	163, 189
皮質核路 210	**ふ**	分画 46
皮質脊髄路 210	ファーガソン反射 163, 189	分節運動 106, 107
微小管 19	フィブリノゲン 30, 49	分娩誘発 163
脾静脈 72, 111	フィブリン 50, 52, 53	**へ**
ヒス束 60	フィラメント 242	閉核構造 24
ヒスタミン 48	フェニルアラニン 119	平滑筋 77, 107, 145
ヒスチジン 119	フォルクマン管 192	平衡感覚 210
ヒストン蛋白質 19	副交感神経 99, 100,	平衡電位 202, 203
脾臓 38, 44, 47, 50, 74	106, 107, 171, 219	平衡斑 237
ビタミン 111	副甲状腺ホルモン 165	閉鎖静脈 198
ビタミン A 231	腹腔内圧 150	閉鎖神経 198
ビタミン B$_{12}$ 42, 46	副腎機能不全症 114	閉鎖動脈 198
ビタミン D 136, 153,	副神経 195	閉鎖卵胞 180
155, 194	副腎髄質 219	閉塞性換気障害 81
ビタミン D$_3$ 148	副腎髄質ホルモン 130, 155	壁細胞 102
ビタミン K 51	副腎皮質 159, 166	壁側胸膜 78
必須アミノ酸 119	輻輳反射 234	壁内神経系 106
必須脂肪酸 105, 121	腹膜 151	ペースメーカー 59
非特殊感覚中継核 226	腹膜内器官 151	ヘーリング - ブロイエルの反
非特殊視床投射系 226	浮腫 30, 49, 111, 114	射 83
ヒト絨毛性ゴナドトロピン	不整脈 66	ヘパリン 53
187	プチアリン 99	ペプシノゲン 102, 103
ヒト絨毛性乳腺刺激ホルモン	ブドウ糖 138	ペプシン 102
（hCS) 188	不飽和脂肪酸 121	ペプチド 96,158

ペプチドホルモン 153, 155	マイクロフィラメント 19	免疫 46
ヘマトクリット 40	マイスネル小体（触覚）227	免疫機能 49
ヘム 44	膜性骨化 193	免疫グロブリン 49
ヘモグロビン 41, 42, 87, 88, 105, 113	マクラデンサ細胞 145	メンデルの法則 54, 175
ペラグラ（皮膚炎、下痢、乾燥） 114	マクロファージ 47, 48, 133	**も**
	マック・バーニー点 109	毛細血管 138
ヘルパーTリンパ球 47	末梢血管抵抗 169	網状 41
ベル・マジャンディーの法則 217	末梢神経系 206	網状赤血球 40, 41
	末梢神経の伝導 228	網状層 165
辺縁皮質 212	末端肥大症 161	盲腸 109
扁平化 150	マリオットの盲点 231	網膜 231
扁平骨 38	マルターゼ 108	毛様体筋 232
弁別閾 227	マルトース 93	網様体脊髄路 210
ヘンレの係蹄 140	満腹中枢 207	モラビッツの血液凝固機序 51
ヘンレのループ 140	**み**	
ヘンレのわな 140	ミオシンフィラメント 242	門脈 72, 75, 94, 97, 98, 107, 111
ほ	ミセル 97, 121	
縫合 196	ミトコンドリア 249, 250	**や**
膀胱 149	脈圧 67	夜盲症 114
膀胱子宮窩 151	脈拍 58	**ゆ**
抱合型ビリルビン 45, 113	ミュラー管 176	有害物質の解毒 17
傍細胞 102	味蕾 239	有郭乳頭 239
傍糸球体細胞 145	**む**	有鉤骨 199
房室結節 59, 60	無顆粒白血球 46	有酸素系 250
胞状卵胞 180	無条件反射 100, 101, 103	有髄神経 228
紡錘体 18		優性遺伝 175
傍ろ胞細胞（C細胞）164	無髄神経 228	遊走作用 46
ボーア効果 42, 88	ムスカリン受容体 132, 171	有頭骨 199
補体結合 48	**め**	幽門括約筋 101
歩調とり細胞 60	明順応 233	遊離脂肪酸 98, 120, 168, 171
歩調とり電位 60	迷走神経 78, 83, 98, 101, 104, 107, 195, 239	
ホメオスタシス 23		輸出細動脈 137
ポリモーダル受容線維 228	メザンギウム細胞 145	輸送体蛋白質 22
ホルモン 61, 98	メズサの頭 73	輸送蛋白 16
ホルモン感受性リパーゼ 171	メチオニン 119	輸入細動脈 137, 145, 166, 167
	メッセンジャーRNA 20	
ホルモン分泌 208	メラトニン 153, 158	**よ**
ま	メラニン色素の合成 161	溶解 105
	メルケル触覚盤 227	溶解作用 25

285

葉間静脈	137	
葉間動脈	137	
溶血	29, 44, 55	
葉酸	42, 46	
葉状乳頭	239	
容量血管系	68	
容量受容器	30, 146, 162	
横隔胸膜	78	
横隔神経	78, 79	
横紋	243	
ヨドプシン	231	
予備吸気量	80	
予備呼気量	80	

ら

ライディッヒ細胞	175, 176, 177, 178
ライスネル膜	235
ラクターゼ	108
ラクトース	93
ラムダ縫合	196
卵円孔	75, 195
卵管	176, 180
卵管運動	185
卵管采	181, 184, 186
卵管腹腔口	186
卵管膨大部	186
卵形嚢	237
ランゲルハンス島	169
卵巣	161, 176, 180
ランツ点	109
ランビエの絞輪	204
卵胞	182, 185
卵胞期	180
卵胞ホルモン	182

り

リーベルキューン腺	98
リガンド作動性チャネル	244
リシン(リジン)	119

リズム	59
立毛筋	130
立方骨	199
リノール酸	121
リノレイン酸	121
リパーゼ	97, 104
リボソーム	17, 21
リボソームRNA	20
リボヌクレアーゼ	108
硫酸	147
リン脂質	16, 98, 120
鱗状縫合	196
リン酸	19, 248
リン酸緩衝系	35
リンパ管の律動的収縮	74
リンパ球	46
リンパ節	47, 74
リンフォカイン	47

る

類脂体	105
涙腺	233
類洞(洞様毛細血管)	111, 112
ルフィニ小体	228

れ

レシチン	105
劣性遺伝	175
レニン	136, 145, 167
レニン-アンジオテンシン系	166
レム睡眠	223

ろ

ロイシン	119
ローマン反応	248
ろ過	21, 31, 123, 137, 138, 139, 140, 141, 170
肋間神経	79
肋骨胸膜	78
肋骨挙筋	79

ロドプシン	231

【欧文略語(A～Z)】

A

ABO式	53
ACTH	167
ADP	248
APTT	52
ATP	119, 121, 123, 248

B

Bリンパ球	39, 47

C

CD-4	47
CRH	159, 167

D

DNA	19, 173
D抗原	55

E

EPSP(興奮性シナプス後電位)	205

F

FG線維(fast－twitch glycolytic)	251
FOG線維(fast－twitch oxidative－glycolytic)	251

G

GIP	104
GnRH(ゴナドトロピン放出ホルモン)	182
GOT	113
GPT	113

H

HCO_3^-(重炭酸イオン)	105
HDLコレステロール	121

I

ICSH	176
IFN-γ	47
IgA	48, 49, 100
IgD	48, 49
IgE	48, 49
IgG	48, 49
IgM	48, 49
IPSP（抑制性シナプス後電位）	205

L

LDL コレステロール	120, 185
LH	161, 183, 185, 187

M

MCH	46
MCHC	46
MCV	46
mRNA（メッセンジャーRNA）	20
MSH 放出ホルモン	161
MSH 抑制ホルモン	161

N

NK 細胞	48

P

pH	32
PIF 分泌	189
PRH 分泌	189

Q

QRS 波	65

R

rRNA	20

S

SO 線維	250
S 状結腸	109

T

tRNA（転移 RNA）	20
T リンパ球	39, 47

X

X 染色体	174

Y

Y 染色体	174

Z

Z 膜	248

中田圭祐（なかだ・けいゆう）

東京大学医学部 顎口腔外科・歯科矯正歯科を経て、舌側矯正・審美矯正分野の開拓者、青山審美会歯科矯正にて審美的歯科矯正法を研鑽。先端の再生医療技術・高度な審美的治療・究極の機能的美しさを研究し、施術する東京審美会を主宰。
大学時代より、難解な生理学・解剖学を後輩に指導し始め、いかに生理学を楽しく、解剖学のポイントをわかりやすく伝えるかを創意工夫、研究し、医療系学部生・国家試験受験生から"非常にわかりやすい授業"だという高い満足度を得、好評を博す。研究の傍ら、生理学および解剖学の熱血講師として、大学、および医療系専門学校等で後進を指導し、"合格請負人"として世界一わかりやすい授業をめざして、日々奮闘、活躍中。趣味は、歴史探索。
東京大学医学部 顎口腔外科・歯科矯正歯科、東京大学医学部歯科鉄門会所属。

試験に出る！「解剖・生理学」チェックノート

2016年3月28日 初版発行

著者	中田 圭祐
発行者	常塚 嘉明
発行所	株式会社 ぱる出版

〒160-0011 東京都新宿区若葉1-9-16
03(3353)2835 －代表　03(3353)2826 －FAX
03(3353)3679 －編集
振替　東京 00100-3-131586
印刷・製本　中央精版印刷(株)

© 2016 Nakada Keiyu　　　　　　　　　　　Printed in Japan
落丁・乱丁本は、お取り替えいたします。

ISBN978-4-8272-0989-1　C3047